**全国第三、第五、第六批老中医药专家
马大正中医妇科书系**

此书承国家中医药管理局马大正全国名老中医药专家传承工作室资金支持

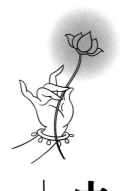

中医临床师徒对话录
——马大正妇科传薪

马大正 著

全国百佳图书出版单位
中国中医药出版社
·北京·

图书在版编目（CIP）数据

中医临床师徒对话录：马大正妇科传薪 / 马大正著 . —北京：中国中医药出版社，2022.5

ISBN 978-7-5132-7451-7

Ⅰ . ①中…　Ⅱ . ①马…　Ⅲ . ①中医妇科学—中医临床—经验—中国—现代

Ⅳ . ① R271.1

中国版本图书馆 CIP 数据核字（2022）第 033360 号

中国中医药出版社出版

北京经济技术开发区科创十三街 31 号院二区 8 号楼

邮政编码　100176

传真　010-64405721

廊坊市祥丰印刷有限公司印刷

各地新华书店经销

开本 787×1092　1/16　印张 17.25　彩插 0.5　字数 429 千字

2022 年 5 月第 1 版　2022 年 5 月第 1 次印刷

书号　ISBN 978-7-5132-7451-7

定价　98.00 元

网址　www.cptcm.com

服务热线　010-64405510

购书热线　010-89535836

维权打假　010-64405753

微信服务号　zgzyycbs

微商城网址　https://kdt.im/LIdUGr

官方微博　http://e.weibo.com/cptcm

天猫旗舰店网址　https://zgzyycbs.tmall.com

如有印装质量问题请与本社出版部联系（010-64405510）

其他参编人员

（按姓氏笔画排序）

卢亦彬　米海霞　池丽芳　孙 云　李 婷
陈 舒　陈浩波　胡洁菡　胡慧娟　钱艳清
徐道芬　高楚楚

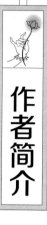

作者简介

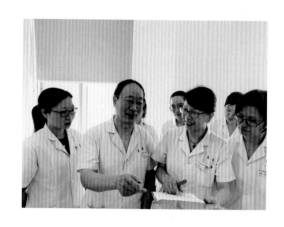

　　马大正，男，1949年出生，浙江省温州市人，毕业于浙江中医学院（现浙江中医药大学）。中医妇科主任医师，二级教授，温州市中医院妇产科主任。担任浙江中医药大学博士研究生导师，上海中医药大学硕士研究生导师，浙江省中医研究院研究员，中华中医药学会"科学技术奖"评审专家，中国国际科技促进会"科技项目专家"评议委员，国家中医药管理局"十一五"重点专科学术带头人和不孕不育协作组专家；兼任全国中医学会妇科分会常委、浙江省中医药学会妇科分会副主任委员、温州市中医学会妇科分会主任委员。

　　已经出版的著作：《中国妇产科发展史》《中医妇科临床药物手册》《妇产科疾病中医治疗全书》《疑难病症中西医结合攻略·子宫肌瘤》《全国老中医药专家马大正妇科医论医案集》《妇科证治经方心裁——206首仲景方药新用广验集》《妇科用药400品历验心得》《中医妇产科辞典》《中医1000问·妇人篇》。著作被中国国家图书馆收藏7部，英国剑桥大学李约瑟研究室收藏1部，美国国会图书馆1部，美国国家医学图书馆6部，美国耶鲁大学、普林斯顿大学、约翰·霍普金斯大学、弗吉尼亚大学、加州大学、加州大学洛杉矶分校、南加州大学、俄勒冈州东方医药学院等图书馆各1部，加拿大麦吉尔大学人文与社会科学图书馆2部，德国基尔大学图书馆1部，日本北里研究所附属东洋医学研究所、顺天堂大学医史学研究室各1部，新加坡国家图书馆1部，新加坡南洋理工大学图书馆1部，香港大学图书馆8部，香港中文大学图书馆5部，香港浸会大学图书馆6部，澳门科技大学图书馆1部，台湾大学图书馆3部。担任中华中医药学会妇科分会编写的《中医妇科名家经验心悟》的副主编，并任新闻出版总署"十一五""十二五"国家重点图书出版规划，卫生部（现国家卫生健康委员会）、教育部、科技部立项的《中医古籍珍本集成（续）》妇科卷的主编。发表医学文章112篇。获中华中医药学会"学术著作奖"二等奖2次、三等奖一次等多项奖励，被评为浙江省国医名师、中华中医药学会第二批全国中医妇科名师。享受国务院政府特殊津贴，为卫生部，人事部（现人力资源社会保障部），国家中医药管理局第三、第五、第六批"全国老中医药专家学术经验继承工作指导老师"，由国家中医药管理局批准成立"马大正全国名老中医药专家传承工作室"。

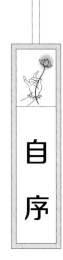

自序

师者，授业解惑以传道也，自古有之。

荀子《劝学》有言："木直中绳，輮以为轮，其曲中规。虽有槁暴，不复挺者，輮使之然也。故木受绳则直，金就砺则利，君子博学而日参省乎己，则知明而行无过矣。故不登高山，不知天之高也；不临深溪，不知地之厚也；不闻先王之遗言，不知学问之大也。"业师受艺亦然。

我从医伍秩，略有所得，门生虽众，长短不一。期学有精进，似雀哺雏，倾囊以出。

《黄帝内经》臣问帝答而成八十一篇巨制，厥功伟哉！今仿其式，以解门生之惑，撰成一部，名之曰《中医临床师徒对话录——马大正妇科传薪》。

师之为师者，以其多历而少误，必慎思而后授，故每遇难，必琢磨再三，消而化之。教学并进，从中获益。

荀子曰：学不可以已。青，取之于蓝，而青于蓝；冰，水为之，而寒于水。

此为吾之矢志者，故为之序。

马大正撰于

己亥年正月十四

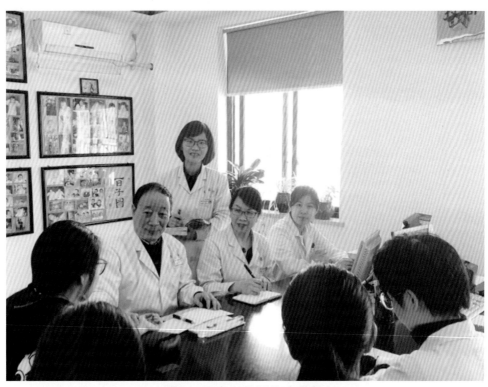

图1 马大正教授临床带教

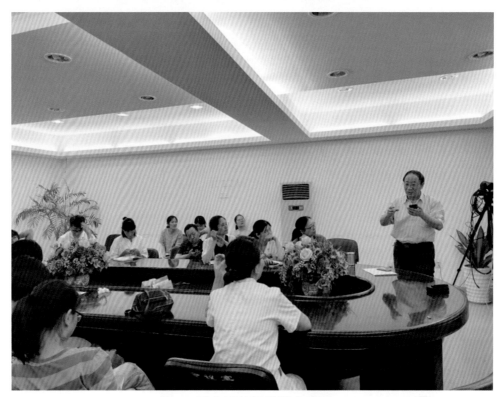

图2 马大正教授给学生讲课

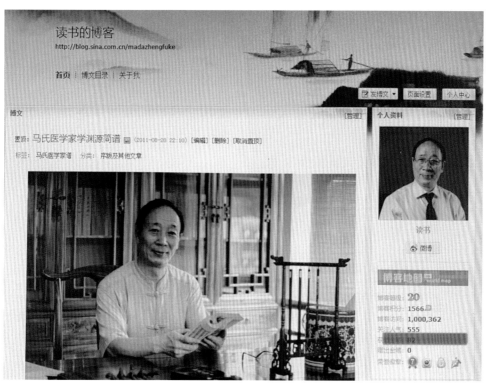

图3　马大正教授"读书的博客"

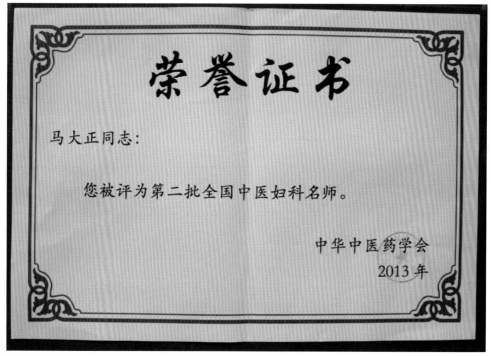

图4　马大正教授获"第二批全国中医妇科名师"荣誉证书

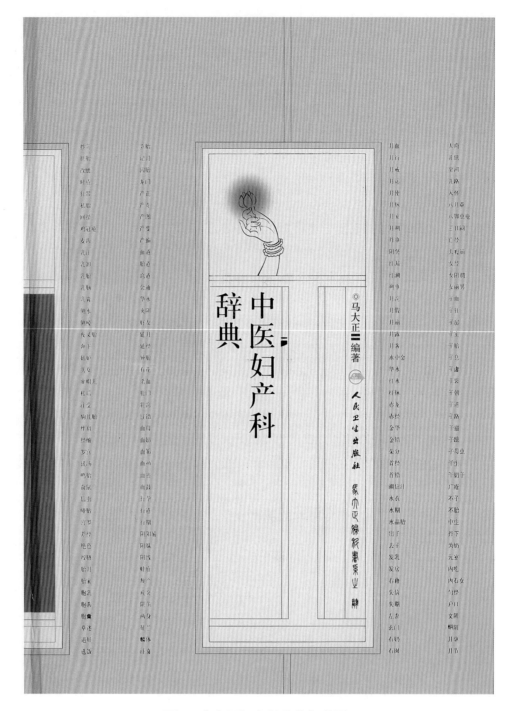

图5 《中医妇产科辞典》书影

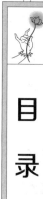

目 录

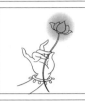

痛 经

医案一

初诊：2007年12月11日。

张某，30岁。因继发不孕7年就诊。

平时月经周期35～45天，经量中等，7天净，经期第1、2天小腹连及腰部剧烈疼痛，口唇发青；伴恶心，腹泻。经前10天起，两侧乳房胀痛，步行时胀痛尤重，平素右侧腰部酸痛，带下量多如涕，外阴瘙痒，二便正常。末次月经10月31日来潮，尿妊娠试验阴性。昨晚小腹隐痛。舌淡红，苔薄白，脉细。

生育史：1-0-0-1。

妇科检查：外阴无殊，阴道通畅，宫颈轻度柱状上皮外移，子宫前位，大小正常，活动，质地中等，无压痛，两侧附件无压痛。

学生诊断：痛经（肾虚肝郁型）。

治法：补肾祛瘀，疏肝理气。

方药：狗脊15g，鹿角片10g，淫羊藿15g，续断10g，郁金10g，刺蒺藜15g，预知子15g，路路通15g，川楝子10g，延胡索10g，蒲黄10g，五灵脂10g，益母草15g，小茴香5g，7剂。

老师诊断：痛经（肝郁气滞型）。

治法：疏肝理气。

方药：月季花15g，香附10g，路路通10g，郁金10g，刺蒺藜10g，乌药9g，5剂。

二诊：2007年12月17日。月经12月12日来潮，经量正常，无痛经。

【释疑解惑】

1.学生问难：患者经前乳房胀痛，平素有腰酸之症。考虑为肾虚肝郁之型，肝气郁滞，气滞血瘀，故治疗予以补肾祛瘀、疏肝理气之品，且补肾祛瘀对治疗不孕症也有作用。为何老师的治疗会与我不同？

老师解答：患者虽以"不孕症"就诊，但停经已达40多天，并非妊娠；素有剧烈痛经病史，昨天已经出现小腹隐痛的来经预兆，大有"山雨欲来风满楼"之势。七年不孕岂能一蹴而就，一月一次的剧烈痛经则属当务之急，必须首先解决。燃眉之急时不能画眉施黛，故中医有"急者治其标"之说，月经在即，首先要治疗她的痛经。

2.学生问难：通常痛经的治疗，往往是采用活血行气的方法，因为气血流通，痛经便可以缓解。为何老师的方中只有气分药物，而缺少血分药物？

老师解答：活血行气固然是治疗痛经的重要方法，但不是固定的方法。中医最讲究"圆机活法"。所谓的圆机，就是圆满地理解病机；所谓的活法，就是采用灵活的治疗方法。舍此，便成不了大医。

患者月经后期，经前两乳胀痛，步履时加剧，经前肝气郁结的征象已昭然若揭，而经期小腹连及腰部剧烈疼痛、口唇发青，伴恶心、腹泻，同样可以用气机闭塞、胞脉阻滞、木盛侮土来解释。我们常说，气为血帅，气行则血行，气滞则血滞，但血滞并非等于血瘀。如果患者已经存在血瘀，就会出现经来夹块、块下腹痛缓减的典型症状。患者并没有上述症状，可以排除存在血瘀。患者并没有出现小腹胀满难以平息的程度，所以气机阻滞尚未过甚，故我的方中仅仅使用月季花、香附、路路通、郁金、刺蒺藜、乌药六味非常普通的疏理肝气药物，而没有选用大腹皮、枳实、青皮、槟榔之类破气的药物。虽则如此，但因方中的月季花、郁金还兼入血分，故可以活血理血，只是这两味药不同于桃仁、红花、蒲黄、五灵脂破血之类的药物。总体来说，此方以轻疏气机为主，连同治疗痛经"贴贴有份"的益母草也弃之未用。如果气病而使用血分的药物治疗，如桃仁、红花、蒲黄、五灵脂，便是戕伐无辜，便有"城门失火，殃及池鱼"之憾。

3.学生问难：请老师对我的处方作一评论。

老师解答：你的处方存在不足之处，可以归纳为如下几点：

其一是将一时无法取效的不孕症与马上发生急需解决的痛经一起治疗，犯了临床上未分轻重缓急的错误；其二是对痛经病机的分析有误差，认为痛经的治疗必定是活血行气。正因为如此，你使用了补肾的狗脊、鹿角片、淫羊藿、续断，活血的延胡索、蒲黄、五灵脂。补肾药物的使用可能会削弱痛经的治疗效果，而活血药物的使用可能会产生药过病所的弊端，导致经量过多。因此，需要做出调整，方能更加适合疾病。我们提倡用药需要中病。所谓的中病，首先是切中病机，其次是不能太过或不及，太过或不及均是我们临床医生所不愿意见到的。

（胡慧娟）

医案二

初诊：2014年4月15日。

叶某，27岁。因痛经5年就诊。

平素月经规则，经期5天，月经周期23～37天。末次月经2014年3月24日来潮，经量中等，色暗红，有血块，伴痛经。经前双乳胀痛，腰酸，带多偏黄，有异味。纳可，寐难易醒，二便调。舌淡红，苔薄白，脉细。

生育史：1-0-1-1。人工流产1次。

妇科检查：外阴无殊，阴道通畅，分泌物量多色黄，宫颈重度柱状上皮外移，宫体前位，正常大小，有压痛，左侧附件无压痛，右侧附件有压痛。B超检查提示左侧卵巢囊肿约34cm×28cm，拟诊黄体囊肿。

学生诊断：西医诊断为盆腔炎症性疾病后遗症、经前紧张综合征。中医诊断为痛经（肝郁湿热型）。

治法：清热疏肝。

方药：丹栀逍遥散加败酱草15g，大血藤15g，薏苡仁30g，香附10g，首乌藤20g，椿根皮10g。

老师诊断：痛经（湿热瘀阻型）。

治法：活血清热。

方药：败酱草15g，大血藤30g，蒲公英15g，皂角刺15g，炒栀子20g，制乳香5g，制没药5g，益母草30g，延胡索10g，川楝子10g，蒲黄10g，鹿衔草15g。7剂。

二诊：2014年4月24日。经未转，无不适。舌淡红，苔薄白，脉细。

方药：守上方，加五灵脂10g，7剂。

三诊：2014年5月2日。月经2014年4月26日来潮，无痛经，5天经净。

【释疑解惑】

1.学生问难：我与老师的治疗迥异，是否我在该案的诊断方面出现了差错？请老师给予分析指导。

老师解答：我们说对疾病的诊治，其实是分为两个环环相扣的步骤。首先是要诊，然后才是治。诊，要诊什么？就是研究清楚患者的病因和病机；治，要怎么治？就是考虑该案需要运用的理、法、方、药。这是在任何疾病诊疗过程中都必不可少的。

我们之间的处方出现了差异，原因并非出在治疗上，而是出在诊断的源头上，是对该患者的病因、病机的认识存在差异，才导致其后治疗的偏差。《礼记·经解》有"君子慎始，差若毫厘，缪以千里"之说，这句话非常适合上面出现的情况。当对病因、病机的认识出现一点差错，治疗的理、法、方、药便会将这些差错放大，结果导致治疗原则的失误、遣方用药的偏离，治疗的结果自然不满意，甚至适得其反。

患者痛经5年，病程已久；经来色暗有块，腹痛，属瘀血阻滞之象昭然若揭。慢性盆腔炎症性疾病，带多色黄气秽，属湿热蕴结胞宫。人工流产是一种损伤性的治疗措施，极易引起瘀血留滞或湿热入侵，湿热与瘀血相互搏结，蕴结胞脉，经隧不通，经水来潮之际，冲击胞脉，导致痛经的发生。既然病机为瘀热阻滞，那么治疗的原则就应当活血与清热为首务。

你对该病的分型是肝郁湿热型痛经，为什么会诊断肝郁？那是因为患者"经前双乳胀痛"的症状影响了你的分析与判断，故而突出了肝郁而疏忽了血瘀。至于患者存在的肝郁、血瘀、湿热三种病因，肝郁是最次要的。先秦《鹖冠子·天则》称"一叶障目，不见泰山；两豆塞耳，不闻雷霆"，说的就是这个意思。由于你选择的治疗措施是清热疏肝，主方便是丹栀逍遥散。丹栀逍遥散是在健脾疏肝的轻灵之剂，即逍遥散的方中加上牡丹皮和炒栀子，通常用于肝经郁热而脾气略虚的患者，对于这位痛经5年来就诊的患者来说，便显得并不合拍和病重药轻。由于方中没有一组活血化瘀的药物，虽有栀子、败酱草、大血藤、椿根皮清利湿热，但不足以控制湿热瘀阻引起的痛经；因患者并无脾虚引起的诸如纳呆腹泻征象，故方中苓、术、薏苡仁就成为"蛇足"，反而有害。可以推测，此方治疗痛经的效果会不理想。

2.学生问难：在我的方中照顾到患者的乳房胀痛和寐难易醒，而老师的方中对此置之不理，这是为何？

老师解答：通常情况下，患者的主诉往往是我们需要抓住的治疗重点，当然也有少数患者主诉偏离的情况。该患者是以痛经就诊，而并非以经前乳房胀痛或失寐就诊，因此，治疗的重心就应该是痛经。

通常治病可以分为专门针对主症而不顾及其余症状的突破一点的治疗方式和面面俱到的全面治疗的方式。对于急症或重症，往往采用前一种治疗方式，这就像集中兵力先打赢大战役中的某一场重要战役一样；而对于症状轻微，或者没有主、次症状可以区分的疾病，则可以采用后者兼顾的治疗方式。我则抓住患者痛经的主症，所以先置乳胀、寐差于不顾，这样可以集中药力，提高治疗痛经的临床效果。至于其余的症状，则可以在痛经症状控制之后再加调理。你的治疗貌似面面俱到，却没有主次之分，虽环环均扣，实环环未能紧扣。其结果，可能是痛经、乳胀、寐差均无法得到很好的解决。

3.学生问难：本病案痛经因瘀热而致，理当活血清热。老师清热药为何选用败酱草、大血藤、蒲公英、炒栀子、皂角刺？而不选用黄柏、大小蓟、鱼腥草之类的药物？

老师解答：清热的药物众多，可以再分出很多不同的类型。清而补之者，如西洋参、羊乳；清而攻之者，如土牛膝、马鞭草；清而利之者，如滑石、木通；清而涩之者，如小蓟、地榆；清而下之者，如大黄、玄明粉；清而升之者，如升麻、桔梗；清而消之者，如山慈菇、夏枯草；清而散之者，如牛蒡子、桑叶；清而行之者，如川楝子、青木香；清而通之者，如忍冬藤、络石藤。任何清热药物均可以归入上面的某一分类之中，该案我所选用的清热药物均有攻瘀血、散结滞、破瘀血的作用。如败酱草善排脓破血；大血藤能解毒消痈，活血止痛；蒲公英消痈散结；栀子活血消肿止痛；皂角刺消肿排脓。这些药物更加适合患者湿热瘀阻胶结的病情。黄柏、大蓟小蓟、鱼腥草显然与上述的药物不同，它们不具备活血与消散的功能，也就不能起到消散瘀阻的作用。对于栀子一味，许多医师并不十分了解该药的性能。《傅青主女科》宣郁通经汤治疗经未来腹先疼，方中即有炒栀子一味。《简易方》用黄柏汤治疗崩中，称"腹痛加栀子三钱"，重用炒栀子。生栀子经常用来治疗挫伤、扭伤瘀血疼痛者，外用可以活血化瘀消肿。可见，栀子重用是通过其清热和活血作用达到治愈多种证型痛经的目的。

4.学生问难：鹿衔草具有祛风湿、强筋骨、止血、止咳作用，未见提及治疗痛经，为何在此用鹿衔草？

老师解答：鹿衔草在妇科领域是一味具有活血功效的药物，可以治疗瘀血引起的一系列疾病。如月经后期、闭经，常与丹参、鸡血藤、川牛膝配伍。温州民间有一张治疗痛经的单方，就是由紫丹参与鹿衔草两味药物组成的，称为"鹿参汤"，使用非常普遍，疗效也比较可靠。汲取民间营养，为我所用，其一是可以提高疗效，其二是可以保留这一知识不会失传。

（米海霞）

崩漏、肠覃

初诊：2007年10月29日。

江某，30岁。

10月14日，阴道流出咖啡色分泌物，量中等，伴小腹坠痛、腰酸，持续至10月21日月经来潮。至今经水未净，经量中等，紫红色，质稠，无血块，腰酸痛未减；平时带下量多，呈水样，长期腰酸。舌稍红，苔薄白，脉细。

学生诊断：经期过长（肾虚血热型）。

治法：滋阴清热，补肾固冲。

方药：生地黄12g，龟甲10g，贯众10g，鹿衔草30g，芡实10g，仙鹤草30g，桑叶10g，海螵蛸10g，甘草5g，3剂。

老师诊断：崩漏（血热型）。

治法：清热止血。

方药：夏枯草30g，炒栀子10g，仙鹤草20g，海螵蛸20g，3剂。

二诊：2007年11月1日。进药1剂，阴道出血即净。B超检查示子宫三径之和10.4cm，子宫内膜厚度3mm，右侧卵巢囊肿约42mm×35mm×34mm，舌脉如上。

学生诊断：肠覃（痰热型）。

治法：化痰清热，消肿散结。

方药：海藻15g，昆布15g，夏枯草15g，牡蛎30g，浙贝母10g，玄参10g，茯苓皮20g，泽泻10g，防己6g，5剂。

老师治疗：昆布20g，夏枯草20g，白花蛇舌草15g，半枝莲15g，益母草12g，海螵蛸20g，野荞麦根20g，5剂。

三诊：2007年11月8日。无不适，舌脉如上。

方药：昆布30g，夏枯草20g，炮山甲6g，瓦楞子30g，鸡内金6g，青皮10g，14剂。

四诊：2007年11月26日。腰痛，小腹稍胀，白带不多，舌脉如上。

方药：守上方，加小茴香5g，香附10g，7剂。

五诊：2007年12月7日。月经12月4日来潮，经量中等，有血块，腰酸，舌脉如上。

方药：昆布20g，夏枯草20g，白花蛇舌草15g，半枝莲15g，益母草12g，海螵蛸20g，野荞麦根20g，5剂。

六诊：2007年12月12日。经行6天净，腰痛。B超复查，右侧卵巢囊肿已经消失。

【释疑解惑】

1.学生问难：初诊患者阴道出血不止，尚未发现卵巢囊肿，老师为何使用夏枯草？对于腰酸症状为何不作处理？可以用些补肾的药物吗？

老师解答：对于夏枯草这味药物，许多医生存有偏见，认为它只是一味清肝明目、散结解毒的药物，其实远非如此。清代邹澍的《本经续疏》说，夏枯草"后世扩充其旨，如用以补肝明目，治女子血崩，产后血晕，当识此义"。清代黄元御的《玉楸药解》称夏枯草"凉营泄热，散肿消坚，治……血崩带下……"我经常使用它治疗因肝热引起的经、带疾病，效果非凡。患者初诊时，经前阴道流出咖啡色分泌物，经行紫红色，质稠；平时带下量多，舌质稍红。根据以上症状，首先考虑系肝热所致疾病。夏枯草虽然有清热软坚的作用，但此时并非用于软坚。

在疾病的症状中，有主症，也有副症，治疗时主症必须抓紧，至于副症，可以兼顾，可以"请待下回分解"。有时候因为针对副症治疗时很难处方用药，面面俱到反而有掣肘之嫌，而一些副症在主症得到解决之后，往往无须治疗便自然消失。譬如一位失血过多的患者，会出现诸多症状，在治疗时只要控制出血，诸多症状便会消失。我在方中使用止血的药物有仙鹤草，该药同时具备了补肾的功效。仙鹤草在温州又称为肾草，是补肾的"五肾汤"之一。

2.学生问难：昆布常配伍海藻，为何老师方中不用海藻？两药用法有何区别？瓦楞子的用法是否类似于牡蛎？

老师解答：昆布和海藻两药性味相近，所治疾病也相似。清代张秉成的《本草便读》称"故每相兼而用"。因此，在许多场合两药常常并用，但这并非定律。有一条需注意，即并用量减，单用量大。

明代陈嘉谟的《本草蒙筌》称瓦楞子"消妇人血块立效，虽癥瘕并消"。清代黄宫绣的《本草求真》说瓦楞子"多主消血化痰除积，为妇人血块癥瘕、男子痰癖积聚要药。"虽然牡蛎也具有上述类似的功效，但瓦楞子的作用则尤胜一筹。

3.学生问难：五诊中用四味清热解毒的药，是否会过于寒凉，容易伤胃？需要配伍半夏、茯苓等药吗？

老师解答：五诊中夏枯草、白花蛇舌草、半枝莲三味性寒，而野荞麦根性凉非寒。但在我的临床实践中，发现其中主要是夏枯草存在伤胃较重的反应，尤其使用过量时，一些患者会出现胃脘不适的感觉。但也有一些人反应并不大，我曾见到一位医学大家就用夏枯草60g治疗白带。由于一、三诊都用过夏枯草，患者并没出现不良反应，所以，五诊时也仍然照旧使用，但剂量已从30g减至20g。因此，另加白花蛇舌草、半枝莲、野荞麦根并不成为问题。至于是否应该加用茯苓、半夏，也可以通过观察再作决定，如果需要，不如加陈皮一味即可。

4.学生问难：海螵蛸既止血又可止带，质地较轻，老师常用剂量是20g吗？山甲多用于软坚散结，鳖甲也有此功效，老师对这两味药用法上有何经验？

老师解答：海螵蛸的常用剂量在10～30g，我的使用剂量并不算多，大剂量海螵蛸主要用于治疗闭经，即用《内经》的四乌鲗骨一藘茹丸时，效果不错。

山甲和鳖甲虽然都可以软坚散结，但山甲只攻不补，鳖甲则有攻有补，补什么？补阴。在攻方面，山甲作用则更强，有削平疏通之功，而鳖甲只有软坚作用。因此，治疗癥瘕结块的时候，两药都可以选择使用。但治疗输卵管阻塞时，最佳选择是山甲，而不是鳖甲。由于山甲现属于国家一级保护动物，不再入药。

5.学生问难：野荞麦根这味药我不太熟悉，老师是怎么使用这味药物的？

老师解答：野荞麦根书本上大都介绍用来治疗火热引起的咽喉疼痛，因此，它又称为金锁银开。在温州称它为"花麦肾"，是因为它具有补肾作用。在诸多补肾药物中，同时具有清热作用的药物并不多，因此，对于血热肾虚的患者尤其适合。

（陈浩波）

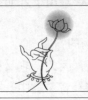

崩　漏

初诊：2015年8月20日。

张某，33岁。

末次月经2015年7月4日，量多10余天，色鲜红，于当地医院予以诊断性刮宫术。术后病理报告示子宫内膜增生性改变。术后出血量较前减少，色转暗红，至8月3日出血方止。2015年8月7日月经来潮，量多色鲜红至今未净，见大血块下。面色苍白，头晕恶心，乏力明显；昨起感右下腹隐痛，至今未缓解。追问病史，6年前无明显诱因下出现月经频发，周期缩短至15～20多天，经期延长至10多天，经行量多，经色鲜红，见较多大血块排出；偶伴经期腹痛，经量多时腹痛加剧，下腹及腰骶冷痛，下坠明显，按揉热敷后可缓解。经前乳房胀痛明显。经后带下量中，偶有色黄，伴异味及外阴瘙痒。平素常口干欲饮，胃纳差，寐尚安，大便干，2～3日一行，小便无殊。舌淡红，边有齿痕，苔薄白，脉细。

生育史：2-0-2-2（2次剖宫术，输卵管已经结扎）。因阴道出血未止，妇检暂缓。

辅助检查：2015年7月13日血常规检查，血红蛋白85g/L。

学生诊断：西医诊断为功能性子宫出血，失血性贫血。中医诊断为崩漏（肝郁脾虚型）。

治法：疏肝健脾，温阳止血。

方药：黄土汤加味。伏龙肝30g，干地黄15g，炙甘草6g，炒白术10g，炮附子3g，阿胶（烊冲）10g，黄芩10g，醋炒香附10g，蒲黄炭10g，血余炭10g，炒栀子10g，藕节10g，3剂。

老师诊断：崩漏（冲任不固）。

治法：温经固冲，化瘀止血。

方药：柏叶汤加减。侧柏叶10g，炮姜6g，艾叶炭6g，童便（冲）100mL，别直参（调冲）10g，仙鹤草30g，山茱萸30g，荆芥炭10g，蒲黄炭15g，贯众炭30g，2剂。

二诊：2015年8月24日。服药1剂，出血即止。2天前见阴道少量咖啡色出血，点滴即净，至今未再出血。偶有头晕乏力，其余症状较前均见缓解，面色稍转红润。B超检查提示子宫后位，三径之和126mm，内膜厚度5mm，余未见明显异常。舌脉如上。

治法：益气补血。

方药：党参45g，山茱萸15g，当归9g，炙黄芪15g，荆芥炭10g，阿胶（烊化）10g，仙鹤草30g，炒白术10g，枸杞子12g，3剂。

【释疑解惑】

1.学生问难：患者因崩漏下血，气血俱亏，当止血为先。我用的黄土汤和老师的柏叶汤均出自《金匮要略》中的止血方，治验有何不同？应如何辨证使用？

老师解答：该案从7月4日开始至8月20日期间，除了4天无阴道出血之外，其余时间都在不停出血，而且时常出血量多。中医有气随血脱，阳随阴亡的说法。患者面色苍白，头晕恶心，乏力明显，舌淡红有齿痕，脉细，是逐渐显现阳气虚衰的端倪。在血崩即将导致虚脱的情况下，对于阴阳、对于气血是有所侧重的。《素问·生气通天论》称："阳气者，若天与日，失其所，则折寿而不彰。"因此，人们更加注重阳气的存亡。气为血帅，气可统血，人们也因此更加重视血证时治气。这便是该案我使用温阳益气止血法的前提。

温阳益气止血用什么药物？通常温阳止血，用炮姜、艾炭；通常益气止血，独参汤已为上乘。一旦血脱阳亡，则非参附汤不足以挽转烛之命。因此，我用《金匮要略》治虚寒吐血不止的柏叶汤治疗。柏叶汤治崩中古已有之，《备急千金要方》的马通汤即原方加阿胶、当归，"治漏下血，积月不止"便是。我将方中干姜易为炮姜，取其守而不走之性；艾叶改作艾叶炭，增强止血功效；方中马通汁实为新鲜马粪中挤出的汁，并不易得，且腥臊难下，易用童便以其同样具有祛瘀止血之效。仙鹤草、山茱萸、荆芥炭、贯众炭，均系益肾止血之品。唯独蒲黄炭一味，为止血未忘化瘀而设，因患者刮宫之后又有大血块下，下腹隐痛，瘀证悉具之故。你使用的黄土汤系治疗脾阳不足的远血之方，虽然归类于温脾止血之剂，然方中温药仅附子、灶心黄土两味，寒凉药物也有生地黄、黄芩两味，且寒热药物剂量相等。因此，该方实为寒热并用的方药，只是更加偏重于温阳而已。由于患者止血并不需要大辛大热的附子，也无须制约附子过热的生地黄、黄芩，因此，黄土汤并不是该患者最适合选用的方药。你的处方还添加了醋炒香附，是因为6年前患者"经前乳房胀痛明显"而用，就显得不合时宜；你在方中又添加了炒栀子，又使该方的温阳作用损减。

2.学生问难：该案老师的治疗是分两步走，先塞流，再澄源复旧。若用复方温经止血加益气补血，一步到位，疗效是否相同？

老师解答：明代方广（字约之）在《丹溪心法附余》中提出"初用止血以塞其流，中用清热凉血以澄其源，末用补血以还其旧"，这便是后世著名的"治崩三法"。治崩三法并非治疗崩中的金科玉律，就是说你即使运用三步法，也并非一定墨守"中用清热凉血""末用补血"的成规，其实具体的治疗原则均是可以酌情改变的。如果不用三步法治疗，使用两步法、一步法，只要有效，未尝不可，只是这三步法可以适用临床较多的患者而已。对疾病分而治之有它的好处：第一，是分清了标本缓急，就像一场战役找到了主战场一样；第二，是突出了药少力专的治疗优势。合而治之的优点是面面俱到，但容易失去对于主症快刀斩乱麻一样的效果。两者并无孰是孰非的问题，只是根据具体病情的需要选择而用。

3.学生问难：老师首诊柏叶汤加味方中加大山茱萸剂量，这是为何？

老师解答：山茱萸味酸、涩，性微温，能补肝肾，涩精气，固虚脱，我们日常多用于肝肾两虚引起的妇科疾病，以六味地黄汤为基本方的诸多方药中，都离不开此一味药。

通常山茱萸的用量约为10g，而我的处方中竟然用了30g，这是为何呢？少量的山茱萸固然具有收敛作用，但用于崩中出血这样严重的疾病只是杯水车薪，这时就需要加大剂量。有医者认为，大剂量的山茱萸可以取代独参汤治疗崩中，尤其身处穷乡僻壤，没有财力购买人参时，山茱萸一味可以解燃眉之急。

4.学生问难：随着社会文明的发展，我们已经很难去寻找部分药材，比如黄土汤中的伏龙肝、柏叶汤中的马通汁，若略去或以其他药替代，则古方不古，还有保留该方的意义吗？

老师解答：中华民族是一个不断进取，善于扬弃的民族。在文明进步的数千年历程中，我们抛弃了许多，也坚守了许多，更加发扬了许多。譬如，运用女子的月经血来治病、运用异性的裤裆治病，我们都淘汰了；大多数的古方，我们保留下来使用，那是因为该方有效；对于古方我们发现了新的用途，这便是古方新用；在遇到新的疾病的时候，我们还创制了许多新方。

大家都要怀着敬畏的心看待古方，因为它是祖先留给我们丰厚医学遗产中的一部分。对于缺乏药物的古方，保留它至少具有两个重要的价值：其一，可以运用科学的手段探索该方的临床功效，尤其开展对该方中现代缺乏药物功效的研究。其二，如果古方是卓有成效的，就要寻找缺乏药物的替代用品，使该方重新复活。缺乏药物的古方，就像诞生千年的丝绸之路一样，虽然当今已经具备了现代化的通途，但也不会因为年代的久远而失去它存在的意义。许多人一直执着地重复走这条路，希望在这条路上不断探索，发现更多不为人知的东西。

黄土汤中的伏龙肝，其功效是温胃。有人发现，用红土在窑里高温烧制而成的红色砖块可以取代，敲碎煮用，效果不错。我用赤石脂代用，也同样有效。柏叶汤中的马通汁，其功效是化瘀止血，与之功效相近的童便是最好的代用品。诸如此类的研究，都是十分有价值的，它不但使得古方得以保留，延续古方的生命，更为古方的使用留下绝佳的经验。

（高楚楚）

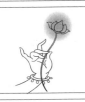

经期过长

医案一

初诊：2013年12月30日。

卓某，44岁。月经淋漓不尽29天就诊。

平素月经规则，经期5～6天，月经周期27～28天。末次月经2013年12月2日来潮，经量中等，经色鲜红，有血块，有痛经，至今未净。12月5日经量一度减少，今日反而增多，无乳房胀痛。因见朋友月经不止，服用我的牛角地黄汤立竿见影，便自行效仿上方口服，并加服宫血宁胶囊，但疗效不佳。现自觉头晕神倦，夜寐欠安，胃纳可，二便调。舌淡红，苔薄白，脉细软。

老师诊断：经期过长（脾阳虚型）。

治法：温阳益气，固冲止血。

方药：茯苓四逆汤加味。茯苓10g，党参30g，淡附子6g，炙甘草6g，炮姜炭6g，阿胶（烊化）10g，荆芥炭10g，仙鹤草30g，侧柏叶10g，4剂。

二诊：2014年1月3日。经水将净，色红，小腹隐痛。舌红，苔薄白，脉细。

方药：守上方，加香附炭10g，荔枝5个，4剂。

三诊：2014年1月7日。药毕经净。

【释疑解惑】

1.学生问难：从患者临床症状看，并无明显的阳虚表现，老师为何要选用温阳益气之法来治疗？

老师解答：《素问·至真要大论》有"寒者热之，热者寒之"的治疗原则，这是临床使用最多的正治法。如果治疗时热之无效，或寒之无效，这又提示什么玄机呢？提示患者并非真寒或真热。有时治疗的失败，往往提示下一次治疗时变更思路的必要。所以说，失败是成功之母！

本案值得注意的是，患者出血多日，仍然经色鲜红。经色鲜红一定属于血热吗？事实绝非如此！当经量过多时，许多并非血热患者的经色可以是鲜红的，因为这些血液尚未得到外界空气的足够氧化而变得紫暗，这是临床最常见的假象。那么凭借什么可以认定该案应该"寒而热之"呢？首先还是基于患者曾经自服牛角地黄汤凉血无功，寒之不

11

效，说明病因并非血热。其次是患者舌淡红、苔薄白、脉细软，均与血热的舌红、苔黄、脉洪滑迥异。寒之不效可以试用热法，这是我使用温药的前提之一。舍证从舌从脉，这是我使用温药的前提之二。失血者亡阴，日久则阴损及阳，不足之血难以速生，亡佚之血当以速固。固血者阳气当充，阳气不充不足以摄血，这是我使用温药和益气药的前提之三。

2.学生问难：古人常说血热易动，血凉方静。老师为何还要在长期出血不止者身上选用大温大热的附子、炮姜等药治疗？

老师解答：血热易动，血凉方静，是人们对血证的普遍认识。对于血热型的出血病证再施用温热药物，无异于抱薪救火。但对于阳虚的出血病证，温热药正是补其不足，而非益其有余了。温阳药有很多，该案用大温大热、药性峻猛的附子、炮姜，是因为病急者需用重剂，取附子、炮姜之性峻而效速，具温阳固摄之功。附子向来被认为"回阳救逆第一品药"，常与干姜、炙甘草同用，即是《伤寒论》中的四逆汤。换干姜为炮姜者，取其守而不走之意。人参、附子合用即是参附汤，也为益气回阳第一方。以上诸方再加茯苓一味，即成茯苓四逆汤，该方出自《伤寒论》，具有回阳益阴的功效，与本病失血亡阴、阳虚阴脱的病机相符，故选用。

3.学生问难：有人认为茯苓等药属渗利之品，不宜用于妇科血证患者，老师如何看待？

老师解答：茯苓一药，既有淡渗利湿之效，更有健脾之功，它的渗利是建立在健脾基础之上，健脾更胜渗利一筹，故四君子汤用之，取其健脾而非用其渗利。相对而言，茯苓皮则仅有利水消肿之能，而乏健脾之功，故五皮饮用之。对于脾虚出血的患者，茯苓依然可用，如归脾汤即是。对于脾虚湿盛、水渍胞宫、胞络损伤引起的崩漏，茯苓既可健脾，又可渗湿的功效就恰到好处了，健脾以摄血，渗湿可除因。我治疗临床表现为经血量多质稀色淡，卫生巾上经血周边渗有水晕者，使用猪苓汤一方每收良效。猪苓汤中非但有淡渗的茯苓，还有猪苓、泽泻、滑石，所以渗利之剂并非禁用于妇科血证，有时还是治疗水湿引起血证的必用之品。

4.学生问难：老师在二诊时使用荔枝，有什么用意？

老师解答：二诊时患者经水将净，出现小腹隐痛，这是一种气虚、气滞兼而有之的表现。对于出血已久，正气已虚的患者，只能采用疏调气机的方法，不宜使用行气破气的药物。荔枝全身均可以入药，即荔枝肉、荔枝壳和荔枝核。荔枝肉有补益作用，清代黄元御的《玉楸药解》记载："荔枝，甘温滋润，最益脾肝精血，阳败血寒，最宜此味。"《妇女病饮食疗法》用荔枝干果水煎治疗崩漏。《中华本草》记载治孕妇堕胎后下血不止及产后出血，用荔枝干七个（连壳和核一起打破），两碗水煎至一碗服下。清代项天瑞汇纂的《同寿录》中记载，用荔枝壳烧灰存性，酒调服治血崩。我在《妇科用药400品历验心得》一书中，用荔枝核治疗崩漏色暗者有效，可与白芷、防风、血余配伍。可见荔枝是一味既可补虚温中，又可调气止血的药物。当然，我不使用香附而改用炭，也取其疏调气机无须太过，同时又可止血的功效。

5.学生问难：如果我选用归脾汤治疗，预期效果又会如何？与茯苓四逆汤比较疗效有何不同？

老师解答：归脾汤出自宋代严用和的《济生方》，药物组成有黄芪、龙眼肉、人参、白术、当归、茯神、酸枣仁、远志、木香、炙甘草。具有益气补血，健脾养心的功效。可以治疗心脾气血两虚，脾不统血之血证。对于本病案归脾汤应该也会起到一定的疗效，因为患者出血日久，存在头晕神倦、夜寐欠安的心脾两虚现象。但归脾汤益气摄血可，而温阳固冲则嫌不足，所以疗效不及茯苓四逆汤佳。

（米海霞）

医案二

初诊：2007年8月9日。

陈某，32岁。患者经行21天未净就诊。

平素月经周期23～25天，末次月经7月20日来潮，至今21天未净，今天经量已少，淡红色，四肢酸痛乏力。2006年7月剖宫产，至今仍在哺乳期间。纳可，寐安，二便正常。舌淡红，苔薄白，脉细。

生育史：1-0-0-1，两侧输卵管已行结扎术。

学生诊断：经期延长（气虚型）。

治法：益气摄血。

方药：胶艾汤加减。阿胶珠（烊冲）15g，艾叶5g，当归5g，益母草10g，仙鹤草30g，黄芪15g，党参15g，川芎5g，莲房10g，马齿苋10g，5剂。

老师诊断：经期延长（气虚型）。

治法：收敛止血。石榴皮20g，诃子10g，乌梅炭10g，贯众炭10g，4剂。

二诊：2007年8月16日。进药一剂，月经即净。

再作善后调理。

【释疑解惑】

1.学生问难：对该案我们同样诊断为气虚型经期延长，为何老师的治疗会与我的异样？书本上并没有介绍收敛止血治疗经期延长的方法，此方是否也适用于其他原因引起的经期延长？

老师解答：患者诊断为气虚，分析有以下几个依据：一是由于剖宫产，极有可能损伤了她的元气；二是哺乳一年多仍未中止，使母体气血逐渐消耗；三是出血日久，血色已淡；四是四肢酸乏，体力不支。五是舌脉之象。

先谈谈你的处方。你的治法是益气摄血，那么选择的方药应该是圣愈汤，而非温经止血的胶艾汤。如果使用胶艾汤，熟地黄与炒白芍也不属于应该减除的范畴，况且方中还有活血止血的莲房、益母草，清利湿热的马齿苋。数法同用，此方有些杂乱无章的感觉。

对于该患者，我除了使用收敛法之外，并没有使用第二种方法。为何不增加益气的方法？我认为患者虽然经行21天未净，但经量已少，经色变淡，已是一种向愈的表现。当然方中添加一点益气的药物也并无不可，如果暂时不添加，以后再补，也不会为时已晚，我则选择了前者。当然，如果经量较多，需要急止的情况下，益气药物肯定要用。

13

是的，书本上确实没有专门介绍收敛止血治疗经期延长的方法，但在临床上这是非常实用的治疗方法。我使用的药方属于收敛固涩法，也即《素问·至真要大论》"散者收之"的治疗方法。用该法治疗经期延长，只适用于无邪，或邪气已尽而出血将净的患者。如果病证因邪气而出现偏颇，就不宜使用此方此法，即使要用，也必须变通加减。

2.学生问难：我平时在门诊会遇到很多这样的患者，看似简单，但治疗起来效果却不佳。有时考虑慢性子宫内膜炎，中药联合西药抗生素使用，效果也差。对于经期延长的患者，哪些情况会比较棘手难治？

老师解答：在各种经期延长的患者中，以血瘀型的较为棘手。这些患者除了出血不断之外，还可能见到经中夹块，腹痛不止，子宫内膜不脱落反而增厚，同时又出现失血引起的贫血现象。在治疗时，要做到活血与止血协调，剥落子宫内膜与促使子宫内膜生长协调，去邪与扶正协调。两者之间孰多孰少，孰轻孰重，以及如何应对治疗之后出现的变化，全凭医家的临床经验与用药技巧。

在现代医学中，由于剖宫手术造成的子宫切口憩室往往导致经期延长，这是十分棘手的问题。目前中医妇科仍然没有找到一种行之有效的治疗方法。

3.学生问难：该案老师为何选用酸性的石榴皮和乌梅呢？有理论依据吗？

老师解答：对于五味的临床功效，《素问·脏气法时论》说："辛散，酸收，甘缓，苦坚，咸软。"就是说辛味能发散，酸味能收敛，甘味能缓急，苦味能坚燥，咸味能软坚。对于一位身体不存邪气、经期延长的患者来说，"收之"是一种最佳的治疗方法，使用酸味的药物，也成了自然的选择。石榴皮味酸、涩，明代李时珍的《本草纲目》称其"止泻痢，下血，脱肛，崩中带下"。乌梅味酸，性平，清代顾松园的《顾松园医镜》称其"止便血崩中"，清代黄宫绣的《本草求真》治血崩不止，用乌梅肉七枚，烧存性研末，米饮服之，日二次。当然，除了石榴皮和乌梅之外，酸收的药物还有许多，譬如山茱萸、覆盆子、五味子、金樱子、五倍子、醋等。其中山茱萸、覆盆子更适合于肾虚者，五味子更适合于心悸失寐者，金樱子更适合于溲带淋沥者。

4.学生问难：诃子我多用于腹泻，经期延长也可以使用吗？贯众炭可用马齿苋取代吗？

老师解答：诃子是一味多用途的收敛药物。清代汪绂的《医林纂要探源》称诃子"固涩大肠，收脱止泻，治崩带不止"。此外，诃子收敛肺气，可治疗久咳；固涩大肠之气，可治疗气利；固涩冲任之气，可治疗胎漏、阴挺、带下。只要患者没有邪气存内，诃子是可以选用的。

贯众与马齿苋均具有清凉止血的功效，但前者微寒，后者性寒而滑。贯众炒炭之后，寒性尤减，而止血功效却提高。因此，马齿苋更适用于湿热引起的妇科出血性疾病，而贯众炭比马齿苋有更广的适用范围。因此，该案首先选用贯众炭来治疗。两药常用于妇科血证的治疗，其现代药理基础是均具有收缩子宫、消除炎症的功效。

（陈浩波）

闭 经

初诊：2008年4月23日。

缪某，25岁，未婚。

月经稀发5年，周期3～12个月，经量少，经色暗。平素经前乳腹胀，无痛经。末次月经2007年10月，至今已经半年无月经。纳寐正常，大便干结，3天一行。睾酮3.9nmol/L，促黄体生成素7.86mIU/mL，促卵泡生成素6.48mIU/mL，孕酮5.2nmol/L，均在正常范围。B超检查：子宫内膜厚度7mm，子宫三径之和11.8cm。

妇科检查：外阴无殊，阴道通畅，宫颈光滑，子宫后位，偏小，质地中等，活动，有轻压痛，左侧附件压痛，右侧无压痛。舌淡红，苔薄白，脉细。

学生诊断：闭经（气滞血瘀型）。

治法：活血破瘀，理气调经。

方药：抵当汤合血府逐瘀汤加减。桃仁10g，制大黄10g，水蛭10g，虻虫5g，当归8g，川芎8g，赤芍12g，柴胡6g，炒枳壳12g，香附10g，牛膝12g，生甘草5g，5剂。

老师诊断：闭经（肾虚肝郁型）。

治法：益肾疏肝，和血调经。

方药：枸杞子15g，菟丝子15g，仙茅15g，当归12g，郁金10g，延胡索20g，徐长卿15g，7剂。

二诊：2008年5月12日。月经未转，下腹胀，大便仍结。B超检查示子宫内膜厚度10mm。性激素检测示雌二醇259.0pmol/L，泌乳素369.12mIU/L，均在正常范围。舌脉如上。

治法：降气通经。

方药：代赭石30g，丁香1g，沉香6g，降香5g，旋覆花（包）10g，川牛膝30g，5剂。

三诊：2008年7月21日。月经分别于5月22日、6月25日来潮，经量中等，经色鲜红，一周净。

【释疑解惑】

1.学生问难：老师在初诊中运用了益肾疏肝、和血调经的治法，属于攻补兼施的治法，是因为内膜厚度尚未达到催经的条件吗？

老师解答：子宫内膜的厚度，可以作为冲任是否满盈的一个可见的内在标志之一。子宫内膜过薄，属于冲任不足或亏损，通常是无须催经、也不会有来经的结局。初诊患者子宫内膜的厚度仅达到7mm，这样的子宫内膜厚度通常属于催经的临界水平。也就是说，属于可催或可不催的情况。由于患者已经停经半年，对于月经来潮已无朝夕之争了，因此，我首先采取了调补并用的措施。如果用药之后月经不来，可以促使子宫内膜再增厚一点，对于以后的催经也有好处；如果经来，当然是好。方中的郁金、延胡索、徐长卿都属于普通的活血调经药物，药性也非常平和。

将闭经的机理分析为气滞血瘀，好像是顺理成章的事情，其实并非尽然。你的处方是抵当汤合血府逐瘀汤加减，属于活血破瘀之重剂。活血破瘀的重剂，对于"万事俱备，只欠东风"的闭经却无能为力，这在临床上是很常见的。这说明方药的轻重有时并非决定治疗成败的关键，药过病所并非一定是好事，其中还另有其他的契机，值得深入探讨。

2.学生问难：二诊时患者内膜已增至10mm，是否可以选用下瘀血汤、抵当汤等活血破瘀的方药？为什么老师却用了一批调气降逆的药物来治疗？

老师解答：二诊时，患者子宫内膜厚度已达10mm，并出现下腹胀的症状，这是冲任满盈的一种典型表现。此时使用活血破瘀的方药，月经通常是可能来潮的，为什么我没有使用？清代唐容川在《血证论》中说："血者阴之质也，随气运行，气盛则血充，气衰则血竭，气着则血滞，气升则血腾，故血之运，气运之，即瘀血之行，亦气之行，血瘀于经络脏腑之间，既无足能行，亦无门可出，惟赖气运之……凡治血者必调气，使气不为血之病，而为血之用，斯得之矣。"读了唐容川的这一段话后，我想如果运用行气或降气的药物引导冲气下行，促使月经来潮，便可证实这一理论的正确性。因此，我选择了降气的方法，结果非常成功。方中集诸沉降气机类药物为伍，其中丁香《本草求真》称"细嚼力直下达"，沉香《本草备要》称"诸木皆浮，而沉香独沉"，降香《本经逢原》称"入血分而下降，故内服能行血破滞"。三香一体，芳香开辟气机，合力沉降沆瀣，促使经隧开通；再以覆花、赭石、牛膝导引下行为佐，月汛终潮。换而言之，如果使用了活血破瘀的方药治疗，月经虽然来潮，有可能出现经量过多，来而不止，难以收拾的败局，当然这也仅是一种推测而已。中医在诸多场合都提倡"中病即止"，反对"戕伐无辜"。在此医案中，大概也可以见到端倪。

3.学生问难：二诊之后应该开展什么样的继续治疗？

老师解答：如果二诊之后继续治疗，首先还要回到患者发病的源头，通过辨证来找到闭经发病的原因，再开展辨证论治。但在闭经患者中，没有任何痛苦，无证可辨者比比皆是。对于此类患者，往往采用补益的方法，因为月经方去，冲任必定由满盈转为亏虚。补什么？通常是补益气血或肝肾，同时关注患者子宫内膜的增长和卵泡的发育，因为内膜与卵泡的生长变化可以客观反映患者冲任从不足到满盈的生理改变过程，并可以提供不同阶段的治疗手段。这种治疗方法是传统辨证论治之外的思维方式，是对辨证论治的补充。

（池丽芳）

月经疹

初诊：1999年11月26日。

徐某，19岁。

月经来潮之前10天，面部灼热、瘙痒发疹。经净后上述症状消失，反复发作2年。经量较前减少，4天净，经前乳房胀痛。末次月经11月10日来潮。舌淡红，苔薄白，脉细。

学生诊断：经行风疹（血虚型）。

治法：养血祛风止痒。

方药：当归10g，生白芍12g，川芎10g，生地黄12g，黄芪20g，党参10g，防风10g，荆芥10g，何首乌12g，刺蒺藜12g，生甘草5g，白鲜皮12g，地肤子12g，郁金10g，柴胡6g，5剂。

老师诊断：西医诊断为月经疹。

治法：滋阴凉血，清热疏风。

方药：两地汤加味。玄参12g，生地黄15g，生白芍10g，地骨皮10g，麦门冬12g，龟甲胶（烊冲）10g，蚕沙（包）10g，白鲜皮12g，地肤子12g，刺蒺藜10g，乌梢蛇10g，3剂。

此后以该方为主进行加减治疗，服药40余剂，虽然症状可以缓解，但常有复发。

续诊一：2000年3月31日。末次经期3月7日来潮，面部瘙痒潮红，外感鼻塞，舌脉如上。

治法：疏风解表，清理湿热。

方药：麻黄连轺赤小豆汤加味。炙麻黄6g，杏仁10g，连翘10g，赤小豆20g，桑白皮10g，生甘草5g，石膏15g，蚕沙（包）10g，乌梢蛇10g，白鲜皮20g，地肤子20g，5剂。

续诊二：2000年4月5日。末次经期4月4日来潮，月经疹消失，小腹隐痛，舌脉如上。

治法：疏风凉血，养阴清热。

方药：麻黄连轺赤小豆汤合玉女煎加减。麻黄5g，连翘10g，赤小豆20g，桑白皮10g，生甘草5g，石膏15g，牛膝15g，知母10g，生地黄15g，麦门冬10g，蚕沙（包）12g，乌梢蛇12g，5剂。

此后对症治疗，月经疹从此未再出现。

【释疑解惑】

1.学生问难：什么是月经疹？它发生的现代机理是什么？

老师解答：月经疹是一种与月经周期相关的皮疹。一般在月经来潮前2～3天发疹，持续到月经后的1～2天消退。其四肢、躯干局部或多处出现红斑、丘疹风团、水疱、大疱、糜烂渗液，自觉瘙痒。随着月经的结束，皮疹自然减退和消失。一般认为与月经来潮前，卵巢分泌的孕酮骤增而引起的变态反应有关。在每次月经前反复发作，但也有少数间断发疹者。皮疹发作时，全身可伴有精神疲倦、烦躁易怒、失眠多梦、食欲减退等症状。

2.学生问难：中医称月经疹为何病？它的发病机理和治疗原则又是如何？

老师解答：你的诊断是经行风疹，或称经行瘾疹。风疹是古代用"风"字对荨麻疹瞬息多变、时隐时现的一种描述，与西医学风疹病毒感染引起的皮疹是两个不同的概念。月经疹是西医学的名词，它不同于荨麻疹、风团一样大而不规则，而是一种细小的颗粒，虽然也有瘙痒，但不会时隐时现。月经疹经期发作，月经过去之后便会自行消失。传统中医并没有月经疹类似的病名，所以该案的诊断只能借用西医学的"月经疹"。

3.学生问难：老师在治疗过程中，由两地汤改为麻黄连轺赤小豆汤，其中的思路怎样？

老师解答：《素问·至真要大论》称"诸痛痒疮，皆属于心"。也就是说，身体发生疼痛瘙痒的疮疡，都与心相关联。《素问·脉要精微论》说："心为牡脏。"什么是"牡脏"？"牡脏"就是阳脏，属于火热之脏。患者面部灼热、瘙痒、发疹，无疑起因于火盛血热。由于该病皮肤可以出现水疱、大疱、糜烂渗液，因此与火、风、湿有关，但该患者病变部位并没有出现多变和渗湿滋水的现象，故风和湿的发病因素只能居其次了。

两地汤是一张滋阴凉血的方药，使用时将偏于热性的阿胶易为滋阴的龟甲胶，佐以疏风除湿的一些药物，治疗的大方向基本正确。为什么该方的疗效并不长久？究其原因，在于方中的滋阴。滋阴容易留恋湿邪，会使病情缠绵。滋阴与养阴大体近似而又细存差异，前者补阴而显滞，后者补阴而少滞。续诊一废去以往滋阴方药不用，改用麻黄连轺赤小豆汤，是因为当时患者适值感受风热之邪。方随病变，这是我们治疗疾病的原则。

麻黄连轺赤小豆汤是《伤寒论》治疗"伤寒瘀热在里，身必黄"的方药，本与风热、皮肤瘙痒无关。但经过后人的探索与推广应用，借用此方治疗风热引发的皮肤瘙痒的成功报道屡见不鲜。分析该方的组成，以它的治疗效果反证，说明该方具有疏表散邪、清利湿热的功效。自续诊一摒弃滋阴的两地汤，换用麻黄连轺赤小豆汤后，疗效精进。续诊二病久已退，再议养阴，以杜死灰复燃。

4.学生问难：患者有经前乳房胀痛的现象，是郁热在里的表现，是否有必要在清热中加解郁药物？

老师解答：患者经前乳房胀痛，是属于肝经郁热的表现，但处理时可以网开一面，暂不加处理。如果治病都要将所有的症状一网打尽，治疗时面面俱到，就会出现开方庞杂、主次不明的现象，会直接影响到临床疗效，这是需要避免的。

5.学生问难：蚕沙在此有祛风、除湿作用？乌梢蛇有搜风剔络之功，是否加用蝉蜕以加强散风热透疹？

老师解答：《别录》称蚕沙主"风痹，瘾疹"；《太平圣惠方》用单味蚕沙水煎外洗治疗"风瘙瘾疹，遍身皆痒，搔之成疮"。可见蚕沙是一味治疗皮肤瘙痒疗效很好的药物。《本草述》称乌梢蛇治"风瘙瘾疹，疥癣热毒"。虫类药物搜风剔络的功效的确更胜一筹，对于顽固的皮肤瘙痒疾病，我都喜欢选择使用蛇类药物，而且疗效比较肯定。蝉蜕有散风热透疹的作用，是可以加用的。

1982年，我曾经治疗一例脐腹部患慢性湿疹14年的患者，病损面积达25cm×15cm，局部瘙痒、滋水，呈苔藓样增厚。由于辨证属湿、属风，我以三仁汤为基本方，加蕲蛇、蚕沙、蝉蜕、苦参、白鲜皮、当归，连服15剂获痊愈。这些添加的药物与上案添加的药物十分相似，只是基本方已经变更了。可见，蚕沙、乌梢蛇、白鲜皮、地肤子在治疗皮肤瘙痒疾病时的功效的确卓尔不凡。

（傅珂）

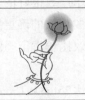

经行发热

医案一

初诊：1998年8月3日。

杨某，20岁，未婚。

经前7～10天发热已3个月经周期，每晚8时后体温上升，达37.7～39.3℃；伴出汗、脊柱及肩关节疼痛。直至经潮，发热消退。每次均用抗生素点滴，依然如此。经量较多，色鲜红。现为经前1周就诊。舌淡红，苔薄白，脉细。

学生诊断：经行发热（营卫不和证）。

治法：调和营卫。

方药：桂枝6g，炒白芍10g，炙甘草6g，大枣6枚，生姜3片，黄芩10g，葛根15g，瓜蒌皮6g，7剂。

老师诊断：经行发热（阴虚血热）。

治法：养阴清热。

方药：青蒿鳖甲汤合犀角地黄汤加味。青蒿10g，鳖甲12g，知母12g，生地黄15g，牡丹皮12g，生白芍12g，水牛角（先煎）15g，柴胡10g，荆芥10g，地骨皮12g，白薇12g，紫草15g，5剂。

服药之后，经前发热消失。

【释疑解惑】

1.学生问难：患者有"发热""汗出""脊强"的症状，且"舌淡苔白、脉细"，类似"伤寒表虚证"误用"汗法"，以桂枝汤治疗错在何处？

老师解答：首先分析你开的处方。你的处方其实并非桂枝汤，而是含有两张仲景方药，一张是桂枝加葛根汤，另外一张是阳旦汤，是在两张经方合方的基础上再加瓜蒌皮。由于患者出现发热、出汗、脊肩疼痛，你的处方是依据《伤寒论》中的"太阳病，项背强几几，反汗出恶风者，桂枝加葛根汤主之"来选定的。至于为何加用黄芩、瓜蒌皮，并无明确指征。

伤寒与温病，可谓一脉相承。虽同为外感疾病，但伤寒是受之于寒邪，寒多热少，始于足太阳经，寒邪由肌肤毛孔而入，按六经传变，最易伤阳。温病是受之于热邪，热多寒少，始于手太阴经，温热病邪由口鼻而入，按卫气营血或三焦传变，最易耗阴。

该案虽有"发热",但无"恶寒";虽有"汗出",但非卫阳不固,而是热迫津出;虽有脊肩疼痛,但不同于"项背强几几,反汗出恶风"。依发热而论,虽有发热,但发热时间只在经前;虽发热在经前,但不在白天,而是在晚上8时之后。况且患者发病之前,并没有典型的外感症状。因此,该案并非伤寒,亦非温病已明了可知。因此,选用桂枝汤是不合适的。

2.学生问难:老师是怎样分析患者的发热情况的?

老师解答:该案发热,既然不属外感,必为内伤。内伤发热,通常分为阴虚发热、血虚发热、气虚发热、气郁发热、血瘀发热。阴虚发热的主要特征是午后潮热,或夜间发热;血虚发热的主要特征是热势多低,面白少华;气虚发热的主要特征是劳累后发作;气郁发热的主要特征是随情绪波动而起伏;血瘀发热的主要特征是午后或夜晚发热。阴虚发热与血瘀发热均在午后或夜间,两者又如何鉴别呢?对于经行发热者,前者经色红,后者色紫夹块;前者舌质或红,后者舌质或紫。

3.学生问难:老师是怎样解释阴虚型经行发热的病因、病机,又怎样解释经行热退的现象?

老师解答:为何阴虚会出现周期性的经前晚上发热呢?这是一个很有意思的问题。宋代的《太平圣惠方》提出"夫妇人者,众阴之所集"的观点,《圣济总录》亦有"妇人纯阴"的论述。由于女性属阴,阴血对于女性具有特别重要的意义。而月经的产生,来源于行经之前的阴血下注胞宫。正常的女性,阴血下注胞宫并不构成疾病,对于阴血不足的女性,就会出现暂时性的阴血相对不足,阳气相对偏亢的状态,破坏了《素问·生气通天论》"阴平阳秘"的平衡状态。《素问·调经论》称"阳虚则外寒,阴虚则内热",这便是患者出现发热的内在原因。此外,热逼津出而为汗;热煎津耗,筋失濡养,则颈肩疼痛。

通常人的身体具有一定的自我调节能力,譬如该案,经前阴虚阳盛,导致发热。随着经血的来潮,部分血分之热随着经血的排泄,得到缓解,患者经量较多,血色鲜红,便是热象外泄的表现。一旦阴阳又重新达到暂时的平衡,发热便会退去。这与某些发热患者随着衄血的产生而热退的机理同出一辙。

4.学生问难:老师是如何拟定治法和方药的?

老师解答:《素问·六微旨大论》有"亢则害,承乃制"的论述,意为亢盛之极为害,必须抵御这种亢盛之气,令其节制,方能维持事物的正常状态。虽云是运气,但亦指导临床。

由于该案的发病机理是阴虚发热,由此推导出来的治疗法则是养阴清热,使用的方药是青蒿鳖甲汤合犀角地黄汤加味。青蒿鳖甲汤出自吴瑭的《温病条辨》,是治疗"暮热早凉"的方药;犀角地黄汤出自《备急千金要方》,具有良好的凉血清热的作用。加用地骨皮、白薇、紫草,入血分凉血清热;加柴胡、荆芥,增强退热效果。其中的柴胡是一味入血分的药物,《金匮要略》治疗热入血室,便用小柴胡汤治疗,后人用柴胡拌鳖血,是清退阴虚发热的良药。由于青蒿鳖甲汤已经使用鳖甲,就无须再拌鳖血了。

5.学生问难:为何患者的发热,使用抗生素治疗无效?

老师解答:抗生素治疗发热,是针对细菌感染引起的,由于患者的发热并非由于细菌感染所致，所以使用抗生素治疗会无效。根据患者周期性在经前发热，应该属于机体体温调节功能障碍引起的发热范畴。这种发热，中医药的治疗具有独到的疗效。

（高楚楚）

医案二

初诊：2009年12月10日。谷某，36岁。

经行发热5个月，体温37.8～39℃，持续2天。月经周期30天，经期5～7天，经量多，色红，夹血块；痛经持续3天，腰酸；带下量中等，色白，质稀，无异味；纳便正常。曾行腹腔镜下左侧卵巢囊肿摘除术。B超检查示右侧卵巢囊肿56mm×40mm。血常规检查正常。舌淡红，苔薄白，脉细涩。

生育史：1-0-0-1。

妇科检查：外阴无殊，阴道通畅，宫颈中度柱状上皮外移，宫体后位，正常大小，活动差，质地偏硬，有压痛，两侧附件压痛不明显。末次月经11月11日来潮。

学生诊断：经行发热（血瘀型）。

治法：活血化瘀，通络泄热。

方药：桃仁10g，桂枝6g，生甘草5g，柴胡10g，大黄6g，栀子10g，牡丹皮9g，香附10g，蒲黄10g，五灵脂10g，4剂。

老师诊断：经行发热（血瘀型）。

治法：调解退热，活血化瘀。

方药：柴胡桂枝汤加味。桂枝9g，炒白芍9g，炒黄芩9g，党参9g，炙甘草6g，半夏9g，大枣6枚，生姜5片，柴胡15g，延胡索10g，川楝子10g，蒲黄10g，五灵脂10g，益母草30g，7剂。

二诊：2009年12月18日。月经12月13日来潮，无经行发热，无痛经。B超复查示右侧卵巢囊肿47mm×43mm。舌淡红，苔薄白，脉细。

治法：活血调气，清热软坚。

方药：消癥汤（自制方）。三棱10g，莪术10g，半枝莲15g，白花蛇舌草15g，皂角刺12g，石见穿20g，牡蛎30g，海藻20g，荔枝核12g，橘核12g，制乳香4g，制没药4g，7剂。

【释疑解惑】

1.学生问难：患者反复经行发热，病因何在？是否与瘀血有关？

老师解答：这是一则瘀热蕴结冲任引起发热的医案，属于内伤发热。为什么这样说呢？患者之前曾经有过腹腔镜下左侧卵巢囊肿摘除史，就诊时复查右侧卵巢又发现了一个56mm×40mm大小的囊肿。无论何种腹腔手术，都是一种创伤，与古代的金创无异，极易留瘀为患，况且新发现癥瘕也属于瘀血为患，加上患者经多夹块、痛经、脉细涩，因此瘀血积结冲任是无疑问的。通常瘀血内结日久是可以化热的，而化热日久便可能导致瘀血发热。如果瘀血程度严重，患者的发热可能是长期不消的；如果瘀血的程度较轻，患者可以没有发热，或者只是在经期发热。为何经期发热？因为经期经血下注胞宫时，瘀积加重使然。

2.学生问难：柴胡桂枝汤是《伤寒论》治疗太阳和少阳并病的名方，患者无寒热往来，又无"恶风、汗出、四肢关节疼痛"，老师为何用此方加味治疗本病？

老师解答：此案的发热病因是瘀，既然瘀是病因，柴胡桂枝汤又非活血化瘀的方药，所以在该案中并不是一张治本的方药，而是一张纯粹退热治标的方药。在临床上，柴胡桂枝汤是一张治疗功能性发热疗效很好的方剂，而患者就诊时经期在即（离行经日期实际只有3天），所以，治疗必须以预防发热再度发生为主，就选用了该方以治标。由于瘀血是经行发热之本，所以方中我又加用了延胡索、川楝子、蒲黄、五灵脂、益母草以活血化瘀止痛。我的处方是一张标本同治，以治标为主，以治本为辅的方药。经期过后，我又重新回归到活血化瘀治本的方法上来。

《素问·标本病传论》中说："有其在标而求之于标，有其在本而求之于本，有其在本而求之于标，有其在标而求之于本。故治有取标而得者，有取本而得者，有逆取而得者，有从取而得者。故知逆与从，正行无问。知标本者，万举万当；不知标本，是谓妄行。"这句话是什么意思呢？是说有的病在标就治标，有的病在本就治本，有的病在本却治标，有的病在标却治本。在治疗上，有治标而成功的，有治本而成功的，有逆治而成功的，有从治而成功的。所以懂得了逆治和从治的原则，便能进行正确的治疗而不必疑虑；知道了标本之间的轻重缓急，治疗时就能准确无误；如果不知标本，治疗就盲目。看来，"治病必求其本"是一个原则问题；急者治标，缓者治本是一个方法问题。

3.学生问难：老师用柴胡桂枝汤，而我用桃核承气汤，用药似有相近，皆有柴、桂、失笑散等，差距在哪里？

老师解答：虽然我们两方均有桂枝、柴胡、失笑散与甘草，但是，你的方中还有活血化瘀的桃仁与牡丹皮、行气的香附、清热攻下的大黄与栀子。所以，你的治法是活血化瘀，通泄内热。我的处方是以小柴胡汤合桂枝汤退热为主，加上活血止痛的延胡索、川楝子、蒲黄、五灵脂、益母草为辅。因为我偏重于退热，所以我的桂枝用量为9g，你的桂枝用量只有6g；我的柴胡用量是15g，你的柴胡用量只有10g。所以，我们两张药方看起来貌似，但重心不同，实则是神离。

为什么会出现这样的情况，还是因为临证时你没有把握好"标本缓急"的问题。活血虽然是治本，但是到了患者即将发热的时候，治疗必须以预防发热为主。

老子《道德经》说"治大国若烹小鲜"，伊尹也竟然把治国用烹调作譬喻。如果我将治病与跳舞相比较，起步时脚步就乱了，这舞一定跳不好，不是绊脚，就是摔跤。

（高楚楚）

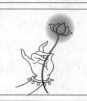

经行头痛

医案一

初诊：2002年10月24日。胡某，50岁。

1991年6月20日，即月经周期第3天，因受风之后头痛呕吐、胸闷、身上冷、失寐，虽次日就诊，但从此之后每月经期头痛发作十载有余。近来虽每月用川芎茶调散合半夏天麻白术汤加味治疗，但只能免除一时之苦，极度影响工作生活。末次月经10月22日来潮，经量正常，头颞疼痛连及目眶，漾漾欲吐。舌淡红，苔薄白，脉细。

学生诊断：西医诊断为经期紧张综合征。中医诊断为经行头痛（外风）。

治法：清肝祛风，通络止痛。

方药：侯氏黑散。菊花30g，细辛3g，防风10g，炒白术10g，党参10g，当归9g，川芎9g，茯苓10g，黄芩10g，桔梗6g，干姜5g，牡蛎30g，桂枝6g，7剂。

老师诊断：经行头痛（肝风）。

治法：清肝疏风止痛。

方药：川芎茶调散加味。川芎6g，荆芥10g，防风10g，细辛4g，白芷10g，羌活9g，全蝎4g，僵蚕10g，刺蒺藜10g，珍珠母（先入）15g，菊花10g，地龙10g，蔓荆子10g，茺蔚子10g，天麻10g，半夏10g，6剂。

二诊：2002年11月21日。末次经期11月21日来潮，头痛未作。由于长期服药已经厌倦，要求停止服药，改用他法治疗。舌脉如上。

方药：菊花1000g，决明子1000g，磁石（杵细）2000g。混合后做成药枕当枕头使用。

三诊：2003年1月6日。月经12月20日来潮，经期头痛明显减轻，无须服药。今因背重、腰坠、寐差、脱肛前来就诊。舌脉如上。

治法：益肾收涩。

方药：都气丸加味。五味子4g，熟地黄12g，山茱萸12g，怀山药15g，牡丹皮10g，茯苓10g，泽泻10g，杜仲10g，旱莲草20g，桑寄生15g，首乌藤30g，生黄芪15g，3剂。

药枕持续使用。

四诊：2003年5月29日。自从使用药枕之后，头痛症状控制，经期无须再服药物。

【释疑解惑】

1.学生问难：患者经期受风后出现经行头痛，头颞疼痛连及目眶，漾漾欲吐，胸闷，身上冷，失寐，周期性复发，其病机应该如何分析？

老师解答：该案属于《素问·方盛衰论》中的"头痛巅疾"。为何头痛会起因于经行之时？由于妇女纯阴之体，以血为用。经期阴血下注，常常上虚下实，头部空虚，易受风侵。一旦风邪入侵，损伤经络，便会出现周期性的经行头痛。头痛又身冷，均是风邪症状；呕吐胸闷，则是风邪鼓动痰湿，逆乱气机之故。由于首次风邪入侵较深，又未及时治疗，亦未驱邪殆尽，以致余邪日久入络，十载不愈。每届月经来潮，阴血下流，上部空虚之时，旧病必发，应时而生，诸症悉现。

2. 学生问难：患者每每服用川芎茶调散合半夏天麻白术汤等药物，能解一时所苦，亦算对证。然疾病却不能痊愈，这是为何？

老师解答：川芎茶调散功能疏风止痛，半夏天麻白术汤功能平肝化痰。蔓荆子、刺蒺藜、藁本、菊花、全蝎、地龙、白芍、珍珠母、决明子或能疏风解表，或能平肝潜阳，或能搜风剔络，由于对证，能解一时之苦。然而十年之疾，已成沉疴，虽经治疗，仍不足以厘清盘根错节之顽疾。由于患者请求改变疗法，故我只能另辟蹊径，使用药枕治疗。这正是《孟子·离娄上》的"犹七年之病，求三年之艾也"。

3. 学生问难：老师为何会想到使用药枕？仅用菊花、决明子、磁石做药枕即能愈疾，又是为何？

老师解答：对于治疗经行头痛使用药枕，这并非首次。以前曾经治疗经行头痛，每痛必吐的患者，由于患者未服药都呕吐，服药更是吐得翻江倒海，直到吐出胆汁为止，每次只能依靠输液维持体能，我才选用了药枕疗法。这是被"逼上梁山"的方法。

古代以药入枕治头风头痛，早有记载。唐代孙思邈《备急千金要方》载："治头项强不得四顾方，蒸好大豆一斗，令变色，内囊中枕之。"明代李时珍《本草纲目》载："绿豆甘寒无毒，作枕明目，治头风头痛。"清代刘灏《广群芳谱》载："决明子作枕，治头风明目。"药枕之所以起效：其一，因头为诸阳之会，头项处遍布经络要穴，通过枕部药物刺激穴位经络，达到疏通头部气血，调节身体脏腑功能之效。其二，药枕除了通过药物接触颈部治疗疾病之外，药物挥发的气味可以被患者吸入。药枕长期缓慢释放药力，枕部每夜与药物接触，作用时间较口服者更长，能够改善睡眠，缓解经期紧张的情绪。其三，药物入枕，无须服药，避免经期恶心呕吐，不能服药之苦。当然，药枕的配方也必须遵循辨证论治的原则。菊花疏风平肝，清利头目；决明子清肝明目，疏风开郁；磁石平肝潜阳，益智安神。三药合用，即具有清肝疏风止痛的作用。药虽仅三味，但气味芬芳，功力甚专，容易被患者接受。用枕1个月，头痛减轻；用枕半年，宿疾得痊。

4. 学生问难：用药枕治病，应注意哪些事项？

老师解答：使用药枕，要选用丝绸或薄棉布制作药袋或药带，以利于芳香药物挥发性成分的散发，不宜用尼龙化纤布制作。不使用药枕时，可将药枕置于阴凉处干燥，密封保存，以免霉变或药味散发过多而变淡，影响疗效。在运用过程中，如发现对药物存在过敏反应时，应中止使用，必要时进行抗过敏治疗。

5. 学生问难：患者头疾难愈，若用学生所拟侯氏黑散，是否对症？能否愈疾？

老师解答：侯氏黑散出自张仲景《金匮要略·中风历节病脉证并治》中，主治"大风，四肢烦重，心中恶寒不足者"。药方的主旨是补益气血，疏风清肝。由于患者并没有表现出气血不足的现象，倒有比较明显的痰湿中阻，气机上逆，漾漾欲吐的症状。而侯氏黑散则缺乏化痰和胃之类的药物，因此显得用方不贴切。如果需要选用一张经方来治疗，我会选用风引汤。因为风引汤（药有大黄、干姜、龙骨、桂枝、甘草、牡蛎、寒水石、滑石、赤石脂、白石脂、紫石英、石膏）具有清热息风镇潜的作用，比起侯氏黑散更加接近患者的病因。

该案对于你们学生的最大意义是除了口服方法治病之外，尚有外治疗法。外治法是中医不可或缺的治疗方法。

（高楚楚）

医案二

初诊：2013年4月21日。郑某，35岁。因习惯性流产前来就诊。

自诉经行左侧颞部抽痛10余年，每次持续3～4天，卧床不起；伴恶心呕吐，按之痛减。既往月经规律，周期28天，经期6天；经量经色如常，无痛经，偶有经前乳胀。现经期将近，舌淡红，苔薄白，脉细。

学生诊断：西医诊断为经前紧张综合征。中医诊断为经行头痛（血虚肝郁型）。

治法：益气养血，调肝止痛。

方药：四物汤加味。当归9g，赤芍10g，川芎9g，熟地黄15g，党参15g，郁金10g，鸡血藤15g，蔓荆子10g，延胡索10g，川楝子10g，3剂。

老师诊断：经行头痛（肝火血瘀型）。

治法：清肝息风，活血通络。

方药：地龙10g，全蝎6g，白僵蚕10g，珍珠母30g，半夏12g，川芎20g，细辛5g，刺蒺藜15g，白芍15g，钩藤15g，乌药10g，7剂。

二诊：2013年4月28日。末次月经4月24日来潮，无头痛。

【释疑解惑】

1.学生问难：患者经行头痛，按之痛减，"实证多拒按，虚证多喜按"，为何老师并未从虚证论治？

老师解答：分析经行头痛，要诸症合参。首先是发病的时间：有发生于经前者，有发生于经期者，有发生于经后者。通常来说，发生于经前或者经期者，以实证居多；发生于经后者，以虚证居多。因为经前、经期气血易壅遏，脉道易阻塞，所以以实证为多；经后气血常虚损，濡养易不足，故以虚证为多。其次是疼痛的性质：通常头部刺痛、胀痛、灼痛、抽痛、刀劈样痛者，以实证居多；头部隐隐而痛、时有时无、休息一下便觉得缓解的，以虚证居多。还有头部遇冷疼痛加重的，属于寒痛；遇热疼痛加重的，属于热痛；恼怒便头痛的，多属肝火或肝阳；头痛如蒙裹状者，属于湿阻；头痛恶心，吐痰不绝，属于痰湿；头痛伴耳鸣腰痛者，多属肾虚；头痛绵绵，面白倦怠者，多属气血不足；颞部青筋暴怒，放血便可缓解的，属于瘀血。至于头部是否喜按，则另有别论，专门以此来区分虚实，并不可靠。虚证头痛当然喜按，而某些实证头痛，由于按压当时可以获得局部经血的疏通，也会表现出短时间的缓解。气血虚不能因为局部按压而获得补充，瘀血阻也不能因为局部按压而彻底疏通。因此，头部按压疼痛缓解对于虚证与实证来说，只是暂时性的缓解，对于鉴别诊断意义不大。《景岳全书》称："凡诊头痛者，当先审久暂，次辨表里。盖暂痛者，必因邪气；久病者，必兼元气。"其实世间的事情难以一言概之，我就治过许多发病数年的头痛患者，大多属于实证，而非虚证。其中一例顽固性头痛20余年者，就是以血瘀腑热辨证治疗获愈的。

2.学生问难：结合患者四诊，未见"瘀"象。为何老师要用活血祛瘀之品治疗？

老师解答：该案我的治疗原则是清肝息风，活血通络。由于患者经行左侧颞部抽痛，属于肝经有热，风扰清空。方中钩藤、珍珠母、白芍、刺蒺藜清肝、平肝，地龙、全蝎、白僵蚕平肝息风；患者头痛发作严重时恶心呕吐，属于木强侮土，故用半夏；川芎、乌药合用，组成了《妇人良方大全》的川芎散（后世又名芎乌散），是一张治疗气滞血瘀头痛的著名方药；细辛具有镇痛作用。其实，方中活血化瘀的药物并不止川芎一味，地龙、全蝎、白僵蚕均具有虫类活血通络的作用。中医有一个理论，叫作"久痛入络"。就是说，任何疼痛性疾病一旦时间长久，均可能引起经络的阻塞。反过来，经络的阻塞又增添了疼痛的程度与治疗的难度。虽然该患者并没有出现明显的瘀血症状（譬如月经夹块、舌紫脉涩等），但治疗时仍旧需要从久病入络、瘀血阻滞入手。如果不从瘀血入络来治疗，必定如隔靴搔痒，疗效不佳。

3.学生问难：我用补血调肝之法治疗，结果又会如何呢？

老师解答：由于你的分析是气血两虚为主，所以采用了补益气血的治法，用四物汤（白芍改为赤芍）加党参、鸡血藤来治疗。同时又认为患者还有因肝气郁结的因素，所以又加用郁金、蔓荆子、川楝子；为了加强止痛，还加用了延胡索。一个肝火偏旺的患者，若不去清肝，而是调肝，肝火不得清，炎上之势便无法遏制；一个血瘀络阻的患者，若不祛瘀通络，而是采用补益气血的方法，非但瘀血不得清除，反而使得经络瘀阻难通。这便犯了临床"实实之戒"，其结果必然是适得其反。治疗经行头痛的药物很多：肝火者，用菊花、夏枯草之属；阳虚者，用吴茱萸、桂枝之属；清阳不升者，用葛根、藁本之属；肝阳上亢者，用珍珠母、石决明之属；血瘀者，用川芎、芜蔚子之属；肠腑热闭者，用大黄、决明子之属；痰湿阻滞者，用天麻、半夏之属；气滞头痛者，用乌药、香附之属；久痛入络者，还需要虫类药物活血化瘀、搜风剔络。临床用延胡索治疗头痛，历来少见，也欠妥当。

（高楚楚）

医案三

初诊：2018年1月2日。王某，50岁。因"经行头痛10余年"就诊。

患者月经周期25天，经期7天。10余年来经量过多，最多时一天需要用10余片卫生巾，夜间使用"尿不湿"；夹血块，无痛经，贫血貌，经前乳胀，无腰酸痛，白带无殊。经期第2～4天头痛剧烈，以致欲撞墙。末次月经2017年12月30日来潮，大便稍偏干。舌淡，苔薄白，脉细。

生育史：1-0-2-1。

学生诊断：经行头痛（血虚生风）。

治法：养血凉血，平肝息风。

方药：四物汤加味。当归10g，川芎12g，生地黄15g，赤芍15g，郁金10g，柴胡10g，刺蒺藜10g，钩藤（后下）10g，生甘草5g，5剂。

老师诊断：经行头痛（气血两虚型）。

诊断：经行头痛（气血两虚型）。

治法：益气补血。

方药：归脾汤加味。党参15g，炒白术10g，炙黄芪10g，当归6g，木香5g，茯苓10g，远志10g，酸枣仁10g，龙眼肉10个，阿胶（烊冲）10g，仙鹤草30g，荆芥炭10g，海螵蛸30，炙甘草5g，3剂。

二诊：2018年1月5日。经水将净，舌脉如上。

方药：党参15g，炒白术10g，炙黄芪10g，当归6g，木香5g，茯苓10g，远志10g，酸枣仁10g，龙眼肉10个，阿胶（烊冲）10g，仙鹤草30g，炙甘草5g，7剂。

三诊：2018年1月12日。经水已净，舌脉如上。

方药：八珍汤加味。党参15g，炒白术10g，茯苓10g，熟地黄15g，当归6g，川芎6g，炒白芍10g，枸杞子10g，桑椹15g，覆盆子15g，仙鹤草20g，炙甘草5g，7剂。

四诊：2018年1月19日。无不适，舌脉如上。

方药：归脾汤加味。党参15g，炒白术10g，炙黄芪10g，当归6g，木香5g，茯苓10g，远志10g，酸枣仁10g，龙眼肉10个，白芷10g，蔓荆子10g，炙甘草5g，7剂。

五诊：2018年1月26日。经期将近，舌脉如上。

治法：益气血，利头目，止痛。

方药：圣愈汤加味。熟地黄10g，当归6g，炒白芍10g，川芎6g，炙黄芪15g，党参10g，蔓荆子10g，白芷9g，刺蒺藜10g，僵蚕10g，全蝎6g，细辛3g，7剂。

六诊：2018年2月2日。月经2018年1月26日来潮，无头痛，经量明显减少，1月31日经净，舌脉如上。

方药：归脾汤。党参15g，炒白术10g，炙黄芪10g，当归6g，木香5g，茯苓10g，远志10g，酸枣仁10g，龙眼肉10个，炙甘草5g，7剂。

之后随访半年，经行头痛症状未再复发。

【释疑解惑】

1.学生问难：患者经行头痛，痛剧欲撞墙，老师辨证为何属于虚证？

老师解答：通常人们的印象是虚证头痛，痛势绵绵，以空痛为主，喜按喜揉；实证头痛则痛势强烈，如爆裂、如锥刺、如刀劈的胀痛、刺痛、裂痛，按揉难效，病情甚至忍无可忍，痛欲撞墙。以上所言，只是言其常，而非言其变。宋代苏轼《求医诊脉说》中则言其变，云："脉之难明，古今所病也。至虚有盛候，而大实有羸状，差之毫厘，疑似之间，便有死生祸福之异。"

患者经行头痛，痛欲撞墙，貌似实证，到底属常、属变？只要我们温习患者的病史，就可以明确诊断。患者经量甚多，长达十年之久，一派贫血貌，舌淡，苔薄白，脉细。所有的表现、指征，均指向长期失血过多引起的气血两虚，而没有半点实证的缘由。患者经期阴血骤脱，气血不能上荣于脑，髓海失养，发为头痛。本来这种头痛应该是一种

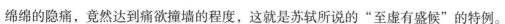

绵绵的隐痛，竟然达到痛欲撞墙的程度，这就是苏轼所说的"至虚有盛候"的特例。

2.学生问难：初诊我用四物汤加味是否正确？老师为何选择归脾汤等方药治疗？

老师解答：因气血两虚引起的经行头痛，补益气血，属于治本；而清利头目，则属于治标。患者就诊时，正值经期第三天，头痛症状已趋缓解，但经量仍多如泉涌，面色苍白无华。此时，控制经量就成为治疗之首务，是一种治本的方法。减少这次的经量，就多保留一分人体的气血，就可以达到减轻下一次经期头痛程度的目的，甚至控制下一次经期头痛的发生。

你的主方是四物汤，我用的方药是归脾汤，两方虽然均是治疗血证的名方，但具有较大的差异。四物汤出自唐代蔺道人传的《仙授理伤续断秘方》，药有当归（酒浸炒）、熟地黄（酒蒸）、白芍、川芎各等份，是一张补血、和血功效兼备的方药。也就是说，具有补中微攻的作用。而归脾汤出自宋代严用和的《济生方》，具有补气血、益心脾的功效，是一张纯补的方药。

你所用的四物汤已经做了药物的改变，用药是当归10g，川芎12g，生地黄15g，赤芍15g。方中熟地黄改为生地黄，变养血为凉血；白芍改为赤芍，变养血为活血，况且又加用了郁金、柴胡、刺蒺藜疏理肝气，使得全方补血养血不足而活血动血有余。这样施治，非但不能减少经量，还有可能会导致经血更多，而更多的经血必然导致下次月经来潮时头痛复发，甚至加剧。

3.学生问难：老师在治疗过程中又使用了八珍汤、圣愈汤加味，都有什么含义？

老师解答：初诊、二诊时，我一直选用归脾汤加阿胶、仙鹤草、荆芥炭、海螵蛸来治疗，那是因为患者当时头痛的症状已经得到缓解，所以治本不治标。第三诊时使用八珍汤加枸杞子、桑椹、覆盆子、仙鹤草，同样是补益气血。第五诊时，值月经即将来潮，有山雨欲来风满楼，头痛蓄势待发之兆，为未雨绸缪，必须标本兼治，故改用圣愈汤补益气血、调和气血，加用蔓荆子、白芷、刺蒺藜、细辛清利头目止痛，再加僵蚕、全蝎剔络止痛。众药共奏标本兼顾，则疗效斐然，十年宿疾，一旦获痊。

纵观我的用方，首用归脾汤，次用八珍汤，后用圣愈汤，虽然方方在变，而治疗大法始终如一，没有改变——补益气血。

在病因不变的情况下，恪守一个治疗原则很重要。唯独这样，才能够始终把握治疗方向，有的放矢，不走歧路；才能够步步为营，节节胜利。

（高楚楚）

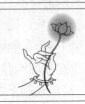

经行失寐

初诊：2004年2月24日。郑某，42岁。

来经前1周出现失寐已半年，每晚仅睡2～3小时；伴乳房发胀，心情烦躁，大便秘结，下腹胀痛。月经周期经常延后1周，经量少，色红，有血块。已放置宫内节育环，平时带多色黄，纳呆。末次月经1月28日来潮。舌淡红，苔薄白，脉细。

妇科检查：外阴无殊，阴道通畅，子宫颈轻度柱状上皮外移，宫体后位，大小正常，活动，质地中等，有压痛，两侧附件压痛。

学生诊断：经行失寐（肝火扰心）。

治法：疏肝泻火，解郁安神。

方药：龙胆泻肝汤加味。龙胆15g，炒栀子10g，黄芩10g，泽泻10g，车前子（包）15g，柴胡10g，当归9g，生地黄10g，通草10g，郁金10g，合欢皮9g，生甘草5g，3剂。

老师诊断：经行失寐（肝经郁热，心阴不足）。

治法：疏肝清热，益脾养心。

方药：加味逍遥散加味。牡丹皮10g，炒栀子10g，柴胡10g，白芍10g，当归6g，白术10g，茯苓10g，薄荷（后入）4g，酸枣仁30g，首乌藤20g，合欢皮12g，远志10g，菖蒲8g，生甘草5g，6剂。

二诊：2004年2月27日。夜寐已安，一夜睡7～8小时。经水今潮，大便稍结，舌脉如上。

方药：守上方，加菝葜15g，决明子12g，7剂。

【释疑解惑】

1.学生问难：出现经行失寐的病机是什么？通常分为几种证型？如何治疗？

老师解答：妇女月经的来潮与体内的阴阳消长息息相关。经前阴血积蓄，阳气渐长，达到"重阳"的状态。"重阳"是妇女身体失衡的一种暂时状态，是可以通过自我调节而恢复平衡的。这种自我调节的过程，就是月经来潮。在妇女短暂的失衡时期，经常可以出现乳房胀痛、身体浮肿、心情烦躁、失寐头痛等症状，这就是西医学所谓的"经前紧张综合征"。

经行失寐可以分为心脾两虚、阴虚火旺、心肝火旺三种证型。心脾两虚者，症见经前、经期不寐，夜梦纷扰，心悸怔忡；面色少华或萎黄，神疲肢软；月经先期，量多色淡质稀。舌淡苔薄，脉细缓。治宜补益心脾，养血安神，方用归脾汤。阴虚火旺者，症见经前失寐心烦，头晕目眩，口干舌燥，腰膝酸软，月经先期或经期延长。舌红苔少，脉细数。治宜滋阴降火，清心安神，方用黄连阿胶汤加酸枣仁、茯神。心肝火旺者，症见经前烦躁易怒，失寐甚或彻夜不眠，口苦咽干，头晕胀痛。舌红苔黄，脉弦数。治宜清心泻肝，安神宁志。方用丹栀逍遥散去生姜、薄荷，加生地黄、玄参、知母、麦门冬、酸枣仁。

2.学生问难：如何对该案进行辨证？患者肝郁不寐，体内有热，不见经早，却见经迟，这是何故？

老师解答：患者经前乳房发胀、下腹胀痛、周期延后、经量少、有血块，肝气郁结的现象十分明显；经前失寐、心情烦躁、大便秘结、经色鲜红是肝郁化火，心阴煎熬的现象。这些症状，都出现在特定的"重阳"阶段。带多色黄，为肝热下移；纳呆系木侮脾土。该案的辨证应该是肝郁化火，心脾不足。治疗的原则是疏肝清热，益脾养心。

为何该案出现经迟而非经早呢？仔细分析病情，患者先由肝郁而致肝热。肝郁引起气滞，气滞则血行不利，常致经迟；热则经血沸溢，沸溢常致经早。如果气滞重于血热，则表现为经迟；如果血热重于气滞，则表现为经早。

3.学生问难：加味逍遥散是一张怎样的方药？请老师介绍一下。

老师解答：加味逍遥散出自明代名医薛己的《内科摘要》，又称八味逍遥散、加味逍遥饮、丹栀逍遥散，是由宋代《太平惠民和剂局方》的逍遥散加牡丹皮和栀子构成的。逍遥散是一张具有疏肝、解郁、扶脾功效的方药，加味逍遥散的功效便是疏肝清热和扶脾。该方可以治疗肝郁化火，脾失健运引起的月经先期、月经过多、经行发热、经行心烦、经间期出血、经行乳胀、乳衄、乳泣、乳癖、妊娠心烦、妊娠期肝内胆汁淤积症、母儿血型不和、产后恶露不绝、产后乳汁自出、不孕症、阴中作痛、性交疼痛、阴门肿胀、多囊卵巢综合征、炎性带下湿热（毒）证、阴吹。名医薛己对这张方药情有钟爱，只要读他的《校注妇人良方》便可知道。在该书中，他大量地使用该方，并取得良好的效验。明代吴昆的《医方考》记载："方中柴胡能升，所以达其逆也；芍药能收，所以损其过也；丹、栀能泻，所以伐其实也；木盛则土衰，白术、甘草扶其所不胜也；肝伤则血病，当归所以养其血也；木实则火燥，茯神所以宁其心也。"

4.学生问难：我用龙胆泻肝汤，老师用加味逍遥散，同为疏肝清火的名方，不同在哪里？

老师解答：先议一下你使用的龙胆泻肝汤。其实你使用的并非原方，而是该方的加减方，因为原方是用木通，而非通草。木通味苦，性寒，归心、小肠、膀胱经，功能清热利尿、活血通脉。通草味甘、淡，性微寒，归肺、胃经，功能清热利水、通乳。你选用通草取代木通，大概出于避开木通所含马兜铃酸毒副作用的原因。其实，称为木通的有关木通与木通。关木通富含损害人体肾脏的马兜铃酸，毒性较大；而木通并不含马兜铃酸，还是安全的。你用通草是取代不了木通苦寒泻火功效的。龙胆泻肝汤是一张什么样的方呢？是一张苦寒清泻肝胆湿热实火的方，大多用于肝经湿热引起的头痛目赤、胁肋疼痛、口苦、阴肿阴痒、小便黄赤、带下黄臭、舌红苔黄、脉弦数有力者。也就是说，这是一张治疗湿热熏蒸上下的方，本与情志抑郁化火引起的失寐、乳房发胀并不合拍。

在该案的诊疗过程中，你存在一个失误，便是忘记了顾护中州脾胃的功能。在任何疾病的治疗过程中，其他的次要症状或许可以忽略，但脾胃功能是不容忽略的，因为它是后天之本，开药时就要考虑到药物是否会影响到脾胃的消化功能。因为一旦脾胃功能受到损伤，就会导致药物吸收的障碍，甚至因为脾胃不适而不得不中断治疗。患者出现纳呆的症状，已经表明脾失健运，需要扶脾。你使用苦寒伤脾的龙胆泻肝汤加味，没有添加照顾脾胃的药物，是一种疏漏。龙胆的用量达到15g，属于用药过量。该药苦寒，容易败胃，只有少量使用时，才起到苦味健胃的功效，因为少许的苦味可以促使胃液的分泌。有一种苦味健胃药叫作复方龙胆酊，就是根据上述的药理开发出来的。我曾经使用少量的龙胆治疗胃热纳呆的患者，疗效确实很好。

我使用的丹栀逍遥散加味，既疏肝调气，又清泻肝火，又扶脾养心，可谓面面俱到，恰到好处，无太过，也无不及。由于药证合拍，所以效如桴鼓。

（高楚楚）

经行情志异常

医案一

初诊：2008年5月27日。刘某，46岁。

经前情绪波动大，烦躁，喜哭，饭量猛增一倍，乳房胀痛，每逢经期第二、三天全身关节疼痛，四肢酸软无力，经后症状消失将近4年。月经周期23～25天，经期3～4天，经量正常，色鲜红，夹血块，无痛经。失眠已经6年，带下不多，二便正常。末次月经5月12日来潮。多年前有肺部肿瘤手术切除史，现有子宫肌瘤病史。舌淡红，苔薄腻，脉涩。

妇科检查：外阴无殊，阴道通畅，宫颈光滑，子宫后位，大小正常，质地中等，活动，无压痛，右侧附件压痛，左侧附件无压痛。

学生诊断：西医诊断为经前紧张综合征。中医诊断为经行情志异常（胆郁痰扰）。

治法：理气化痰，养心开郁。

方药：温胆汤合甘麦大枣汤加减。

方药：半夏10g，陈皮6g，茯苓10g，枳实10g，竹茹9g，炙甘草6g，小麦30g，大枣6枚，郁金10g，赤芍10g，丹参10g，合欢皮10g，7剂。

老师诊断：经行情志异常（肝郁化火）。

治法：芳香开郁，疏肝宁心。

方药：月季花10g，玫瑰花10g，佩兰10g，刺蒺藜10g，郁金10g，路路通20g，首乌藤30g，鸡血藤30g，茯苓皮15g，4剂。

二诊：2008年6月3日。经期将近，情绪稳定，无明显不适，舌脉如上。

方药：玫瑰花10g，佩兰10g，刺蒺藜10g，路路通20g，首乌藤30g，鸡血藤30g，络石藤15g，丝瓜络20g，竹茹10g，5剂。

三诊：2008年6月11日。月经6月11日来潮，经量中等，4天净，月经前后一切症状均未再发生。舌淡红，苔薄白，脉细。

方药：玫瑰花10g，合欢花10g，绿萼梅6g，木蝴蝶4g，佩兰10g，刺蒺藜10g，路路通20g，郁金10g，橘核5g，5剂。

【释疑解惑】

1.学生问难：什么是"情志病"，中医是如何治疗的？

老师解答：中医有"七情"与"五志"，统称为"情志"。七情，指喜、怒、忧、思、悲、恐、惊；五志在《素问·阴阳应象大论》中有较多论述，如五脏主宰五志所表现的生理活动是肝"在志为怒"、心"在志为喜"、脾"在志为思"、肺"在志为忧"、肾"在志为恐"；五志过极所致的疾病是"怒伤肝""喜伤心""思伤脾""忧伤肺""恐伤肾"。情志异常导致的疾病，称为情志病。情志为病，归根结底离不开气机的失常，如《素问·举痛论》所说："怒则气上，喜则气缓，悲则气消，恐则气下……惊则气乱……思则气结。"临床上有"肝气""心气""脾气""肺气""肾气"的称谓，它们的异常，均可致病。情志为病，大多是从治气入手的。此外，还有巧妙地利用情志之间的胜侮关系，调动一种情志来治疗另一种情志疾病，如《素问·阴阳应象大论》所云"悲胜怒""恐胜喜""怒胜思""喜胜忧""思胜恐"。

2.学生问难：老师在"经行失寐"一节中曾经说过，经前乃"重阳"之期，阴阳暂时失去平衡，通过经血的排泄，可以达到阴阳平衡，缓解经前出现的乳胀、烦躁等各种情志郁结的症状。患者经期为何会有关节疼痛和四肢酸软等症状出现？

老师解答：该患者年近七七，天癸将衰，肝肾不足，经亏血少。又因患者经常先期，量多夹块，是故行经之际气血益亏。气虚不能运行，血虚不能濡养，肝虚不能濡筋，肾虚不能养骨，肝肾不足，则筋骨俱疲，故见四肢酸软、关节疼痛。这就是为何在经行诸症之中，经前之病多实，经中之病虚实兼之，经后之病多虚的道理。明白这一道理，对于临床治疗具有重要的意义。

3.学生问难：患者经前欲哭，状如脏躁；伴有乳胀、失眠，苔薄腻，脉涩。确有"气郁"，又似"痰凝""瘀结"，古代医家常言"久病必瘀""怪病多痰"，所以我用温胆汤合甘麦大枣汤加几味活血药治疗，是否对症呢？

老师解答：分析患者的临床表现，虽然经前喜哭，状如脏躁，查《中医妇产科辞典》，古人并无"经行脏躁"的说法，只有"脏躁"与"妊娠脏躁"的条目。脏躁一词出自汉代张仲景《金匮要略·妇人杂病脉证并治》，其曰："妇人脏躁，喜悲伤欲哭，象如神灵所作，数欠伸，甘麦大枣汤主之。"从字面解释，妇人常常悲伤想哭，好像神灵附和在她的身上，连续打哈欠，伸懒腰。从症状看，脏躁的表现是偏于静的。该案心烦躁动，好哭，饭量骤然增加一倍，表现更倾向于动，这是两者之间的区别。这个区别有什么意义？脏躁属于心虚，该案属于肝经郁热。肝经郁热是由于肝郁化火而致的，乳房胀痛便是肝郁的临床表现。肝热为何导致"饭量猛增一倍"，那是肝热移热于胃，导致肝胃同热。《灵枢·大惑》载有"胃热则消谷，谷消故善饥"，正好说明了这一点。患者病在心还是在肝，是心虚还是肝郁化热，这是我们之间诊断的第一个分歧。"怪病多痰"，痰确实经常导致情志病。情志病中，痰气为病，偏于静；痰火为病，偏于动。患者的临床表现除了烦躁、喜哭、苔薄腻之外，并不存在头晕恶心、惊悸胆怯、口腻纳呆等因痰导致情志疾病的典型表现。因此，患者因痰致病的因素并无确凿依据。同样，中医有"久病必瘀"的说法，但在该案"久病必瘀"的理论与经行情志异常之间也并无必然的联系。你使用温胆汤合甘麦大枣汤，应该是一张治疗痰气阻滞，心气不足导致经行情志异常的良方，但对于肝气郁结为主的经行情志病并非恰当。

4.学生问难：老师所用方中多是花类或芳香类药物，药少量轻，治疗却效如桴鼓，这是何故？

老师解答：对于郁症，开解郁结就是治疗手段。越鞠丸就是一张治疗气、血、痰、火、湿、食诸郁的名方，也是通用之方。柴胡疏肝散是一张治疗肝气郁结的代表方；逍遥散是治疗肝郁脾虚的代表方；丹栀逍遥散是治疗肝郁化火的代表方。然而，肝气郁结有愠怒所致者，有因细琐怏怏者；有怒出狂言者，有欲言还休者；有体气强盛者，有素禀羸弱，形同黛玉者。虽同为肝气郁结，不能条达，而治之有异。前者柴胡疏肝散之属，后者我创制的黛玉疏肝散颇为吻合。女子常见花而心喜，闻馨而忘忧，黛玉疏肝散便是依此而制的。药由绿梅花5g，玫瑰花4g，合欢花12g，厚朴花5g，佛手10g，木蝴蝶4g，甘松10g，预知子10g，刺蒺藜10g组成。该方多用轻清香味之花类或气味清淡之品，组成疏肝调气、芳香开郁之轻剂，有异于气味雄烈，行气如推墙的方药。此犹掸尘与扫地之别也，不可不识。该案我仿黛玉疏肝散，疏肝用月季花、玫瑰花、佩兰、刺蒺藜、郁金、路路通，其中有佩兰一味，耐人寻味。佩兰具有芳香气味，《本草纲目》称："时人煮水以浴，疗风，故又名香水兰。"《本草衍义补遗》称佩兰"叶能散久积陈郁之气甚有力"。江南名医邵兰荪治疗女子肝郁，方中最喜用此药，故属芳香开郁之品。茯苓皮利水，可以协助疏肝药物消除乳房胀痛，配合首乌藤安神，鸡血藤养血调经。

5.学生问难：老师分析中说，患者经行消食，是由于肝胃有火。为何没有见到老师使用清火的药物？

老师解答："寒者热之，热者寒之"，这是《素问·至真要大论》的话。那么是否有热必清呢？其实不然，对于并不严重的郁火，是不需要特意去清除的，只要疏解郁结，其火可以自行消退。这与熄灭埋于灰堆中的火星是一样的道理，用水浇灰火不灭，拨散灰堆火就灭了。如果火势旺而无法清除，当然应该加用一些清火的药。清胃火，可加用石膏；泻肝火，可加用龙胆。这两味药一加，肝胃火除，消食便可以得到控制。

（高楚楚）

医案二

初诊：2013年7月17日。蔡某，23岁。因"经行情志异常7年，加重10天"就诊。

患者平素月经规则，7年前因经行情志异常，在上海诊断为周期性精神病，服用精神类药物（具体不详）后月经紊乱。5年前开始，月经只能依靠药物来维持，此次末次月经5月30日来潮，经量中等，色暗红，无血块，无痛经。近10天烦躁加重，行为怪异，说粗话，幻觉幻听明显。胃纳可，夜寐安，小便调，大便结，需药物通便。现每日服用卓乐定2片、氯氮平0.5片、妥泰3片的精神类药物，上述症状控制仍欠理想。生育史：0-0-0-0（2012年6月至今无性生活）。舌稍红，苔薄白，脉细滑。

学生诊断：经行情志异常（阴阳两虚型）。

治法：燮理阴阳，交通心肾。

方药：桂枝加龙骨牡蛎汤加味。桂枝12g，白芍15g，龙骨20g，牡蛎20g，炙甘草6g，生姜3片，大枣6枚，大黄6g，芒硝10g，7剂。

老师诊断：经行情志异常（痰火扰心型）。

治法：清心，化痰，安神。

方药：黄连温胆汤加味。黄连3g，半夏10g，竹茹10g，枳壳9g，陈皮9g，茯苓10g，甘草6g，生姜3片，大枣3枚，菖蒲10g，龙齿20g，生铁落30g，莲子心5g，7剂。

二诊：2013年7月24日。现照常口服卓乐定、氯氮平、安坦、妥泰等西药。进药两剂，夜寐极佳，幻觉消失，情绪良好，笑容可掬。月经7月23日来潮，稍倦。舌脉如上。

方药：守上方，去生铁落；加太子参12g，瓜蒌皮12g，合欢皮10g，7剂。

【释疑解惑】

1.学生问难：什么是周期性精神病？

老师解答：按月呈周期性发作的精神病，称为周期性精神病。其原因不明，可能与间脑功能紊乱有关。这种病以女性为多，且多在青春发育期起病。本病症状可以分为两类：一类表现为精神兴奋，言语增多，情绪高涨，奔跑叫喊等。另一类出现意识障碍，有片断零碎的幻觉，呆滞少语，甚至出现木僵，发作后常遗忘；发病突然，结束迅速。大多数于经前数天开始，经过1～2周好转，极少于月经结束时出现症状，但绝无月经周期前半期起病者。同一患者，每次发病与月经的关系是一致的。每次发作持续一周左右，症状相似。间歇期精神状态完全正常，能照常工作和学习。在该患者身上，可见两类症状同时出现。

2.学生问难：中医妇科著作对该病都有哪些记载？如何解释患者这种周期性精神病的临床表现？

老师解答：由宋代陈素庵著，明代陈文昭补解的《陈素庵妇科补解》记载："经正行发狂谵语，忽不知人，与产后发狂相似。缘此妇素系气血两虚，多怒而动肝火，今经行去血过多，风热乘之，客热与内火并而相搏，心神昏闷，是以登高而歌，去衣而走，妄言谵语，如见鬼神。治宜清心神，凉血清热为主。有痰，兼豁痰；有食，兼消食。宜用金石清心饮（石莲肉、金箔、郁金、麦门冬、牡丹皮、赤苓、赤芍、石菖蒲、生地黄、甘草、木通、半夏、神曲、枳壳）。明代薛立斋所撰的《女科撮要》中称其为"经行谵语"，明代孙一奎的《赤水玄珠》中称其为"经行发狂"。清代竹林寺僧所撰的《竹林女科证治》记载："经来狂言谵语：经来怒气触阻，逆血攻心，不知人事，狂言谵语，如见鬼神。先服麝香散（麝香、甘草、辰砂、木香、人参、茯神、桔梗、柴胡、远志），定其心志；后服茯神丸（茯神、茯苓、远志、砂仁），以除其根。"中华人民共和国国家标准《中医临床诊疗术语——疾病部分》（GB/T16751.1-1997）称其为"经行情志异常"。

为什么大多数周期性精神病于经前数天开始发病，经过1～2周逐渐好转，极少于月经结束时出现症状，但绝无月经周期前半期起病者。那是因为月经来潮之前，阳气已长，并达到"重阳"的状态。阳主动，阴主静。阳气过盛，阴气偏衰，水不涵火，火气上炎，扰乱神明，便会出现诸如发狂之类的精神疾病症状，这就是《素问·生气通天论》所说的"阴不胜其阳，则脉流薄疾，并乃狂"。随着月经的来潮，阳气渐消，阴气渐长，阴平阳秘，病情趋于正常。

3.学生问难："心主神明"，患者烦躁、幻听、舌稍红，是否因心血不荣而致情志失常？桂枝龙骨牡蛎汤益阴扶阳，镇摄收敛，是否对证？

老师解答：《素问·至真要大论》说："诸躁狂越，皆属于火。"因此，性情狂躁的，大都属于火所致。况且患者除了烦躁之外，还有说粗话、大便结、舌稍红、脉细滑等一系列火热的症状。桂枝加龙骨牡蛎汤是《金匮要略》治疗"失精家，少腹弦急，阴头寒，目眩发落，脉极虚芤迟，为清谷亡血，失精。脉得诸芤动微紧，男子失精，女子梦交"的一张方药，失精、少腹弦急、阴头寒、脉极虚芤迟、清谷亡血之人，连命门之火都虚，又何来之心火？你借用治疗阳气不足的方药来治疗火气上逆者，显然十分不妥。热则清之，清火才是正治。

4.学生问难：老师用黄连温胆汤加生铁落，是从"痰"治，然患者未见头重昏蒙、心烦呕恶等症状，您又是如何判断的呢？

老师解答：朱丹溪说"怪疾多属痰，痰火生异证"；沈金鳌说"痰为诸病之源，怪病皆由痰成"。没有痰的症状，却从痰论治，这是一个十分值得深思的问题，因为病理中的痰分为无形之痰与有形之痰。治疗无形之痰，便要"无中生有"，找出其存在痰的依据。王孟英治一妇娩后痉厥，他医多治无效，孟英以痰证为治，并说："唯其不吐（痰）所以为患……岂可以不见痰而遂云无痰乎？爰授蠲饮六神汤合雪羹加蒌仁、竹沥，服三十剂病果渐愈。"情志为病者，大多数与痰相关，或痰火为病，或痰气为病，或风痰为病。痰火为病者，狂躁多见；痰气为病者，抑郁多见；风痰为主者，痉厥多见。患者属于痰火为病，所以治疗以清心化痰安神为治。清心者，用黄连、莲子心，化痰用温胆汤加菖蒲，安神用龙齿、生铁落。

5.学生问难：老师如何想到用"生铁落"这一味药？

老师解答：清代医家程国彭写了一本著名的《医学心悟》，其中记载了生铁落饮这张名方，主治癫狂痫。该方传播十分广，一度风靡医界。以生铁落命名，是因为以它为主药。李时珍在《本草纲目》中说："《素问》治阳气太盛，病狂善怒者，用生铁落，正取伐木之义。"铁落为金，斧从金出，以斧伐木，正是以铁落镇肝之理。古人思理之妙，由此可见。只是当今民间打铁铺已无生存空间，生铁落这味药也就难以寻觅了。通常药房都不备该药，所以配方就很困难。患者家属踏破铁鞋才找到一些生铁落，显得特别珍贵。

6.学生问难：患者因周期性精神病服用精神类药物，出现月经紊乱，应不应该停药？

老师解答：患者周期性精神病已经7年，服药5年，非经期可能亦存在精神症状，长期服用卓乐定片、氯氮平片、妥泰片等精神类药物的同时，仍出现烦躁、幻觉等，说明当前服用的西药剂量仍然不能完全控制病情。这些药物影响月经，可能与其高血清泌乳素副作用相关。中医的介入治疗，并非放弃原先的西药不用，而是辅佐西药，提高疗效，达到满意控制病情，或者减少西药用量的目的。如需要减少西药用量，也应在精神科医师指导下逐步减药。

（高楚楚）

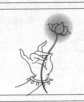

经行呕吐

初诊：2016年8月24日。李某，17岁，未婚。因"经行呕吐3个月加重1天"就诊。

患者13岁初潮，平素月经规则，周期32天，量少，5天净，偶伴血块；痛经剧烈1年多，加重4个月，偶有经前乳胀。2016年6月18日因痛经、腹胀、食即呕吐胃内容物、胃纳差3天不止，于外院急诊治疗。予灭吐灵针10mg肌肉注射，耐信针40mg静脉滴注，胃黏膜保护素口服，症状并未缓解。6月22日呕吐无法控制，呕吐黄绿色苦水，厌食，以"呕吐待查"入住我院消化科检查治疗。住院期间，中药用柿蒂9g，丁香6g，干姜6g，甘草6g，黄芩10g，党参10g，半夏12g，砂仁6g，炒白术10g，紫苏叶15g，柴胡10g水煎口服。西药用抑酸、补钾、补液及营养支持治疗，情绪焦虑，予黛力新片每日2次，每次1片口服。腹胀用西甲硅油乳剂及莫沙必利口服，呕吐虽有改善，但未停止。2016年6月27日出院，出院时诊断修改为神经性呕吐。坐上回家的车，呕吐便停止，此时离发病已经10天。此次月经8月23日来潮，下腹疼痛，昨日夜间呕吐胃内容物；今仍下腹疼痛较剧，恶心，偶有呕吐，情绪焦虑，咳嗽，出汗，咽痒，流涕，无恶寒。身体检查：下腹软，无压痛，麦氏点轻压痛。既往身体健康。舌淡红，苔薄白，脉细。

学生诊断：西医诊断为经期紧张综合征。中医诊断为经行呕吐（肝胃不和型）。

治法：清热平肝，和胃止呕。

方药：镇逆汤（《医学衷中参西录》）加味。代赭石20g，青黛10g，生白芍10g，党参10g，龙胆10g，吴茱萸3g，半夏9g，生姜3片，甘松10g，荔枝核10g，延胡索10g，益母草15g，7剂。

老师诊断：①痛经（气滞血瘀型）。②经行呕吐（肝胃有热型）。

治法：温经活血止痛。

方药：细辛3g，肉桂5g，血竭3g，延胡索10g，干姜5g，威灵仙10g，3剂。研末敷脐。

月月舒冲剂，每次1包，每日2次，口服。

二诊：2016年8月27日。用药一天痛经止，经量减少未净。持续呕吐已经5天，无食欲，呕吐食物及胆汁，大便5天未解，口干，要求酸冷饮料，家人拒绝，痛苦焦虑，几欲轻生。父母看护，疲惫不堪，想到女儿马上要到昆明读大学，面对此般状况，不知如何是好，终日以泪洗面。舌淡红，苔薄白，脉细。

治法：清热通腑，降逆止呕。

方药：大黄甘草汤加味。大黄6g，甘草1.5g，半夏20g，代赭石15g，3剂。水浓煎，分多次少量口服。

三诊：2016年8月30日。8月28日胃脘转舒，夜寐佳，昨日开始进食。早餐吃粥3匙，结果呕吐；中午吃粥几匙，锅贴6个，下午5时吃猪肝面一碗，均无呕吐。今晨醒后胃脘不适，嗳气难，吃红豆汤，呕吐一次。舌淡红，苔薄白，脉细。

方药：守上方，加沉香（调冲）5g，3剂。

四磨汤口服液1合，每次2支，每日2次口服。

四诊：2016年9月2日。8月30日晚开始进食，呕吐停止；8月31日起饮食正常，大便软。舌脉如上。

治法：健脾和胃。

方药：参苓白术散加减。党参15g，茯苓10g，炙甘草6g，炒山药15g，扁豆15g，炒白术10g，砂仁（冲）5g，薏苡仁20g，桔梗3g，陈皮9g，石斛10g，佛手10g，甘松9g，7剂。

五诊：2016年9月14日。嗳气，纳差。舌脉如上。

方药：旋覆代赭汤加沉香（冲）3g，3剂。

【释疑解惑】

1.学生问难：患者痛经1年，经行呕吐3个月，呕吐症状是否因痛经加剧诱发？若两者存在因果关系，老师首诊用药缓解痛经症状后，为何呕吐症状并未消失，还需进一步治疗？

老师解答：是的，这是一个很好的问题。我初诊时也曾经一度误以为呕吐是因为痛经加剧诱发引起，只要控制痛经，便可以制止呕吐的发生。由于当时呕吐未止，难以接受服药，所以改用外治法治疗痛经。二诊时发现，痛经只是引起呕吐的一个诱发因素，一个起动因子，即使痛经消失，呕吐也仍然不能控制，呈惯性般持续下去。由此证明，痛经的控制并非消除继续呕吐的关键，但痛经的消除，可以缓解患者的痛苦与焦虑，对于减轻以后的呕吐有好处，这是毋庸置疑的。所以在痛经控制之后，就必须进一步专门治疗呕吐。

2.学生问难：患者6月份住院时经中西医联合治疗，症状为何未能好转？为什么出院后坐上归家的车，呕吐便停止了？

老师解答：患者是以呕吐待查入院的，使用的灭吐灵针、西甲硅油、耐信针等，都是对症治疗的药物，由于药物治疗的疗效不佳，患者情绪异常焦虑，后来诊断修正为神经性呕吐，而加用黛力新片。神经性呕吐是一组自发或故意诱发反复呕吐的精神障碍，与患者的病情比较相符。住院期间，患者一直处于焦虑之中，所以治疗效果不好，呕吐不止。当她离开医院时，身处的环境有所改变，焦虑得到舒缓，情绪得到调整，呕吐也随之停止，这正符合神经性呕吐的诊断。

3.学生问难：为何住院期间服用的中药无效呢？请老师也同时评论一下我的用药。

老师解答：住院期间，医生开具的中药主方是丁香柿蒂散合小柴胡汤，功能温中降逆、疏理枢机，虽然两方均可以治疗呕吐，但适用的病机不同，即使合方之后也有寒热虚实同治的功效。但与患者食入即吐、呕吐黄绿苦水、腹胀便秘、情绪焦虑属于肝胃有热，夹冲气上逆的病机大相径庭。寒、热、虚、实是临床辨证的大方向，方向差错，药证不符，所以治疗无效。

你使用的镇逆汤出自张锡纯的《医学衷中参西录》，是治疗因胆火上冲，胃气上逆所致呕吐的方药。方中代赭石平肝镇逆，青黛、龙胆清泻肝火，白芍缓急柔肝，吴茱萸汤去大枣以温中健脾止呕。方中你还加了甘松开郁醒脾，荔枝核、延胡索、益母草调经止痛。纵观全方，也是一张寒热并用、补清兼施、理气活血的方药。但方中的吴茱萸还是犯了不该温中之讳，党参也犯了不该补脾之忌。况且患者痛经未愈期间难以接受服药，入胃便吐，药效难奏。最最重要的一点是，全方遗忘了便秘导致呕吐的症结所在。《灵枢·平人绝谷》中说："胃满则肠虚，肠满则胃虚，更虚更满，故气得上下，五脏安定，血脉和利，精神乃居……故平人日再后。"此话意思是水谷进入胃时，胃处于相对满的状态，而肠则处于相对空虚的状态，只有如此，胃中的内容物便可以进入到肠中去；当肠道充满水谷消化之物时，胃又处于相对空虚的状态，便又可以进食了。因此，气可以上下流通，五脏安定，血脉和畅通利，精神就旺盛……所以普通的人每天要大便2次。胃肠有节律的收缩、蠕动，促使消化道内食物和废物的运送下移，排出体外。一旦这种节律性的变化或消失，停止排便，肠满而不能虚，也导致胃满而不虚，胃肠均满，逆而上行，最终出现呕吐不止。因此，通便是此案治疗的重点。

4.学生问难：老师二诊为何要使用大黄甘草汤治疗？

老师解答：呕吐的表现是多种多样的，譬如多食嗳腐、吐后即舒的，是食积呕吐；口渴，饮水即吐的，是水逆；受寒脘冷呕吐的，是胃寒呕吐；食入呕吐苦水的，是肝热呕吐；食入即吐，大便闭结的，是阳明胃热腑结呕吐。这种呕吐具有迫不及待的表现，因为热性急迫之故。

由于患者在就诊之前有食入即吐的病史，此次就诊是在发病的第二天，症状尚未发展到食入即吐的地步，但联系患者已经呕吐食物及胆汁，大便5天未解，口干，喜食酸冷，即可推断属于胃热腑结。大黄甘草汤是《金匮要略·呕吐哕下利病脉证并治》的方药。原文称："食已即吐者，大黄甘草汤主之。"国医大师何任先生批注说："此因实热阻于肠胃，腑气不通，故当下之。"我使用大黄甘草汤，是因病机相同，属于绸缪于未然之举。方中加代赭石重镇降逆，半夏和胃止呕。水浓煎分次频服，是针对食入即吐而设，与《伤寒论》中的"少少温服之""少少与饮之"是同一个道理。

5.学生问难：老师为何要详细询问并记录患者的饮食和大便情况？

老师解答：不管是何种呕吐，都会伤及胃气。长期的呕吐是十分危险的，会导致营养和电解质的流失，甚至危及人的生命。《灵枢·平人绝谷》接着又说："故平人日再后，后二升半，一日中五升，七日五七三斗五升，而留水谷尽矣；故平人不食饮七日而死者，水谷精气津液皆尽故也。"就是说，正常人的排便（其实包括消耗）是一个定数，一旦绝食7天，体内的水谷精微消耗殆尽，就会丧命。

通过观察一个胃气已伤患者的饮食，便可以获得胃气恢复的情况；通过了解排便，便可以获得腑气是否通畅。因此，对于这个患者，我特别重视她治疗之后的进食与大便。记载了8月28日胃脘转舒，夜寐佳；8月29日开始进食，早餐吃粥3匙，结果呕吐，中午吃粥几匙，锅贴6个，下午5时吃猪肝面一碗，均无呕吐。8月30日，醒后胃脘不适，嗳气难，吃红豆汤，呕吐一次。晚开始进食，呕吐停止。8月31日起，饮食正常，大便软。

患者呕吐减少，开始进食，是胃气逐步恢复的表现。由于大便未解，腑气未通，所以还是出现偶尔进食之后呕吐的现象，直至患者开始排便的当天才恢复正常饮食，不再呕吐。从中可以印证排便、腑气通畅，对于该案呕吐的控制与胃气的恢复是何等的重要。这就是我把通腑清热放在治疗首位的原因。我曾戏称这种治疗呕吐的方法，叫作"通抽水马桶"法。抽水马桶通畅，倒下的水便不再满溢。

（高楚楚）

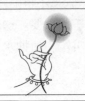

经行便频

初诊：2013年3月19日。王某，41岁。

平素大便4～6日一解。近4个月来，经期大便次数明显增多，成形，日解3～4次。月经周期30天，经期4～5天。末次月经2013年3月18日来潮，经量中等，色偏暗，夹大血凝块，腰酸背痛，乳胀，下肢酸胀，白带正常，纳可，寐安，小便调。生育史：1-0-3-1。1次顺产，3次均孕4个月即自然流产。舌稍淡，苔薄白，脉细。

学生诊断：经行便频（气滞血瘀型）。

治法：通经活血，行气导滞。

方药：当归9g，赤芍10g，川芎9g，炙甘草6g，益母草15g，枳壳10g，路路通10g，泽兰10g，厚朴10g，郁金10g，4剂。

老师诊断：西医诊断为肠功能紊乱。中医诊断为经行便频（冲气下陷型）。

治法：升阳举陷，和血调经。

方药：枳壳50g，益母草20g，当归10g，川芎10g，诃子10g，3剂。

二诊：2013年3月23日。经水收净，大便次数恢复正常。

方药：守上方，去益母草，加党参30g，5剂。

【释疑解惑】

1.学生问难：患者平素大便4～6日才解，经期日解3～4次，大便却成形，这是什么原因？应当如何辨证治疗？

老师解答：中医认为，月经临期，冲气下行，胞脉开张，水血下注胞宫，故经期可能会出现大便稍频的现象。现代医学认为，经期子宫内膜剥落时会释放大量的前列腺素，刺激胃肠道，促使胃肠蠕动加快，导致大便次数增多，但通常日解1～2次，或稍许变软。而患者4个月来，经期大便每日多达3～4次，虽然没有出现腹泻，但已影响工作生活，显然已不属生理状态。

经行大便频数，通常因为脾虚、肾虚、湿盛、肝强侮脾等诸因素引起。而脾虚、肾虚、湿盛、肝强侮脾证型，通常均有大便变软，甚至水泻的现象，但患者没有，因此并不属于上述其中的一种，而是属于脾虚型中的特殊一种——冲气下陷型。在治疗上，只需要升举冲气，使经血下行的同时，冲气不至下陷，腑气不至下泻，大便自然可以正常。

2.学生问难：老师提到升阳举陷，却没有用到参、芪之类升举的药物，而是枳壳单用、重用，分量到了50g，能谈谈其中的用药经验吗？

老师解答：升举的药物很多，黄芪、党参、升麻、柴胡、葛根等，均属于升举类药物。其中参、芪具有甘温补气的作用，而升麻、柴胡、葛根具有提升清气的作用。这些药物经常相伍为用，李东垣便是运用益气升阳法治疗疾病的开山之祖。除此之外，还有枳壳一味，在它身上具有非常特殊、迥然不同的功效。历代本草认为，枳壳具有破气作用。如《本草纲目》记载"元素曰：枳壳破气"，《本草征要》称枳壳"破至高之气"，《本草便读》称"枳壳即枳实之大者，味苦辛性寒，专主破气"。可见枳壳是一味专门治疗气滞气闭实证的攻泻药物。然而，气虚下陷引起的子宫脱垂、脱肛，枳壳与益气升阳的方药配伍，可以取得良好的疗效，如治子宫脱垂用枳壳、蓖麻根各15g，水煎兑鸡汤服，每日2次。（《草医草药简便验方汇编》）再如治疗直肠脱垂，成人每日用枳壳30～60g，升麻9g，炙甘草6～12g；台参、生黄芪据身体强弱，适当增减，水煎分2次服。（《中华本草》）由此可见，枳壳又属于治疗气虚下陷之子宫脱垂、直肠脱垂等虚证的补药。这种一物两用的特性，在枳壳身上表现得十分突出。任何药物所具备的功效，均是以其药理作为依据的，枳壳当然也不例外。《中华本草》记载："枳壳煎剂对家兔离体及在体子宫不论已孕未孕和子宫瘘，均有明显的兴奋作用，能使其收缩有力，张力增加甚至出现强直收缩。"这正是我们用它治疗子宫脱垂的药理依据。《中华本草》还说："枳壳煎剂对小鼠离体肠管、家兔离体和在体肠管及麻醉狗在体胃肠运动均有显著的抑制作用。"这种作用，也是我们用来治疗冲气虚陷大便频数的药理依据。对于此类患者，枳壳的用量必须大，才能有效，通常以30g为起始剂量，用量过少，会影响疗效。我仅仅在升提冲气的基础上，加上收敛固涩的一味诃子，以加强疗效。至于益母草、当归、川芎三味，因为其适值经期，取其活血行经以减少前列腺素的释放。

3.学生问难：老师使用"升阳举陷，和血调经"之法，而我则以为"肠道积滞"，使用"通经活血，行气导滞"之法，为何治法、用药会迥然不同？

老师解答：冲气下陷与肠道积滞是两种虚实截然不同的病机。患者平素大便4～6日一解，经期冲气下陷，腑气随之下行，故大便频数，但不溏不硬；若属肠道积滞，则不会日解3～4次，必有燥屎形成，努责难下，或坚硬如石，或腹胀腹痛之象。患者无须泻下药物，经潮大便自解通顺，当非肠腑实证可知。虽然我们的方中都有枳壳、益母草、当归、川芎，但枳壳使用的剂量相差悬殊。我在使用大剂量枳壳的基础上加用诃子，是为了在升提的基础上增强固涩作用。基于你的认识，添用活血调经的赤芍、泽兰、郁金和行气的厚朴、路路通，这就形成了我们治法、用药的较大反差。至于你使用炙甘草于通经活血、行气导滞的方中，就显得格格不入，便成蛇足。

（高楚楚）

经行腹泻

初诊：2009年8月3日。谷某，30岁。

经前腹泻5年，大便溏薄，日解2～3次，平时腰痛。末次月经7月2日来潮。舌淡红，苔薄白，脉细。

学生诊断：经行腹泻（脾肾两虚型）。

治法：温肾健脾，涩肠止泻。

方药：附子理中汤加味。附子6g，党参10g，炮姜6g，炙甘草6g，炒白术10g，诃子10g，肉豆蔻10g，4剂。

老师诊断：经行腹泻（脾肾阳虚型）。

治法：温补脾肾。

方药：补骨脂10g，五味子6g，吴茱萸3g，肉豆蔻5g，苍术9g，厚朴10g，徐长卿10g，刘寄奴15g，7剂。

二诊：2009年8月11日。月经8月8日来潮，经前腹泻未再发生。

【释疑解惑】

1.学生问难：什么是经行腹泻？本例患者是如何发病的？

老师解答：每值经期或行经前后出现周期性大便泄泻、日行数次、经净自止者，称为经行泄泻，亦称为经来泄泻、经动五更泄泻、经来五更泄泻。多因脾阳亏虚，木克脾土，或肾阳不足所致。

患者由于平素脾肾阳气并不充裕，虽不犯病，但对水谷腐熟、运化、蒸腾、排泌已无余力。经前水血开始下注，脾肾阳气显得不足，运化无权，便见泄泻。患者经前腹泻长达5年，大便溏薄，无酸腐之臭，更无里急后重，不属实证、热证若揭，当属虚证、寒证理明。脾主运化，泄泻都离不开脾；肾司二便，根据患者平素腰痛，脾肾阳虚便可确定。

2.学生问难：老师和我均从脾肾阳虚入手，我选择了附子理中汤，而老师用四神丸，为何有这样的不同呢？

老师解答：治疗泄泻的方子有很多，各有各的侧重。若为中阳不振，脘腹寒冷，大便清溏，手足不温，脉细沉迟，宜温中散寒，用理中丸；若性躁易怒，两胁气郁，腹痛即泻，泻后痛止，脉弦急者，宜柔肝扶脾，用痛泻要方；若五更泄泻，腰膝酸软，头晕耳鸣，畏寒肢冷，舌淡脉迟，四神丸主之；若纳呆乏力，胸脘痞闷，形瘦面黄，肠鸣泄泻，苔腻脉缓，参苓白术散为宜。

为什么我们的处方不同？首先要从你的辨证说起。你的辨证是脾肾两虚。虽然脾肾两虚者，通常是指脾肾阳虚，但你选用的是温补脾阳的附子理中汤，而缺乏温补肾阳的药物。也就是说，治法与方药并不十分相符。从这一问题中可以发现，辨证与治疗方面欠缜密。

四神丸出自明代薛己编写的《内科摘要》，是一张治疗五更腹泻的名方。方中补骨脂温肾暖脾，吴茱萸温中散寒，肉豆蔻温脾收敛，五味子益肾固涩。合姜枣为丸，温肾暖脾，固肠止泻。我是借用四神丸温补脾肾之功，再加苍术、厚朴，仿平胃散燥湿之意。此乃遵明代李宗梓《医宗必读》"无湿则不泻"之旨。

3.学生问难：徐长卿祛风止痛，刘寄奴活血消肿，老师为何处方中加徐长卿和刘寄奴？

老师解答：徐长卿味辛性温，归肝胃，善于祛风定痛、活血消肿，多用于治疗皮肤病、毒蛇咬伤、跌打损伤等，但该药亦能止泻，可以治疗痢疾、肠炎，独味应用亦效，故又有痢止草之称。刘寄奴味辛、微苦，性温，归心、肝、脾经。功能破瘀通经，止血消肿，消食化积。《日华子本草》称其"止霍乱水泻"。我方中加用了这两味药物，是为了增强临床疗效。

4.学生问难：《竹林女科证治·调经》记载："经来之时，五更泄泻，如乳儿尿。此乃肾虚，不必治脾，宜服理中汤七剂。"就是用人参、白术、五味子、甘草、干姜五味药。其中参、术、姜、草温补脾胃，五味子涩肠止泻。明明大部分药都是补脾，为什么说"不必治脾"？

老师解答：《竹林女科证治》所开的方，是理中汤加五味子。理中汤就是温补脾阳的方药，这毫无疑问。五味子味酸，性温，归肺、心、肾经。人们用五味子治疗气喘、小便失禁、崩漏、带下、子宫脱垂，都是取其益肾收敛的作用。但是，一张理中汤加上一味五味子，就将此方说成仅仅补肾而不补脾是极其偏颇，不公允的。所以，古人也有犯错误的时候。我们常说"尽信书不如无书"，指的就是这种情况。

（高楚楚）

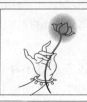

经前水肿

初诊：2018年9月20日。胡某，51岁。因"经前四肢肿胀2年"就诊。

患者平素月经规律，周期23日，经期5天。末次月经2018年9月15日来潮，经量少，经色鲜红，无痛经。经前10天，每日晨起自觉两侧上下肢水肿、麻木、小腹隐痛、经净后水肿麻木消失。平素自觉阴道干涩。生育史：3-0-0-3，输卵管已结扎。舌稍红，苔薄白，脉细。

学生诊断：经行水肿（水分）。

治法：行气利水。

方药：葶苈子10g，牵牛子6g，防己10g，茯苓皮10g，杏仁10g，桑白皮15g，陈皮6g，桂枝6g，黄芪15g，4剂。

老师诊断：经前水肿（肾阳不足兼气滞型）。

治法：温肾化气，利水消肿。

方药：肾气丸合五皮饮加减。淡附片3g，桂枝3g，熟地黄15g，山茱萸10g，山药15g，泽泻10g，牡丹皮9g，茯苓皮30g，大腹皮15g，桑白皮10g，陈皮12g，7剂。

二诊：2018年9月27日。无不适，舌脉如上。

方药：守上方，7剂。

三诊：2018年10月5日。无不适，舌脉如上。

方药：守上方，7剂。

四诊：2018年10月12日。月经2018年10月10日来潮，经前四肢肿胀消失。舌脉如上。

方药：四物汤合五皮饮加减。熟地黄12g，当归10g，川芎10g，炒白芍10g，桑白皮10g，陈皮12g，大腹皮10g，茯苓皮30g，7剂。

五诊：2018年10月19日。经行3天净，神倦。2018年10月11日检查肝肾功能示正常范围。性激素检测示E$_2$ 172.7pmol/L，FSH 11.75IU/L，LH 6.53IU/L，PRL 16.12μg/L，P 0.887nmol/L。舌脉如上。

方药：济生肾气丸加味。淡附片3g，桂枝6g，川牛膝15g，车前子（包）10g，熟地黄12g，山茱萸10g，山药15g，牡丹皮9g，茯苓10g，泽泻10g，薏苡仁30g，7剂。

六诊：2018年10月26日。无不适，舌脉如上。

方药：守上方，7剂。

七诊：2018年11月2日。经前一周未见四肢水肿，足跟痛。舌脉如上。

方药：济生肾气丸合五皮饮。

2018年11月23日随访，月经已经来潮，经前水肿未再发生。

【释疑解惑】

1.学生问难：出现经前水肿症状的病机是什么？该患者为何出现这些症状？

老师解答：水之为邪，其性属阴。人体内水的积聚，一定与功能相关的阳气不足相关。《素问·上古天真论》说"肾者主水"，后人还说"肾司二便""肾司开阖"。此外，肾中阳气是使得水液气化升腾的动力。可见，肾之阳气与水液的气化、排泄密切关联。《素问·经脉别论》又说："饮入于胃，游溢精气；上输于脾，脾气散精；上归于肺，通调水道；下输膀胱，水精四布，五经并行。"可见，脾之阳气是运化水湿的动能。体内水湿的积聚，无非是肾阳不足，不能气化，排泄无力；或者脾阳不足，不能运化所致；或者两者兼而有之。当然肺的通调水道，也是必不可少的。

水肿为何发生在月经来潮之前呢？张仲景在《金匮要略·水气病》中说："少阳脉卑，少阴脉细，男子则小便不利，妇人则经水不通，经为血，血不利则为水，名曰血分。"说明经血闭塞，可以出现水肿。其实，月经来潮之前，如果经气不利，经血壅遏，虽然并未出现闭经，但仍然可以因为"血不利则为水"而出现程度不同的水肿。一旦经气通畅，经血来潮，水湿随经而去，水肿也就自然消退了。

患者发生经前四肢水肿是在49岁的年龄，适值女子七七之期，其时肾之阴阳已亏。患者肾阴亏的表现有经量减少，经色鲜红，阴道干涩，舌稍红；肾阳亏的表现有经前上下肢水肿、麻木，小腹隐痛，脉细。虽然患者阴阳两者均虚，但从水肿的角度来看，当以阳虚为主，故医案以经前水肿作为主治。

2.学生问难：老师为何选择肾气丸合五皮饮加减治疗？

老师解答：肾气丸是滋补肾阴的六味地黄丸加桂附所成。六味地黄丸以滋补肾阴为主，添加桂附则"少火生气"以助肾阳。可见，肾气丸是一张阴阳两补的方剂。《金匮要略·血痹虚劳病》称："虚劳腰痛，少腹拘急，小便不利者，八味肾气丸主之。"《金匮要略·痰饮咳嗽病》称："夫短气，有微饮，当从小便去之，苓桂术甘汤主之。肾气丸亦主之。"可见，肾气丸是一张温肾化气利小便的方剂。五皮饮则是一张单纯健脾理气，利湿消肿的方剂，出自《三因极一病证方论》。我选用其中的茯苓皮、大腹皮、桑白皮、陈皮四味（因为药房不备生姜皮）。由于全方已有桂枝与附子，故全方同样具有振奋脾阳的作用。纵观全方，具有温肾化气、温脾利水，兼备滋补肾阴的功效，所以非常符合该案的病机。

3.学生问难：患者水肿症状好转，老师四诊为何更换四物汤合五皮饮，五诊为济生肾气丸治疗？

老师解答：四诊时正值患者经期，遵"血不利则为水"之戒，治疗当以和血畅流为主，选用四物汤以杜经血不利；加五皮饮行气利水为辅，以绝水湿溲漫之忧。活血化瘀与渗利水湿同用，属于水血同治。月经净后，我改用济生肾气丸，它较八味肾气丸多了牛膝、车前子两味，除温肾化气之外，通利行水之效更强。同时，我亦加重桂枝剂量，增强温补脾肾、化气利水的作用。所有的治疗措施，对于防止经行水肿的复发，起到十分积极的作用。

4.学生问难：请老师点评一下我的诊治。

老师解答：你所选用的方药葶苈丸（含葶苈子、牵牛子、防己、杏仁、枣肉、生姜汤），出自《小儿药证直诀》。原是治疗小儿乳食冲肺、咳嗽、面赤痰喘的方剂，偏于肺系，主在上焦。虽然又加了温阳补气、行气利水的茯苓皮、桑白皮、陈皮、桂枝、黄芪，但仍未能抓住患者年老肾阴肾阳两虚、脾阳不足的主要矛盾。如果用之于临床，恐有失偏颇，难以收得良好的疗效。

（高楚楚）

带 下

医案一

初诊：2007年2月2日。周某，39岁。

月经定期，末次月经1月9日来潮，至1月30日方净。经后带多如水阵下，色白，透明，无臭气。舌淡红，苔薄白，脉细。

学生诊断：带下（脾虚湿盛型）。

辨证分析：脾阳不振，带下不固致带多如水阵下、色白透明、无臭；脾虚湿困，月经淋漓，带下缠绵不断。

治法：温脾升阳，燥湿止带。

方药：薏苡仁30g，淡附片6g，金樱子20g，芡实30g，升麻6g，荷叶10g，海螵蛸20g，苍术10g，扁豆20g，炙甘草6g，5剂。

老师诊断：带下（滑脱型）。

治法：收敛固涩。

方药：诃子20g，白果10g，芡实30g，金樱子30g，苍术20g，海螵蛸20g，3剂。

二诊：2007年2月8日。带下消失，腰痛，舌脉如上。

方药：守上方，加金狗脊12g，5剂。

【释疑解惑】

1.学生问难：为何老师称该患者为滑脱型带下？哪一本教科书中有如此分型？

老师解答：带下通常分为脾虚型、肾阳虚型、湿热型、血瘀型。其中前两型属虚，后两型属实。虽然脾虚型患者带下也会出现清稀如水的样子，但通常可以见到面色㿠白或萎黄、四肢不温、精神倦怠、纳差便溏、两足跗肿等现象；虽然肾阳虚型患者带下也会出现清稀如水的样子，但通常会出现白带量多、腰酸腰痛、小腹不温、形寒肢冷、面色苍白、小便频数清长、入夜尤甚、大便溏薄等现象。由于患者既无脾虚型的临床表现，也没有肾阳虚型的临床表现，因此它并不属于两种证型中的任何一种，更与湿热型或血瘀型无涉。由于患者除带下如水之外（从带下的黏稠度与发生的时间来说，也可以排除排卵期分泌物生理性增多的可能），没有任何可以协助辨证分型的症状，所以我将其归为滑脱型带下。《金匮要略·呕吐哕下利病》中有："气利，诃黎勒散主之。"这里的"气利"，表现为排便时矢气频多，也是滑脱现象，所用的就是单味诃子。学习前人，但不因前人作为限制自己创新的羁绊，这是我的治学态度。

2.学生问难：请老师分析评论一下我的处方。

老师解答：你的处方可以分为几组药物：其一是薏苡仁与淡附子，它们取自薏苡附子败酱散，舍去寒凉的败酱草，奠定了该方温脾的基础；其二是金樱子、芡实，称为水陆二仙丹，具有补益脾肾、收敛固涩的作用；其三是升麻、荷叶、苍术，称为清震汤，可以升清阳而止带下；其四是海螵蛸、扁豆、炙甘草，属于健脾固涩类药物。总而言之，这是一张温脾升阳、固涩止带的方药。对于你使用固涩方法，我当然是赞成的；选用升阳疗法，也离题不远。只是运用温补脾阳的方法我不敢苟同，因为患者既无脾虚，更无寒象，与证不合。凡是与证不合的药物，使用之后反乱阵脚，当去！

3.学生问难：马老师处方中选用众多的收涩固涩之品，疗效显著。通常诃子多用于涩肠或敛肺，治疗腹泻或喘咳等，古代也用它来治疗带下吗？用量通常是多少？

老师解答：诃子确实很少用于治疗带下，但是古代也确实有用于治疗带下的论述和处方，如《日华子本草》称（治）："崩中带下，五膈气。"《长沙药解》云："其治崩中、带下、便血、堕胎者，皆疏郁升陷之功也。"《医部全录·妇科》收录治疗崩中带下的方药：诃黎勒和蜡，烧烟熏之，及煎汤熏洗。《医林集要》有治疗白带白淫的处方：诃黎勒、白术、黄芪、当归、杜仲、蛇床子、北五味子、山茱萸。在处方中，诃子的用量通常是10g。在我的这张处方中，是以诃子为主药；又因为处方中药味不多，所以诃子的用量是独大的。使用的结果，疗效很好，没有副作用。我用诃子30g配方治疗遗矢，疗效很好。

4.学生问难：为何老师开的处方药味如此少？二诊患者诉说腰痛，老师仅加用了一味金狗脊，如果再加上山药、山茱萸、鹿茸等温补肾阳是否可以？

老师解答：古代有"兵来将挡，水来土掩"的说法。也就是说，对付发生的变化，处理的方式是相对固定的。复杂的疾病，处理起来也会相对复杂一些，所开的药方也会大一点，因为需要应对方方面面的情况；简单的疾病则相反，所开的药方通常会是小方。我主张小病开小方，所以我对该案的处理也就是五味药。二诊时发生一时性腰痛，是新病，而非久疾，先加一味金狗脊补肾也就足矣，不必大动干戈。

现在许多人喜欢开大方，一是对于药物的功效缺乏了解；二是掌握的小方又不多；三是对于药方只会做加法，不会做减法。针对一个症状，便是一张方，或者几味药，一个病患开的药方和药味叠加起来便成一张大方。对于简单的疾病，大方的疗效未必胜过小方，因为一些药物之间存在着相反的作用，结果反而影响疗效。你欲添加的药物有山药、山茱萸、鹿茸，这里仍然存在首诊处方存在的缺陷——背离了辨证用药。结果是没有阳虚而用温补，非但无益，恐怕适得其反。

（池丽芳）

医案二

初诊：2008年1月30日。巨某，34岁。

2007年11月26日，因药物流产不全行清宫术，恶露3天净。术后月经未转，带下如漏厄不绝已2个月，色白若涕，有异味；腰部酸痛明显，头晕头痛，倦怠乏力，口腔溃疡3天，纳便正常。平时月经周期正常，尿妊娠试验阴性。舌淡红，苔薄白，脉细无力。

生育史：3-1-5-2。

妇科检查：外阴无殊，阴道通畅，宫颈轻度柱状上皮外移，宫体前位，大小正常，质地中等，活动，无压痛，两侧附件无压痛。

学生诊断：带下（脾阳虚夹湿热型）。

治法：温脾，清湿热。

方药：薏仁附子败酱散加味。炒薏苡仁30g，淡附子6g，败酱草12g，贯众12g，椿根皮20g，土茯苓20g，苍术10g，怀牛膝15g，3剂。

老师诊断：带下（肾阳不足型）。

治法：温肾收敛。

方药：韭子10g，潼蒺藜15g，桑螵蛸15g，益智仁12g，白果10g，杜仲12g，芡实30g，五味子12g，3剂。

二诊：2008年2月2日。带下消失，头昏头痛，舌脉如上。

方药：守上方，加炒白术15g，7剂。

【释疑解惑】

1.学生问难：为何我的辨证属于脾阳虚夹湿热，而老师的辨证却是肾阳不足呢？

老师解答：该案的辨证我认为是肾阳不足，有以下几个依据：其一，流产不全再行清宫术，肾主胞宫，故首当其冲的是伤及肾气，而不是脾气；其二，带下如漏厄不绝，色白若涕，是阳不足的表现。到底是肾阳不足抑或脾阳虚？结合患者腰部酸痛明显、头晕头痛、倦怠、脉细无力，为一派肾阳不足，失其封藏之职的临床表现；而纳欠便溏，脾阳虚的症状则一无所有。因而，辨证应当为肾阳不足，而非脾阳虚。至于是否夹有湿热，仅仅凭据患者自诉有异味和妇科检查发现宫颈轻度柱状上皮外移是不够的。正常妇女的白带，应当没有特殊的气味。如果气味浓烈，臭秽异常，则属于湿热或湿毒型带下；如果只有淡淡的腥味，在脾肾阳虚患者均可以见到。妇科检查宫颈轻度柱状上皮外移，现代医学仅仅认为是一种生理性的取代现象。将这一点等同于中医的湿热，实在是一种误导。其实许多西医的炎症，仍然归属于中医阳虚的范畴。

2.学生问难：请老师阐述一下肾阳虚与带下之间的联系。

老师解答：《素问·宣明五气》说："五脏化液：心为汗，肺为涕，肝为泪，脾为涎，肾为唾，是为五液。"其实，妇女的白带也属于人体的一液。正如王孟英在《沈氏女科辑要》中所说："带下女子生而即有，津津常润，本非病也。"《素问·五常政大论》称肾"主二阴"，二阴者，前后二阴也。《素问·上古天真论》称"肾者主水"，肾为水火之脏，可以滋养和温煦五脏六腑、四肢百骸。肾主水包括两个方面：一是将饮食中具有濡润组织功能的津液散布到全身，发挥其作用；一是将各组织利用之后的水分排出体外，这里就包括了生理性的白带。白带对外阴和阴道的濡润与排泄都需要肾的气化作用，即在肾阳的作用之下完成。此外，《素问·六节藏象论》又说："肾者主蛰，封藏之本。"意思是肾的功能就像动物冬眠一样，蛰伏不动，是封闭藏匿经气精液的地方。一旦肾之阳气虚衰，敷布全身的水液便失去封藏。对于前阴而言，就形成了肾阳虚的带下病。这与临床肾阳虚的小便失禁是同样的机理。

3.请老师介绍一下你的用药思路。

老师解答：我的用药兵分两路，一路是温补肾阳，一路是收敛固涩。温补肾阳的药中有韭子与杜仲。韭子味辛、甘，性温；归肝、肾经。功能温补肝肾，暖腰膝。清代张璐的《本经逢原》说："韭子辛温壮火，治……白带白淫，男子随溲而下，女子绵绵而下。惟肾气过劳不能收摄者为宜。"其功效与该案证情十分合拍。杜仲味甘、微辛，性温；归肝、肾经。功能补肾。收敛的药中有芡实、白果。芡实味甘、涩，性平；归脾、肾经。功能固肾涩精止带。白果味甘、苦、涩，性平，小毒；归肺、肾经。功能止带缩尿。此外，还有潼蒺藜、桑螵蛸、益智仁、五味子，均是补肾与收敛功能兼备的药物。

4.学生问难：二诊时患者头痛头晕，你仅加炒白术一味，是加强健脾燥湿功效吗？为何老师对口腔溃疡的症状置之不理呢？

老师解答：根据一诊用药，加用白术，主要还是取其健脾的功效。梁代陶弘景的《名医别录》称白术"主大风在身面，风眩头痛……利腰脐间血"，虽然大家都知道白术属于健脾药物，但读了《名医别录》后，还知道它可以治疗头晕头痛和腰痛。

像口腔溃疡的出现，有时候可能属于一过性的现象，有时候也可能属于非本病因素引起的，譬如在吃食物时造成口腔黏膜的外伤等。对于像这样"不足挂齿"的现象，可以不必一一对症治疗，况且它常常有完全自愈的可能，除非口腔溃疡比较顽固或反复出现，才具有同时治疗的意义。

（池丽芳）

医案三

初诊：2007年10月17日。高某，31岁。

素体壮硕。月经不调2年，带下量多如涕，有异味3个月；外阴瘙痒，口臭，胃纳正常，小便色黄。2005年4月行无痛人流之后，月经周期虽然规则，但经量减少，经色先暗后变褐色，7天净。未避孕1年多未孕。末次月经9月21日来潮，B超检查子宫内膜厚度仅为5mm。舌淡红，苔薄白，脉细滑。

生育史：1-0-4-1。

妇科检查：外阴无殊，阴道通畅，宫颈轻度柱状上皮外移，子宫前位，大小正常，质地中等，活动，有压痛，两侧附件压痛。

学生诊断：带下（脾虚湿热型）。

治法：健脾渗湿清热。

方药：猪苓10g，茯苓10g，薏苡仁30g，车前子（包）10g，泽泻8g，黄柏6g，牛膝15g，桔梗6g，椿根皮10g，土茯苓15g，大血藤20g，7剂。

老师诊断：带下（湿浊壅阻型）。

治法：逐水排浊清热。

方药：十枣汤合三妙丸加味。甘遂5g，芫花4g，大戟3g，大枣10枚，炒黄柏10g，苍术12g，川牛膝15g，土茯苓20g，3剂。

二诊：2007年10月20日。带下已少，色微黄。服药时恶心、腹痛腹泻，加用陈皮之后恶心减轻、腹痛缓解。咽喉不适，有痰。舌淡红，苔薄白，脉细滑。

方药：守上方加陈皮10g，半夏10g，桔梗6g，4剂。

三诊：2007年10月24日。带下已除。

方药：守上方，续进3剂。

【释疑解惑】

1.学生问难：十枣汤本是治疗上部悬饮的方剂，为何在此可以治疗下部湿浊的带下？

老师解答：十枣汤出自汉代张仲景的《伤寒论》，是治疗悬饮的一张著名方剂，具有攻逐水饮的功效，悬饮病位在上焦；清代傅山在《傅青主女科》中说"带下俱是湿病"，带下一般多从湿论治，病位在下焦。虽然悬饮、带下均与水湿之邪相关，但病位一个在上，一个在下，有天壤之别，此案用治疗上焦悬饮的十枣汤来治疗下焦的带下病，似乎风马牛不相及，深究则至理洞明。

水湿不能外运，停留体内，在上便成痰饮，在下便成带下。所以隋代巢元方的《诸病源候论》说："痰饮者，由气脉闭塞，津液不通，水饮气停在胸府，结而成痰。"其中胶固稠黏者称痰，清而稀薄者称饮。痰饮多留在胸膈，可以咳吐而出，也可以漫流周身，而带下的出路唯有下流排出。痰、饮、带虽然形质各异，但同出一源——水湿。故祛除饮邪即是除湿，除湿亦即治带。

治痰饮即是治带，可以从金代张从正《儒门事亲》的医案中得到启示。医案称："息城李左衙之妻，病白带如水，窈满中绵绵不绝，秽臭之气不可近，面黄食减，已三年矣……戴人断之曰：此带浊水。本热乘太阳经，其寒水不可胜，如此也。夫水自高而趋下，宜先绝其上源。乃涌痰水二三升，次日下沃水十余行，三遍，汗出周身。至明旦，病患云：污已不下矣。次用寒凉之剂，服及半载，产一子。"由此可见，涌吐痰水，劫带下之上源，痰尽带消。十枣汤原本是逐饮除痰之猛剂，用来治疗带下，也便顺理成章了。清代吴本立在《女科切要》中称白带因"冤滞而病热不散，先以十枣汤下之"，还称"结痰白带以小胃丹"先服。小胃丹药有甘遂、芫花、大戟、制大黄、黄柏，就是十枣汤去大枣，加大黄、黄柏而成。由此看来，以十枣汤为基本方加减，治疗湿浊内盛的实证带下古即有之。我借用古人之力，在十枣汤的方中加用治疗下焦湿热的三妙丸合土茯苓，一箭中鹄。

2.学生问难：带下病以祛除湿邪为主，祛除湿邪的方药很多，为何选用逐饮猛剂？

老师解答：带下病多从湿论治，但治法还是不同。脾虚生湿者，健脾燥湿以治带下，完带汤之类可用；脾阳不振，水湿内盛者，五苓散之类可用；水湿壅遏，阻滞不通的带下，十枣汤之类可用。用完带汤者，譬如地面潮湿，铺上一层泥土即可；用五苓散者，譬如地面积水，除了扫水铺土之外，还要阳光高照；用十枣汤者，譬如坑洼积水，铺土扫水已无济于事，必须开凿导流。何以知其"坑洼积水"呢？带多、质稠、日久、气臭可知。流水不腐，死水易臭，就是这个意思。既然患者属于湿浊壅阻型带下，逐水排浊便成为治疗的捷径。除此之外，其余的祛湿轻剂均属隔靴搔痒，难能速效。

3.学生问难：中医治病讲究中病即止。患者服药之后出现腹痛腹泻，是否因为用药太过所致？

老师解答：中医治病除了中病即止的原则之外，还有祛邪务尽的原则。中病即止的原则适用于邪实而正虚者，祛邪务尽的原则适用于邪实而正不虚者。这是治疗疾病的两把尺度，我们可以使用这些尺度来量体裁衣。

患者素体壮硕，湿浊壅阻，属邪实正盛，这便是选用十枣汤的前提。十枣汤中的大枣是为预防甘遂、芫花、大戟三味攻逐水饮的药物伤正而设。但逐下水浊之邪毕竟属于攻伐之举，给邪有去路，除邪务尽，而且是通过泻下来完成的。所以出现服药后的腹痛，自在情理之中，并非属于用药太过。经过药物的调整，这些腹痛的现象还是可以避免或者减轻的。由于十枣汤属于短期使用，且在密切关注之下，通常亦不致伤及正气。

4. 学生问难：患者带下有异味，外阴瘙痒，口臭，小便色黄，以此推测应有热象。然而老师以利湿为主，少用清热，为何不加大清热之药？为何没有止痒之药？

老师解答：《素问·至真要大论》有"诸转反戾，水液浑浊，皆属于热"。本案带下如涕，属于浊之甚者，是水湿化热壅阻而成的。在湿热两者之间，是先湿后热，以湿为主，其热次之。譬之犹皮之与毛，皮之不存，毛将焉附？因此，治疗原则上以逐水排浊为主，清热为辅。故用十枣汤逐水饮，用苍术燥湿，用黄柏、土茯苓清热，用牛膝引药下行。痒为湿热之标，湿热一去，痒自然消。当然，佐以白鲜皮、地肤子之类药物也未尝不可。

5. 学生问难：患者不仅有带下一病，还有腹痛、月经失调，老师在此为何仅治疗带下？

老师解答：中医治病讲究主次，通常是先主后次。所谓"主"，包括疾病的根源、本质，也包括患者的主诉症状，急需解决的痛苦。此外，还应分析新病与久病，通常先治新病，后治久病。在该病案中，带下为主症，为新病，并且在短时间内可以解决，故应首先治疗带下一病。如果将所有疾病一并治疗，虽然众箭齐发，却难能一中。将疾病的主次、轻重、缓急分清楚，治疗就有条不紊，一些纠缠的疾病也会迎刃而解。

（米海霞）

医案四

初诊：2008年1月30日。王某，27岁。

因慢性盆腔炎小腹胀痛、要求生育就诊。经过一段时间的治疗，小腹疼痛消失。月经周期规则，30天一潮。末次月经1月17日来潮。从1月26日开始带下量多如涕，至今5天不减，色黄，无臭气，无阴痒。B超检查：子宫内膜厚度4mm，右侧卵泡12mm×10mm。舌淡红，苔薄白，脉细。

学生诊断：带下（肝肾不足型）。

治法：补养肝肾。

方药：菟丝子15g，续断12g，杜仲12g，巴戟天12g，枸杞子12g，紫石英30g，鹿角片10g，覆盆子15g，制何首乌10g，海螵蛸20g，芡实30g，3剂。

老师诊断：带下（痰湿型）。

治法：化痰升阳，清热止带。

方药：全蝎6g，白僵蚕10g，羌活10g，防风10g，白芷10g，浙贝母10g，荔枝核

10g，鱼腥草20g，椿根皮15g，萆薢12g，3剂。

二诊：2008年2月6日。带下消失，舌脉如上。

当归芍药散加味，7剂。

【解惑释难】

1.学生问难：老师的治疗是从痰湿下注入手，痰湿带下的理论依据从何而来？

老师解答：痰湿带下的理论依据从宋代已经产生。陈自明在《妇人大全良方》中说，带下属"湿痰下注，前汤（补中益气汤）加茯苓、半夏、苍术、黄柏。气虚痰饮下注，四七汤送六味丸。"金代张从正的《儒门事亲》记载："一妇病白带下，如水窈漏中，绵绵不绝，秽臭之气不可近，面黄食减，已三年矣……乃涌痰水二三升，次日下污水斗馀，行二次，汗出周身，至明旦，病人云，污已不下矣。"元代朱震亨的《丹溪心法》说："漏与带，俱是胃中痰积流下，渗入膀胱，无人知此，只宜升提，甚者上必用吐以提其气，下用二陈汤加白术、苍术，仍用丸子。"还说："肥人多是湿痰，以海石、半夏、南星、炒檗、苍术、芎䓖、椿皮、青黛之类。"此后，关于痰湿带下的论述未曾断绝。然而，现代中医的许多论著中，痰湿型带下却渐渐淡出，如刘敏如主编的《中医妇产科学》、夏桂成主编的《中医临床妇科学》中均未罗列痰湿型带下。

2.学生问难：带下多由湿引起，湿与痰湿有何区别？用药上有何不同？

老师解答：湿可分为内湿与外湿，带下与内湿相关。湿为阴邪，容易遏伤阳气，其性重浊，易于下流，湿性黏滞，缠绵难愈。湿经过内热的煎熬，形成一种外观黏稠的液体，这便是痰，也可称为痰湿。在妇科领域，我们常常将带下如涕如唾，归类于痰湿。人体之内也存在痰湿，这种痰湿是肉眼看不见的，如痰湿流注。痰出于湿，痰与湿同中有异。

在带下的治疗上，有除湿的药物，也有除痰的药物。除湿的药物包括健脾运湿、燥湿和利湿，这些药物适用于湿盛带下，也可以辅佐治疗痰湿带下；而除痰的药物则多用于痰湿带下。健脾运湿、燥湿的药物，包括党参、山药、白术、苍术、白扁豆、芡实、茯苓、莲子、薏苡仁等；利湿的药物包括木通、车前子、冬葵子、石韦、地肤子、赤小豆、泽泻、金钱草、海金沙、萆薢、通草、滑石等；除痰的药物，包括瓦楞子、贝母、瓜蒌皮、半夏、白芥子、白僵蚕、全蝎、杏仁、牡蛎、远志、陈皮、桔梗、海浮石、蛤壳、鹅管石、礞石等。

3.学生问难：我以肝肾不足论治该案带下，是凭据患者月经第十四天内膜薄、卵泡小，虽有慢性盆腔炎腹痛史，但经治疗腹痛已消失立论的。老师以痰湿立论，凭据又是什么？

老师解答：你仅以月经第十四天子宫内膜薄、卵泡小，确定为肝肾不足，以微观取代宏观，离开了中医的辨证论治。作为带下病来说，既往史有慢性盆腔炎小腹胀痛，现病史有带下量多如涕、色黄，均与肝肾不足引起的带下量少质稀、腰膝酸痛迥异，所以是辨证上出现的错误。诊断错误，推导出来的治疗用药显然会远离正确的答案。

我以痰湿立论的依据，是患者慢性盆腔炎病程较久和带下量多如涕。尤其是带下如涕，是诊断的重要依据。

4.学生问难：老师用全蝎和白僵蚕治疗带下，依据又是什么？

老师解答：全蝎能疏通肝经之络，而肝经绕阴器，故带下病与肝经有密切相关。虫类药物搜风剔络，肝经疏通，有利于带下的清除。僵蚕除了搜风剔络之外，还有化痰作用，这是清带之上源，上源得清，痰截带止。在治疗痰湿带下的方药上加用虫类药物之后，是可以提高临床疗效的。

历代对全蝎和白僵蚕治疗带下都有明确记载。全蝎和白僵蚕都是治疗风痰的药物，《医学发明》称其："治疝气，带下。"《本草纲目》说："主治……诸风疮，女人带下，阴脱。"对于白僵蚕，《日华子》言："治……女子带下。"清代《医部全录·妇科》收录数张治疗带下的方药，如李东垣的丁香柴胡汤治月事不调，寒热带下，以及酒煮当归丸治癥疝白带下注脚气；《卫生家宝》中的当归附子汤治脐下冷痛，赤白带下；《证治准绳》治下焦虚冷、脐腹疼痛、带下五色等，使用坐药龙盐膏、胜阴丹、回阳丹。各方皆用全蝎，取其善治妇人带下。尤其是其中一张《元珠方》的导痰丸，称"带下有痰者兼服此。"药有甘遂（制）、百药煎各二两，全蝎、僵蚕各一两，大半夏六两（分作三分：一分用白矾一两为末浸水，一分用肥皂角为末浸水，一分用巴豆肉一百粒为末浸水。余药在下，半夏在上，浸至十日或半月，要常动水令二药相透；次相合处拣去巴豆并皂角，将余水以余火煮令水干，取出半夏切，捣碎晒干，或阴干亦佳）。上为细末，薄糊丸如梧子大，每服十丸或十五丸，亦量人虚实，白汤下。这是一张全蝎与白僵蚕同时使用的方药。

5.学生问难：羌活、防风、白芷皆是祛风胜湿类药物，是针对清阳不升、湿浊下降者而言吗？荔枝核具有温中、理气、止痛的作用，在方中有暖宫散结止痛之意吗？

老师解答：羌活、防风、白芷属于风药，风药的共性是能够胜湿止痛，也可以升阳除湿，该案仅仅是取其除湿而非升阳。如果患者出现带下清稀如水，就是除湿和升阳并用了。

荔枝核原本具有温中、理气、止痛的作用，但此处是本着《本草汇言》所说的"疏肝郁"。疏肝理气对于带下的治疗是十分有用的，还可以对患者之前曾经发生的小腹胀痛，起到疏通壅堵，防微杜渐的作用。

6.学生问难：我的处方与老师的处方大相径庭，我的治疗会给患者带来什么后果？

老师解答：对于一位痰湿带下的患者，你使用了补益肝肾的方法，确实有点南辕北辙，犯了虚虚实实的方向性错误。由于方中只有补益肝肾与健脾收敛的药物，服药之后可能会出现带下未减，反添下腹胀痛的被动局面。

（池丽芳）

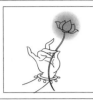

锦丝带

初诊：2008年1月21日。郑某，45岁。

2007年10月18日因经量过多行刮宫术。术后停经至1月6日转，经量多6天，1月18日方净。带下量多，透明如胶已3个月，目花耳鸣，足跟疼痛，左侧少腹偶有抽感。舌淡红，苔薄白，脉细。

妇科检查：外阴无殊，阴道通畅，宫颈轻度柱状上皮外移，子宫前位，大小正常，质地中等，活动，无压痛，两侧附件压痛。

学生诊断：带下（肾气虚弱型）。

治法：温肾收敛止带。

方药：鹿茸9g，菟丝子12g，桑螵蛸12g，杜仲10g，诃子15g，白果10g，金樱子20g，芡实30g，白芷10g，3剂。

老师诊断：锦丝带（冲任虚损型）。

治法：补肾收敛。

方药：鱼鳔（调冲）30g，桑螵蛸20g，白果10g，芡实30g，金樱子30g，潼蒺藜20g，海螵蛸30g，3剂。

二诊：2008年1月24日。进药二剂，带下即净，诸症亦消。

【释疑解惑】

1.学生问难：过去书本上没有见过"锦丝带"病名，该病名出于何处？病因与治疗原则如何？

老师解答：锦丝带是指外观晶莹透明，质韧难断如丝的带下疾病。见于《朱小南妇科经验选》的一则医案中："锦丝带属带下病中之一，但与一般带下质地稠薄，未有具韧性者有所区别。锦丝带往往可用卫生纸揩出，细长如银丝，晶莹而透明，长度自寸余至尺长，具韧性可拉长而不折断。"朱小南先生认为，该病多因冲任虚寒所致。主张用温肾暖宫，填补冲任法。药用鹿角霜、紫河车、淡附片、肉桂、当归、熟地黄、山茱萸、淫羊藿、菟丝饼、杜仲、金樱子、陈皮。锦丝带是现代人的命名，明代缪希雍的《先醒斋医学广笔记》卷二称："带下如鸡子清者，脾肾虚极也，面色必不华，足胫必浮，腰腿必酸，宜五味子、八味丸，间用开脾养心之剂，如归脾汤之类；阴虚有火，宜六味丸中加五味子、菟丝子、车前子、黄柏。"仲淳先生描绘的这种带下就是锦丝带，只不过当时没有命名而已。所治分补肾阴或补肾阳，间用归脾。

2.学生问难：老师治疗药味精简，治法与朱氏、缪氏有所不同，为何？

老师解答：锦丝带伴随目花耳鸣、足跟疼痛的症状，属于肾虚已是共识，因此补肾是大法。要评二先生的处方特点，我比较欣赏朱氏。两方比较，朱氏温补肾阳，略佐收敛，其中鹿角霜、紫河车为血肉有情之品，尤为合拍。由于朱氏认为该病多因冲任虚寒所致，故处方中有桂、附二味，此二味只适用于冲任虚寒患者。至于不属冲任虚寒者又如何治疗，朱氏未有交代。缪氏以六味打底，除却三泻，补益所剩无多，恐有鞭长不及马腹之憾。

锦丝带的出现，并非一定在排卵期，甚至可以出现在绝经之后，因此与排卵期生理性的带下增多，出现拉丝现象有别。锦丝带也非一定属于冲任虚寒，依我所见，还有属于肾虚滑脱者，与男性的遗精并无二致。正因为如此，锦丝带的治疗大法应该是益肾收敛，随证之阴阳偏颇而增损。

该案除肾虚之外，并无阳虚之象，故我的治法仅仅是益肾收敛，用药并无重阴或重阳偏颇。

3.学生问难：此案老师使用鱼鳔，临床我未曾使用过该药，请老师对方义作一介绍。

老师解答：鱼鳔味甘，性平；归肾经。清代王士雄的《随息居饮食谱》称其"止遗带"，明代李时珍《本草纲目》治赤白崩中，用鱼鳔胶三尺，焙黄研末，同鸡子煎饼，好酒食之。可见鱼鳔对于肾虚引起的带下有较好的治疗作用。此案带下量多，透明如胶，目花耳鸣，足跟疼痛，尽显一派肾虚现象。而这种肾虚属于肾精不足，而非肾阳虚。因此，遵照《素问·阴阳应象大论》"精不足者，补之以味"的教导，应当使用厚味之品，最好是血肉有情的动物类药物。所以我在方中除了鱼鳔之外，还添加了桑螵蛸、海螵蛸，既补肾，又收敛；金樱子合芡实，又称水陆二仙丹，具有补益脾肾和收敛作用；潼蒺藜益肾固涩，白果引入任脉之中（傅山语），专止带下。方仅7味药物，其中动物类药物占了3味。

4.学生问难：患者左侧少腹偶有抽感，其机理是什么？如何治疗？

老师解答：少腹属肝经之所过，少腹抽感与少腹疼痛是不同的。前者多由肝肾不足，失去滋养所致；后者多由气血阻滞不通所成。病理不同，治疗亦异。前者以滋补肝肾为主，后者以调和气血为主。该案方中已有鱼鳔、桑螵蛸、潼蒺藜之补养，用药足矣，无须再画蛇添足，故服药3剂症消。

5.学生问难：龟甲胶亦有滋阴潜阳益肾之功，在此案中是否可取代鱼鳔？

老师解答：龟甲胶味咸，性平。功能滋阴，补血，止血；鱼鳔味甘，性平。功能补肾益精，滋养筋脉，止血，散瘀，消肿。两者均属动物类药物，同出水中，其性皆平；同为胶类，均可止血，性质有诸多相近之处。龟甲胶滋阴，故具潜阳特质，为鱼鳔所缺；鱼鳔散瘀消肿，静中有动，为龟甲胶所无。由于患者并无阴阳偏颇，故用药中庸为是，选鱼鳔而弃龟甲胶不用。

6.学生问难：请老师评论一下我的处方。

老师解答：对于一个不存在阴阳偏颇的患者，你选用了温补的方法，这是治疗原则的失误；你用的是性温、近乎热的鹿茸，用后可能会使患者难以接受，出现鼻衄之类的热象，甚至白带变黄。鹿茸用量达到9g，也是超常规的，通常在1～3g。鹿茸的用法也非入煎，多研粉冲服，或入丸剂，或调服，亦可浸酒服。

方中益肾的药物有菟丝子、桑螵蛸、杜仲，固涩的药有诃子、白果、金樱子、芡实，这些药物均属对证之药，唯独白芷一味，值得推敲。虽然宋代陈自明的《妇人大全良方》治妇人赤白带下的方药中，用白芷、海螵蛸、胎发三味，那是借其消肿排脓之功，而非取其收敛之用，因此白芷之于全方值得推敲。

（孙云）

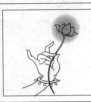

胎　漏

初诊：2017年4月11日。金某，32岁。因"胚胎移植术后91天，双胎，反复阴道出血2月余"要求会诊。

患者自1月30日起在我院住院保胎。曾予"黄体酮针、地屈孕酮片"等保胎、"舒普深针"抗感染、"间苯三酚针、硫酸镁针"抑制宫缩等治疗，阴道出血时有反复。3月30日阴道出血增多，约浸湿1片护垫，排出2cm×2cm血凝块。

妇科检查：外阴无殊，阴道通畅，血污，pH试纸检测示变色明显。后予"美罗培南"静滴，预防感染。现已孕15⁺周，阴道出血较前减少，色黑，质干，如药渣样；偶有下腹紧缩感，每日2～3次，程度不剧，无腹痛，无发热。体检：下腹膨隆，腹肌紧张，宫底脐下一横指，未及明显宫缩。

2017年3月30日辅助检查：C-反应蛋白<1mg/L。血常规：白细胞8.71×10⁹/L，降钙素原0.024ng/mL。生化常规：无殊。白带常规：清洁度Ⅱ级。阴道分泌物培养：阴性。

2017年4月7日血常规：白细胞7.10×10⁹/L，降钙素原0.025ng/mL。C-反应蛋白<1mg/L。2017年4月7日B超：单胎，胎儿双顶径32mm，股骨长17mm，羊水最深径约43mm，宫腔内妊娠囊左前方及下方可见范围约100mm×20mm×57mm的不规则液暗区，内可见少量絮状回声。宫颈长度约35mm。结论：宫内单胎存活（约15周），宫腔内液性暗区。

入院诊断：①胚胎移植术后；②先兆流产；③子宫腺肌症；④妊娠期甲状腺功能减退症；⑤胎膜早破？

治法：健脾固肾，清热止血。

病房代表方药：槲寄生15g，杜仲15g，升麻10g，白及10g，鹿角片10g，仙鹤草20g，荆芥炭10g，黄芩炭10g，地榆炭10g，紫苏梗10g，防风10g，莲房10g，龙骨30g，姜炭5g，椿根皮15g，三七片3g，淫羊藿10g，山茱萸10g。

首次会诊意见：2017年4月10日。病史已悉，阴道出血或暗，或略红，大便硬结如羊矢，口苦。舌淡红，苔薄白，脉细软。

治法：化瘀清热，益气安胎。

方药：大黄炭10g，三七（调冲）5g，苎麻根50g，莲房10g，桑叶15g，蒲黄炭10g，生白芍15g，艾叶炭6g，阿胶（烊冲）10g，太子参15g，生白术15g，糯米1撮，4剂。

铁皮枫斗晶，每次4包，每日2次冲服，益气滋阴。

二次会诊意见：2017年4月14日。药后排出较多凝血块，大便顺畅。B超复查：宫内液性暗区缩小至原来1/3（47mm×14mm×54mm）。舌淡红，苔薄白，脉细，较前有力。

方药：守上方，去桑叶；加荷叶蒂10g，南瓜蒂1枚，4剂。

三次会诊意见：2017年4月19日。今日下午阴道出血已止，大便正常，纳可，下肢抽筋。2017年4月17日辅助检查：血常规，白细胞7.76×10^9/L，降钙素原0.023ng/mL。C-反应蛋白<0.5mg/L。舌脉如上。

方药：守上方，改生白芍为炒白芍30g，4剂。

2017年4月22日B超检查：宫内见54mm×9mm×42mm的不规则液暗区，宫腔内妊娠囊下方另可见17mm×8mm的液暗区，内透声欠佳（提示宫颈管积液可能）。闭合的宫颈管长度约26mm。结论：宫内单胎存活（约18周），宫腔内液暗区。

四次会诊意见：阴道出血已基本控制，宫腔积血续减，宫颈长度26mm，无腹痛，无腰酸，大便顺畅，下肢抽筋，无宫缩。舌淡红，苔薄白，脉细软。

方药：别直参（调冲）6g，大黄炭6g，桑寄生15g，南瓜蒂1个，阿胶（烊冲）10g，苎麻根30g，生白术15g，荷叶蒂10g，炒白芍30g，炙甘草6g，糯米1撮，4剂。

2017年4月26日B超检查：宫内见56mm×7mm×40mm的液暗区，宫颈长度约39mm。结论：宫内单胎存活（约18$^+$周），宫腔积液。

五次会诊意见：腿抽筋消失，今日吃黄瓜、梨等食物后呕吐较剧烈，今阴道出血色淡。舌淡红，苔薄白，脉细滑。

方药：别直参（调冲）6g，大黄炭6g，仙鹤草15g，南瓜蒂1个，炒白术12g，鹿角胶（烊冲）10g，艾叶5g，荷叶蒂10g，糯米（炒黄）1撮，5剂。

六次会诊意见：2017年5月2日。阴道出血已净，带下色白，呕吐消失，腰部微酸。舌淡红，苔薄白，脉细滑。

方药：南瓜蒂1个，白术10g，当归6g，川芎5g，茯苓10g，泽泻10g，炒白芍15g，炒扁豆20g，炒山药15g，7剂。

七次会诊意见：2017年5月8日。患者诉腰酸，舌脉如上。

方药：守5月2日方，加金狗脊10g，杜仲10g，7剂。

2017年5月9日，病情稳定出院。

【释疑解惑】

1.学生问难：患者阴道出血2月未净，住院期间的中医治疗方案有何不妥？

老师解答：患者自胚胎移植后反复阴道出血，原来双胎妊娠，现一胎停育，排出2cm×2cm血凝块，血色黑。B超提示有较多宫腔积液，范围100mm×20mm×57mm，下腹膨隆，腹肌紧张。综上所述，属于瘀血积结胞宫无疑，故治疗原则当以活血化瘀为主。而病房的治疗原则是健脾固肾，清热止血。所开药物有寄生、杜仲、鹿角、淫羊藿、山茱萸、仙鹤草益肾安胎，荆芥炭、黄芩炭、地榆炭、椿根皮、姜炭、白及、龙骨收敛止血，升麻、防风升阳止血，三七、莲房化瘀止血。由于化瘀药味极少，三七用量又轻，在众多的补药之中，难以化动宫内瘀血，更不能排出瘀血。清代王清任在《医林改错》

少腹逐瘀汤条中说："将子宫内瘀血化净，小儿身长有容身之地，断不至再小产。"瘀血不去，新血不安，治疗没有抓住本质，故不能使病情逆转，延绵至今。

2.学生问难：在首次会诊之后老师是如何辨证，拟定治疗原则的？

老师解答：首次会诊时，除了确定胞宫瘀血积结之外，阴道出血或略红，大便硬结如羊矢，口苦，这是肠腑积热的现象。为何会出现此类现象？长期阴道出血，阴血渐亏，肠道失润；数月卧床，肠腑失运；经常使用抗生素，抑制宫缩药物，也使大便干结难解。此外，宫腔积血，导致妊娠的宫体更加增大，增大的子宫可使大便困难；相反，大便秘结，肠道积粪，也可影响宫内积血的排出，大便努责，又可引起子宫出血。由于病程日久，元气已虚，鉴于上述病情的综合分析，制定治疗原则为化瘀清热、益气安胎。

方以大黄炭为君，配伍三七、蒲黄炭、莲房以清热化瘀行瘀，诸药为动。重用苎麻根至50g，生白芍15g，桑叶15g凉血养血安胎，防止活血动胎太过；艾叶炭合阿胶，止血安胎；太子参合生白术、糯米益气安胎，以上诸药为静。

方中所用糯米，许多人不解，其实别有深意。我在《妇科用药400品历验心得》中说："米乃果腹之物，似与药遥不相及……《本草求真》说：'此虽常食之物，服之不甚有益，而一参以药投，则其力甚巨，未可等为泛常而忽视也。'"明代茅友芝《茅氏女科秘方》称："妊妇胎动痛异常……糯米加煎最效良。""妊妇欲产先晕闷……散中糯米必须增。"《景岳全书》泰山磐石饮中就有糯米一味。妊娠病使用糯米一味，借其黏补之性可以达到补益固胎作用。

3.学生问难：患者宫腔积液范围较大，老师使用大黄、三七、蒲黄之类泻下、活血药物，会不会引起堕胎？

老师解答：大黄、三七、蒲黄确实属于妊娠禁忌类药物，然而有是症，用是药，便不成为禁忌，反而成为安胎之药，但使用剂量必须掌握好。犹如胎寒之用附子、胎热之用石膏，皆去病以安胎。

我在《妇科用药400品历验心得》中说："用大黄治疗胎漏比较少见，多有投鼠忌器之感，然而对于瘀热阻滞胞宫引起者，可以与黄芩、桑叶、苎麻根配伍。"大黄炒炭，减其泻下之力，存化瘀清热之功。历代有一些使用蒲黄安胎的文献记载，宋代《太平圣惠方》槐子丸治疗妊娠月数未至，而似欲产，腹痛者。药有槐子一两，蒲黄一分。上件药，捣罗为末，炼蜜和丸，如梧桐子大，不计时候，以温酒下二十丸，以痛止为度。宋代《圣济总录》用蒲黄散治疗妊娠猝下血，令胎不安，脐腹撮痛。药有川芎和蒲黄。清代王清任《医林改错》用少腹逐瘀汤治疗"无故小产，常有连伤数胎者"，方中有蒲黄一味。蒲黄炒炭，则兼化瘀止血之性。明代万全《万氏妇人科》有一张治疗胎漏的止漏绝神丹，药有白术五钱，熟地黄一两，三七根末三钱，称"此方妙在三七根，乃止血神品，故奏效如响。"上面三药配伍和血安胎的莲房，共起清化宫内瘀血、排出体外的作用。

4.老师为何在第二次会诊时去桑叶，加荷叶蒂10g，南瓜蒂1枚？

二诊时已排出较多凝血块，B超发现宫内液性暗区缩小至原来1/3，大便顺畅，说明方证相符，诸症向愈。《素问·五常政大论》说："大毒治病，十去其六。"也就是说，使用峻猛的药物，只要使疾病祛除大半便可，穷寇莫追。这里的大毒，也包括妊娠期间使用的活血化瘀药物。由于患者宫内积血已去其大半，遵《黄帝内经》之训，应当注重安胎。去桑叶，免除凉血敛血，加荷叶蒂、南瓜蒂增添安胎之功。荷叶蒂一名荷鼻，味苦性平，《得配本草》称其："除恶血，留新血，初产者必需……烧研末，糯米泔调服，安胎。"可见荷叶蒂兼具化瘀与安胎于一身。《中国医学大辞典》称："凡瓜熟皆蒂落，惟南瓜蒂坚牢不脱，故保胎用之甚妙。"两药相互济用，堪称绝配。

5.学生问难：第四次会诊时，B超发现患者宫颈管长度约26mm，老师是通过什么方法予以解决的？

老师解答：中华医学会妇产科分会产科学组发表的《早产临床诊断与治疗指南（2014年版）》中将经阴道超声测量宫颈长度（cervical length,CL）推荐为早产高风险人群预测早产最重要的检查方法。妊娠16～23周经阴道超声测量宫颈长度＜30mm为异常。患者虽然妊娠月份不大，但突然出现宫颈长度缩短，提示有可能出现堕胎，因此应该予以充分重视。

妊娠非足月宫颈长度的缩短，其病机与阴挺大致相似，多属于气虚不摄所致。因宫内胞胎长大，胞宫无力收摄，胞胎下坠，宫颈松弛，以致缩短。治疗原则当以益气升提为主。我在方中加用别直参配伍炙甘草，起到补益中气的作用，而且疗效极佳，服药4剂，宫颈长度就恢复到39mm，转危为安。

6.学生问难：老师第五次会诊为何改阿胶为鹿角胶，改糯米炒用？

老师解答：之前使用阿胶补血止血，糯米健脾安胎，用药是正确的，因此阴道出血得以迅速控制。患者因误食黄瓜、梨等食物后，脾胃受寒，呕吐较剧，阴道再次出现少许淡红色血液。为了既达到安胎止血的目的，又进一步顾护脾胃的虚寒，换性平的阿胶为性温的鹿角胶，将糯米炒黄入药，更增加温胃和胃之功，用药之后呕吐消失，阴道出血也随之而消。

（高楚楚）

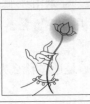

胎漏、妊娠痒疹

会诊一：2019年11月13日。周某，26岁。因"停经68天，阴道出血40余天，住院治疗未愈"要求会诊。

患者阴道出血40余天未净，量少，褐色；无腰痛，无腹痛，便秘4～5日一次。自服紫河车粉后上唇起疱疹，用姜粉涂抹后疱疹变大，直径约1cm，手上见汗湿疹，身上见痒疹。住院期间予以强的松片、羟氯喹片、达肝素钠注射液以及中药治疗：续断15g，桑寄生15g，杜仲15g，菟丝子15g，生白芍15g，太子参15g，黄芪15g，苎麻根15g，紫苏梗10g，白及10g，姜炭5g，艾叶6g，山药20g，生白术20g，竹茹9g，黄芩10g，未收疗效。

2019年10月22日子宫B超：宫内早孕（约7⁺周），宫腔内可见妊娠囊回声，大小38mm×17mm×31mm，壁光滑，规则；囊内可见胚芽回声，长约10m，可见原始心管搏动。子宫动脉血流正常。左子宫动脉峰值流速67cm/s，RI0.88，S/D8.57。右子宫动脉峰值流速61cm/s，舒张早晚期部分血流反向。2019年11月1日HCG 168705.0mIU/mL，E_2 2533pmol/L，P 134.200nmol/L。2019年11月12日子宫B超：宫内早孕（约10⁻周），宫腔内可见妊娠囊回声，大小47mm×38mm×63mm，壁光滑，规则；囊内可见胎儿回声，头臀长32m，胎心搏动规则。2019年11月8日性激素检测：HCG 186910.0mIU/mL，E_2 2389pmol/L，P 140.400nmol/L。2019年11月12日性激素检测：HCG 195705.0mIU/mL，E_2 2061pmol/L，P 119.300nmol/L。舌稍红，苔薄白，脉细软略滑。

学生诊断：胎漏，妊娠痒疹。

治法：安胎止血，疏风止痒。

方药：胶艾汤加味。川芎6g，当归9g，炒白芍10g，阿胶（烊冲）10g，生地黄15g，艾叶6g，甘草5g，防风10g，蝉蜕6g，刺蒺藜10g，5剂。

另：益母草100g水煎，外敷身上皮疹患处。

老师治法：清热疏风，滋肾止血。

方药：桑叶15g，木贼10g，荆芥10g，生地黄12g，炒栀子10g，墨旱莲30g，女贞子20g，蝉蜕6g，升麻10g，白鲜皮10g，生白术60g，2剂。

另：野菊花100g，分5日水煎，湿敷口唇。

会诊二：2019年11月15日。阴道出血已净，上唇疱疹改善，身上皮疹、药疹增多，便秘。舌稍红，苔薄白，脉细滑。

方药：桑叶15g，木贼10g，荆芥10g，蝉蜕6g，薄荷（后入）5g，牛蒡子12g，杏仁

10g，白鲜皮12g，地肤子12g，生地黄12g，生白术60g，黑芝麻60g，4剂。

另：蚕沙30g，益母草50g，4剂，水煎擦洗。

会诊三：2019年11月19日。上唇疱疹已除，皮疹消失，便秘改善，腰酸。舌稍红，苔薄白，脉细滑。

方药：菟丝子15g，杜仲12g，桑寄生15g，生白术15g，生山药15g，扁豆20g，党参15g，桑椹20g，覆盆子20g，枸杞20g，6剂。

会诊四：2019年11月25日。夜间多梦惊叫，腰酸，便秘改善，阴道极少淡咖啡色出血，黄带稍增，无阴痒。舌红，苔薄白，脉细。2019年11月22日B超检查：宫内单胎存活（12⁻周），胎心胎动可及，胎心率174次/分，胎儿双顶径17mm，顶臀径54mm，羊水最深前后径约33mm，胎盘附着于子宫左前侧壁，厚度12mm，成熟度0级，母体双侧附件区未见明显异常回声。子宫动脉血流检测：左子宫动脉舒张期有小切迹，动脉峰值流速116cm/s，R0.7，PI1.75，S/D3.38。右子宫动脉舒张期有小切迹，动脉峰值流速93cm/s，RI0.82，PI2.08，S/D5.55。胎儿NT 0.9m。

学生治法：升阳疏风，利湿止血。

方药：升阳除湿汤加减。

组成：甘草5g，陈皮6g，猪苓10g，泽泻10g，防风10g，建曲10g，升麻10g，柴胡10g，苍术9g，荆芥10g，4剂。

老师治法：宣郁清心，凉血止血。

方药：竹茹10g，银镯（代水）一只，炒栀子10g，淡豆豉10g，龙齿30g，酸枣仁30g，生地黄15g，桑叶10g，生白术50g，墨旱莲30g，4剂。

会诊五：2019年11月29日。惊梦已除，阴道出血减少，便秘，4天一解，舌脉如上。

方药：守上方，加木贼10g，地榆15g，3剂。

会诊六：2019年12月2日。阴道出血净已3天，带下量少，微黄，矢气多，便秘，2天一解。舌淡红，苔薄白，脉细滑。

方药：椿根皮15g，茵陈10g，决明子20g，女贞子30g，生白术50g，小麦30g，生地黄12g，萆薢10g，槟榔5g，大腹皮3g，4剂。

会诊七：2019年12月6日。无阴道出血，带多色白，大便每日一解，矢气除，舌脉如上。

方药：生白术50g，炒扁豆20g，生薏苡仁15g，芡实20g，小麦30g，金樱子12g，山药15g，椿根皮15g，萆薢10g，决明子15g，槟榔5g，4剂。

会诊八：2019年12月11日。无阴道出血，带不多，大便正常，食欲大增，口水多，舌脉如上。

方药：守上方，加苍术10g，5剂。

会诊九：2019年12月13日。口水续减，恶心，无呕吐。舌淡红，苔薄白，脉细滑。今日予出院。

【释疑解惑】

1.学生问难：患者妊娠出血40余天未净，又突发疱疹、痒疹，病因何在？

老师解答：患者出血40余天未净，褐暗色，是营分有热，大便秘结，热不得泻。身见痒疹，是卫分有热。营卫均热者，又自服紫河车粉、姜粉涂唇，实属火上浇油。细查住院所用之药又有姜炭、艾叶助火，更用参、芪益气，气有余便是火，虽用苎麻根、竹茹、白芍、黄芩清火，然杯水车薪，终无济于事。

血热引起的胎漏，大家可能都比较熟悉，而风热引起的妊娠出血，常常没有引起足够的重视，或者比较生疏。其实，风性善行，具有鼓动作用，风热除了引起皮肤瘙痒之外，对热血同样具有鼓动作用，于是火借风势，不可收拾。方中即使一味凉血，没有治理风热，也难以收到良好的效果。

2.学生问难：请老师介绍您的遣方用药之意？同时也指出我的用药不足。

老师解答：我的遣方用药分为内服和外用两部分。

内服部分旨在清疏风热，滋肾止血。其中，清血热止血的药物有生地黄、栀子；清风热的药物有桑叶、木贼、荆芥、蝉蜕、升麻、白鲜皮。当然，清风热的药物中也含有止血功效的药物，如桑叶、木贼、荆芥；滋肾止血的药物，有墨旱莲、女贞子；治疗便秘在该案十分重要，因为肠腑通畅，可以导热下泄，免除努责，可以减少出血，方中润便的药物有生地黄、女贞子、生白术。

外用部分旨在清热解毒，因为口唇的疱疹大多由于感染疱疹病毒引起。野菊花是一味清热解毒效果极好的药物，由于病发浅表，水煎湿敷口唇的局部用药，其药物的浓度更高，可以收到比内服更好的效果。

你的处方是胶艾汤加味，即胶艾汤改熟地黄为生地黄，加用疏风的防风、蝉蜕、刺蒺藜。胶艾汤本身就是一张偏于温性的方药，即使你改用生地黄，仍然无法纠正艾叶、当归、川芎的温热之性，从而难以起到凉血的作用；虽然你用了防风、蝉蜕、刺蒺藜以驱风，也均非清疏风热之品。全方既不能清血分之热，又不能疏肌肤风热，更何况方中没有考虑到解决便秘的问题，所以难以达到应有的效果。

3.学生问难：二诊患者为何皮疹突然增多？老师又是依据什么来改方的？

老师解答：二诊的时候，患者40多天未止的阴道出血终于停止了，上唇疱疹也得到改善，而身上的皮疹反而增多，便秘尚未缓解，舌稍红，这说明风热之势未能遏制，必须加大清疏风热的药物。除了上诊的桑叶、木贼、荆芥、蝉蜕、白鲜皮之外，又增加了薄荷、牛蒡子和地肤子，加用杏仁既可宣通肺气，又可润下大便。至于黑芝麻富含油脂，除可以润便之外，还是古代经常治疗皮肤瘾疹的一味药物。全方除了初诊的生地黄、生白术用于润便之外，又增添了牛蒡子、杏仁、黑芝麻以润肠通便。

二诊修改外用药物，以解决皮疹的问题，药用蚕沙、益母草水煎擦洗。蚕沙《别录》称其主"风痹，瘾疹"，是蚕食用桑叶产生的粪便，故有清疏风热作用，常用来外洗。益母草《本经》称益母草"主瘾疹痒，可作汤浴"。前者入卫分，后者入营分，可谓营卫同治。

4.学生问难：四诊患者多梦惊叫，又开始阴道出血，腰酸带黄，请老师介绍您的用药方意，同时指出我的用药不足。

老师解答：三诊时，患者上唇疱疹已愈，皮疹消失，便秘改善，诸症向好，但出现夜间梦惊，阴道出血，黄带稍增，因而转为需要解决的主要内容。

为何患者会出现惊梦？惊梦对临床有何影响？心主神，出现梦惊的机理，大多出于心火扰乱心神所致。患者除了上面说到的血热与风热之外，40多天的阴道出血不止，也可致心生烦闷，郁而生火，这就是五志化火。惊梦是一个引起孕妇阴道出血的原因，这在临床可以经常见到，包括梦交在内。所以治疗的原则应该是宣郁清心，凉血止血。方中生地黄、桑叶、生白术、墨旱莲的用法与前相同，其中栀子豉汤就是出自《伤寒论》宣郁除烦的药方。《药品化义》称竹茹"专清痰热，为宁神开郁佳品"，所以温胆汤用它，《经效产宝》常用于治疗胎漏。银器具有重镇安神的作用，同时具有较好的止血效果，也是《经效产宝》治疗胎漏的常用药。至于龙齿、酸枣仁均可以安神，龙齿还可以止血。在治疗过程中，随着惊梦的消除，阴道出血也就停止。带下是由于久病脾虚、不能制湿所致，故以健脾敛湿收功。

你的治疗原则是升阳疏风，利湿止血。升阳一法有悖于安神，这是肯定的。因为升阳属于动，而安神属于静，升阳药物只会导致树欲静而风不止的局面。你用利湿的方法治疗白带，而不是使用健脾的方法，也是欠妥当的。因为患者的带下是由于久病脾虚所致，渗利的药物或许诱发再次出血。

（高楚楚）

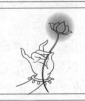

胎动不安

医案一

范某，31岁。患者因"胚胎移植术后17周，反复阴道出血伴腰酸2月余"入院。

体格检查：体温36.9℃；脉搏80次/分；呼吸18次/分；血压130/80mmHg。神清，精神可，甲状腺不肿，两肺呼吸音清、未及啰音，心律齐，未及病理性杂音。腹软，无压痛及反跳痛，两下肢不肿，神经系统检查无殊。舌质淡红，苔薄白，脉细滑。宫底脐下二横指，宫体质软，胎心157次/分，未及明显宫缩。

2017年12月6日辅助检查：妊娠（中晚孕）B超示子宫增大，宫腔内见一胎儿回声，胎头位于母体耻骨联合上方。双顶径39mm，股骨长23mm，羊水最深前后径约42mm。心率154次/分，胎动可见。胎头颅骨光环可见，胃泡可见，膀胱可见，脊柱及四肢长骨可见（不包括手指、足趾）。胎盘附着于子宫后壁，成熟度0级，其下缘距宫颈内口约28mm。宫颈管长约34mm，宫颈内口闭合。结论：宫内单胎存活（约17周）。

中医诊断：胎动不安。气血两虚证。西医诊断：①先兆流产。②胚胎移植术后。

会诊目的：患者现孕18⁺周，曾因"先兆流产、FET术后"住院，好转后出院。12月1日出现较多阴道暗红色出血，伴下腹隐痛不适，重新入院。予口服地屈孕酮片、静滴间苯三酚及氨甲苯酸针后，阴道出血减少，色咖啡，淋漓不净，腹痛仍存，阵发性，服用米雅BM片、麦滋林颗粒、午时茶颗粒、中药易方四次治疗，症状未见缓解，故请会诊。

末次中药：黄柏5g，生白芍30g，黄连3g，升麻10g，蒲公英10g，桑寄生15g，龙骨30g，炙甘草5g，砂仁3g，杜仲15g，太子参15g，苏梗10g，续断15g，菟丝子15g，黄芪15g，生白术20g，牡蛎30g。

会诊一：2017年12月16日。阴道出血16天未净，血色青黑，需用卫生巾；腹痛，小腹及腰部冷，便软而频。舌淡红，苔薄白，脉滑。

治法：温补脾肾安胎。

方药：鹿角胶（烊）10g，炮姜5g，淡附片3g，淫羊藿12g，仙茅10g，菟丝子12g，红参（调冲）10g，炒白术10g，3剂。

会诊二：2017年12月18日。阴道出血略减，用护垫，血色偶见红色；小腹腰冷稍减，大便软，日解一次，舌脉如上。

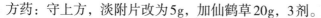

方药：守上方，淡附片改为5g，加仙鹤草20g，3剂。

会诊三：2017年12月21日。阴道出血减半，小腹腰冷明显减轻，大便成形，自觉精神改善，无腹痛，舌脉如上。

方药：守上方，淡附片改6g，红参改15g，4剂。

会诊四：2017年12月26日。阴道出血续减，小腹腰冷续见好转，大便成形，昨晚左少腹隐痛。舌淡红，苔薄白，脉细。

方药：小建中汤加味。桂枝6g，芍药12g，炙甘草6g，生姜3片，大枣6枚，饴糖（冲）30g，红参（调冲）15g，荆芥炭10g，仙鹤草20g，阿胶（烊冲）10g，3剂。

会诊五：2017年12月29日。阴道少许出血，色暗红，小腹冷。舌脉如上。

方药：温肾安胎汤（自拟方）。鹿角片10g，淫羊藿15g，山药15g，阿胶（烊冲）10g，巴戟肉12g，荆芥炭10g，仙鹤草20g，续断10g，菟丝子15g，桑寄生15g，莲房10g，杜仲10g，3剂。

会诊六：2018年1月2日。阴道少许咖啡色出血，小腹冷痛。舌淡红，苔薄白，脉细。

方药：温肾安胎汤加味。鹿角片10g，淫羊藿15g，山药15g，阿胶（烊冲）10g，巴戟肉12g，荆芥炭10g，仙鹤草20g，续断10g，菟丝子15g，桑寄生15g，莲房10g，杜仲10g，饴糖（冲）30g，红参（调冲）10g，3剂。

会诊七：2018年1月5日。阴道出血净，腰酸，小腹偶冷痛。舌淡红，苔薄白，脉细滑。

方药：守上方，4剂。

会诊八：2018年1月9日。无阴道出血。

【释疑解惑】

1.学生问难：患者为何反复阴道出血，久治不效？初诊老师是如何辨证得出治法"温补脾肾安胎"的？

老师解答：胎动不安患者，如果胚胎染色体异常，其治疗的结局是不良的，如果知道其原因，也是无须保胎的。此外，正常的胚胎出现难免流产时，其结局也是很难挽回的。但是，大部分胎动不安的患者，通过积极的治疗，可以收到良好的效果。

根据病史记录分析，此案治疗拖延日久未见起色的原因，是在辨证施治上出现了错误。

患者阴道出血16天未净，需用卫生巾，说明出血量不少，将有血脱不摄之兆；出血青黑，可以见诸于热证或者寒证患者；小腹及腰部冷，当属脾肾阳虚；大便软频，则属脾阳不振。结合诸症以及舌脉，血色青黑当属于寒证，而非热证。对于脾肾阳虚的妊娠出血，治疗的原则必须是温补脾肾。

但是遍阅病案记录，使用既有寿胎丸益肾，龙骨、牡蛎收敛，黄芪、太子参、白术、炙甘草益气，砂仁、苏梗调气，还有黄柏、黄连、蒲公英、生白芍、升麻寒凉药物清火。分析上方，益肾之力嫌轻，补脾之力不足，调气收敛当免，寒凉之品勿用，是一张漏洞百出的方药，所以久治不效。

《女科正宗》说："胎动宜行气，胎漏宜清热。"妊娠出血，历代都受到必须用药寒凉的影响，认为热药会动血，凉药可静血。该案就是犯了这样的错误。《素问·至真要大论》有"寒者热之，热者寒之"的治疗大则，一旦违背这一原则，背道而驰，寒者凉之，热者温之，则祸不旋踵。

2.学生问难：老师治疗后，患者出血、腰冷症状逐步好转，为何要逐步增加参、附剂量？

老师解答：我使用的附子剂量从3g开始，逐渐加至6g，一是投药问证，如果患者没有出现不良反应，甚至逐渐好转，说明用药对证；二是用药从寒凉转为温热，应该有一个适应的过程，否则会显得孟浪。红参从起始的10g递增至15g，也是相近的道理。我的用药没有一味寒凉之品，全是温热药物，一是专一，二是对证，故显效迅速。

3.学生问难：患者治疗后症状好转，四诊、五诊老师为何易方而治？

老师解答：治经三诊，阴道出血再减，腰腹冷好转，大便成形，疾病向痊，但出现少腹隐痛。《金匮要略·妇人杂病》称："妇人腹中痛，小建中汤主之。"吴鞠通的《温病条辨》有训："每殒胎五六月者，责之中焦不能荫胎，宜平日常服小建中汤。"我曾用此方治疗虚寒的胎动不安，一投辄效，此案转方再试，亦效。但毕竟桂、附、姜性辛温，久用恐积热过甚，为免矫枉过正，改用自己创制的温肾安胎汤治疗，以收全功。

（高楚楚）

医案二

初诊：2008年7月25日。翁某，35岁。

妊娠7个多月，5月28日行羊膜穿刺之后，阴道出血至今未净，血量少。无腰腹疼痛。舌淡红，苔薄腻，脉细。

学生诊断：胎漏（气血两虚型）。

治法：益气补血，固肾安胎。

方药：圣愈汤加味。当归9g，炒白芍10g，川芎6g，熟地黄10g，党参10g，黄芪15g，杜仲10g，续断10g，砂仁（后下）5g，阿胶（烊冲）10g，仙鹤草15g，3剂。

老师诊断：胎漏（血热脾虚型）。

治法：清热健脾。

方药：苎麻根50g，大枣10个，糯米100g，5剂。

先将苎麻根煎汤，去药渣，加大枣、糯米再共煮，待粥熟吃粥。

二诊：2008年7月31日。阴道出血未净，倦怠，舌脉如上。

方药：守上方，加太子参20g，5剂。煎法、服法同上。

三诊：2008年8月5日。阴道出血净已3天。

方药：守上方，续进5剂以善后。

【释疑解惑】

1.学生问难：羊膜穿刺的副作用有哪些？患者行羊膜穿刺后阴道出血，病因是否为外伤？

老师解答：该孕妇因高龄，为排除胎儿染色体异常行羊膜穿刺术。羊膜穿刺术是一种创伤性的手术，据报道，羊膜穿刺引起流产的风险在0.5%左右，还有1%～2%可能会发生阴道出血或羊膜渗漏，感染（绒毛膜羊膜炎）的发生率低于0.1%。患者羊膜穿刺之后，阴道流血持续不止将近2个月，阴道出血时间越久，引起宫内感染的概率越高，因此必须给予足够的重视。

因孕后不慎，跌仆闪挫，或登高持重，或劳力过度，使气血紊乱，冲任失调，不能载胎养胎，而致胎动不安的，均属于外伤。患者孕后并无异常，羊膜穿刺后出现少量阴道出血两月未净，且无其他症状。羊膜穿刺确为胎漏发生的唯一诱因，是一种外来因素，因此也属于外伤。

2.学生问难：患者反复阴道出血2个月，病久是否夹瘀？为何会出现舌苔薄腻？

老师解答：患者妊娠7个月，羊膜穿刺之后，阴道连续出血将近2个月，但并无下腹疼痛，也未见血块排出，因此可以排除夹瘀的可能。由于她遵照医嘱，一直卧床，未敢动弹。妊娠晚期本是气机壅遏，多痰多湿之时，加上长期卧床，脾运不健，易滋水湿之患。因此，出现舌苔薄腻并不足怪。如果任其发展，不加治疗，便会出现脘痞腹胀、大便溏软的现象。

3.学生问难：患者病情如此延久，老师怎么敢用食疗的方法来治疗？为何选用苎麻根、大枣、糯米？

老师解答：食疗治病由来已久，早在战国的《灵枢·五味》中已经出现。书中称："五色：黄色宜甘，青色宜酸，黑色宜咸，赤色宜苦，白色宜辛。凡此五者，各有所宜。五宜所言五色者：脾病者，宜食秔米饭，牛肉枣葵；心病者，宜食麦羊肉杏薤；肾病者，宜食大豆猪肉栗藿；肝病者，宜食麻犬肉李韭；肺病者，宜食黄黍鸡肉桃葱。"随着时间的推移，食疗的内容不断丰富，针对性也不断增强，配方不断合理，疗效也不断提高。因此，目前的食疗已经今非昔比了，确实可以用来治疗许多疾病，当然最多的还是用来作为疾病治愈后的康复。该患者虽经西医屡治未愈，因没有见到阴道出血增多、没有腹痛、没有羊水溢出、没有发热、没有胎死宫内的迹象，因此并不属于危重疾病，只能属于一般的胎漏，所以选用食疗并非意料之外的事情。轻病用轻药，重病用重药，无论内治、外治或食疗均是如此，这是我治病的一贯主张。

苎麻根味甘，性寒，它的性能古代本草中有不同的见解，或认为该药凉血止血，或认为该药泻热通利而下行。我则倾向于前者，对于血分有热的胎漏或胎动不安，苎麻根是首选，为君药。该案我选用苎麻根，还有预防长期出血引发宫内感染的含意。大枣味甘，性温，具有健脾作用，为臣药。脾统血，脾健则血固。再说，食疗方中加用大枣一味，可以起到纠味的作用。糯米味甘，性温，补益肺气，可协助大枣补益脾气，其性黏腻，有助于防止胎儿的殒落，为辅药。三味药物分工明确，共起清热健脾安胎之功。

4.学生问难：请老师分析一下我的方子，在本病治疗中能否取效？

老师解答：分解你的方药，是由《脉因证治》补益气血、和血的圣愈汤，再加《重订严氏济生方》益肾安胎的杜仲丸（杜仲、续断）和止血的阿胶、仙鹤草，以及行气化湿的砂仁组成。如果诸药组合，应该是清代《医宗金鉴》的加味圣愈汤（即圣愈汤加杜仲、续断、砂仁）加阿胶、仙鹤草组成。根据临床分析，患者虽属妊娠外伤损胎，但无腹痛，也没有排出瘀血，说明未成瘀阻；腰部不酸，说明肾气未损；人不疲乏，说明气血不虚。气血不虚又无瘀阻，使用既补气血又和血的圣愈汤，肾气未虚，使用益肾的杜仲丸，均存无的放矢之嫌。投药不确，药过病所，非但无益，反而有害。

（高楚楚）

医案三

初诊：2015年1月21日。林某，31岁。因"胚胎移植术后87天，阴道出血13天"就诊。

患者平素月经规则，初潮15岁，周期28天，经期7天，有痛经史。末次月经2014年9月9日来潮。2014年10月26日行胚胎移植术（冻胚），过程顺利，一直保胎治疗。2015年1月9日无明显诱因下出现阴道少量出血，色鲜红，伴下腹隐痛，无腰酸，至今未净，色转暗，量少。予地屈孕酮片口服，症状未见好转。近1个月来，咳嗽，痰少。既往有卵巢子宫内膜囊肿病史，移植前曾注射醋酸曲普瑞林针。生育史：0-0-0-0。1月13日B超检查：宫内单胎妊娠，胎儿双顶径23mm，股骨长9mm，胎儿颈项透明层检查正常，胎心搏动正常，羊水最大暗区39mm。甲状腺功能及肝功能均正常。抗甲状腺球蛋白2811IU/mL，抗甲状腺过氧化物酶49.58IU/mL。舌淡红，苔薄白，脉细滑。

学生诊断：胎动不安（脾肾亏虚）。

治法：补肾健脾，安胎止血。

方药：寿胎丸加减。菟丝子15g，续断10g，阿胶（烊冲）10g，桑寄生10g，炒白芍10g，当归6g，炙甘草5g，墨旱莲15g，仙鹤草10g，海螵蛸10g，乌梅10g，侧柏炭10g，7剂。

老师诊断：胎动不安（肾阳不足）。

治法：温肾安胎。

方药：温肾安胎汤（自拟方）。鹿角10g，淫羊藿10g，巴戟天10g，菟丝子12g，续断12g，杜仲12g，桑寄生12g，莲房10g，仙鹤草15g，山药15g，阿胶（烊冲）10g，荆芥炭10g，6剂。

保胎灵片，一次3片，一日3次口服。

二诊：2015年1月27日。阴道出血未净。妇科检查：外阴无殊，阴道通畅，分泌物糊状，深咖啡色，宫颈光滑，内诊未做。已排除宫颈出血可能。舌脉如上。

方药：南瓜蒂1枚，荷叶蒂10g，莲房10g，鹿角胶（烊冲）10g，杜仲10g，仙鹤草20g，防风10g，荆芥炭10g，菟丝子12g，太子参15g，糯米1撮，4剂。

三诊：2015年1月31日。服药期间，阴道出血停止2天，今又见少量咖啡色出血。

方药：守上方，加金狗脊10g，4剂。

四诊：2015年2月3日。阴道出血已净2天，腰倦。舌脉如上。续进上方3剂。

此后阴道未再出血。

【释疑解惑】

1.学生问难：老师初诊用的安胎汤为什么疗效不佳？二诊改方后为何可以收效？

老师解答：我初诊时用温肾安胎汤，此方由鹿角片、淫羊藿、巴戟天、菟丝子、续断、杜仲、桑寄生、莲房、仙鹤草、山药、阿胶、荆芥炭组成。方中虽然含有张锡纯的寿胎丸（菟丝子、续断、桑寄生、阿胶），但与寿胎丸迥然有别。因为加用了淫羊藿、巴载天、鹿角片三味性温的药物，使方药从补肾转向偏于温补肾阳。温肾安胎汤适用于妊娠阴道长期出血，血色暗黑或咖啡色的患者，但此案阴道出血刚刚由鲜红色变为暗红色，与长期出血色黑者不同，并无肾阳不足之象，因药证不符，故投之未效。

一诊不效，复诊立即改弦易辙，去温热的淫羊藿、巴戟天不用，改温燥的鹿角片为温润的鹿角胶，保留性平的杜仲、菟丝子、仙鹤草、莲房、荆芥炭不变，加健脾益气的太子参、糯米，佐升提止血的防风、荆芥炭，添安固胎元的南瓜蒂、荷叶蒂。由于药证相符，故用而有效。

2.学生问难：虽然老师首诊作用的温肾安胎法没有奏效，我想知道使用温肾安胎方法的机理。

老师解答：传统的安胎方法，均是通过治疗母病来达到安胎的目的，但这种疗法带有明显的局限性。唐代咎殷《经效产宝》提出："安胎有二法，因母病以动胎，但疗母疾，其胎自安。又缘胎有不坚，故致动以病母，但疗胎则母瘳。"其中虽有疗胎之议，却无疗胎之方。温肾安胎的治法除了顾及绝大多数孕妇肾虚因素之外，还顾及胚胎纯阳之体的属性，正是这一息阳气，维持了胚胎生生不止的蓬勃生机。如果胚胎没有生机，再努力保胎也无济于事。故温肾虽为养胎，实则即是安胎。临床上以见到胎动不安患者长期排出咖啡色、黯黑色血液为使用要点。如果此类患者没有使用温肾安胎的治疗方法，最终常常导致过期流产的发生。

3.学生问难：我和老师的治法大致一样，如果患者使用我的方药治疗，是否也能够起效？

老师解答：分析你的方药是寿胎丸安胎，加芍药甘草汤缓急止痛；仙鹤草、旱莲草补肾止血；海螵蛸、乌梅、侧柏炭收敛止血；当归补血养血，因其出血时长，日久易瘀，亦能祛瘀止血。总体来说，你的处方比较平稳，无甚偏颇，虽然未曾试用，或能获效。

（高楚楚）

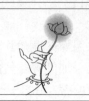

妊娠腹痛

李某，32岁。因"胚胎移植术后29天，阴道出血伴腹痛腰酸10天"于7月18日住院治疗。入院后予"地屈孕酮片、黄体酮针、安胎中药"等治疗，静滴"阿奇霉素针"预防宫内感染，阴道出血止。然而腹痛仍时有反复，部位不定，脐周、小腹、耻骨联合、腹股沟及外阴均有痛感，以抽痛为主。腹胀气，大便软，有肠鸣，无矢气。体检：神志清晰，精神正常，两肺呼吸音清，未及啰音，心律齐，未及病理性杂音，腹软，双侧下腹有压痛，神经系统检查无殊。2017年8月5日B超检查：宫内单胎存活（约9周，胎儿头臀长22mm，胎心规则）。生育史：0-0-7-0，2010～2011年曾人流2次，2013年自然流产2次，2014年宫外孕保守治疗1次、生化妊娠1次，2015年胎停药流后清宫1次。舌淡红，苔薄白，脉细涩。

入院诊断：妊娠腹痛（脾肾两虚型）。

入院治法：补肾健脾，清热安胎。

住院代表方药：桑寄生15g，杜仲15g，菟丝子15g，山药10g，黄芪15g，黄芩10g，莲房10g，淫羊藿10g，鹿角片10g，生白芍10g，炙甘草5g，桑叶9g，蒲公英15g，7剂。

患者腹痛症状反复，情绪较为紧张，故请求会诊。

首次会诊：2017年8月9日。病史如上，舌脉如上。

治法：行气，化湿，清热。

方药：荔枝5个，川楝子6g，炒白芍20g，炙甘草6g，薤白10g，厚朴6g，苍术10g，川连3g，木香6g，神曲10g，槟榔6g，3剂。

第二次会诊：2017年8月12日。进药一剂，腹痛即止。8月10日水泻3次，伴肠鸣腹痛，胀气，昨日腹泻已止。现小腹疼痛，腰痛，小便量少疼痛，胃脘不适，尿常规检查基本正常。舌淡红，苔薄白，脉细。

方药：黄芩汤加味。炒黄芩10g，炒白芍15g，炙甘草6g，大枣5g，厚朴6g，薤白10g，木香6g，石韦15g，苍术10g，莲房10g，3剂。

第三次会诊：2017年8月15日。药后大便转正常。吃2天桃子后，昨日大便溏频，现两侧少腹隐痛，无矢气。舌淡红，苔薄腻，脉沉细滑。

方药：十三太保方加莲房10g，薤白10g，神曲10g，3剂。

【释疑解惑】

1.学生问难：患者为何反复腹痛？病机为何？治疗原则是什么？

老师解答：患者腹痛的形式为抽痛，疼痛的部位不定，涉及脐周、小腹、耻骨联合、腹股沟及外阴，尤其伴随腹胀气、大便软、有肠鸣，从以上系列的临床症状来看，腹痛应该属于一种肠道疾病引起的症状，是没有疑问的。

这种肠道疾病引起反复腹痛、便溏的机理又是什么呢？其一，古人有无湿不成泻的箴言，便溏与腹泻仅仅存在程度上的差异，所以腹痛与内湿有关是肯定的；其二，古人又有疼痛部位固定不移的多属于瘀，疼痛部位游走不定的多属于气，加以患者有胀气、肠鸣的现象，所以腹痛与气机不利有关，也是显而易见的；其三，疼痛性质是抽痛，而非单纯的胀痛，所以除了湿阻气滞之外，还夹杂了一点热的因素。由于患者发病与湿热气阻有关，所以其治疗原则应是行气、化湿与清热。

2.学生问难：住院期间的诊断与治疗是否正确？

老师解答：住院期间的诊断显然并没有将其作为湿热气阻引起的一种肠道疾病来看待，而是当作脾肾两虚的胎动不安兼有内热来治疗，所以会在大队补益脾肾药物的基础上，加上黄芩、桑叶、蒲公英。补益脾肾类药物本来就与湿热气阻引起的腹痛格格不入，而在治疗上又当清未清、当行未行、当利未利，致使腹痛缠绵难愈。至于三味凉药，除了黄芩之外，另外两味药物也均与肠道湿热气阻无关。统观全方，没有一味燥湿或行气的药物。湿不去，气不行，热难清，所以屡治无功，也就不足为奇了。

3.学生问难：老师是如何治疗气滞湿热腹痛的？

老师解答：气滞是该案诸多症状的主要诱因，所以行气也是该案治疗的重点。方中以荔枝为引，其壳、核均入药。荔枝性温，入足厥阴经，理气止痛，性甚平和。荔枝肉味甘，性温，功能补益肝脾。但凡孕妇的气滞腹痛轻症，我都会使用此药。川楝子味苦，性寒，归肝、胃经，可行气止痛；炒白芍柔肝养脾，配伍甘草缓急止痛；薤白通阳化滞，为仲师所喜用。《伤寒论》四逆散条文中说："泄利下重者，先以水五升，煮薤白三升，煮取三升，去滓，以散三方寸匕，内汤中，煮取一升半，分温再服。"可见薤白是"治泄痢下重，能泄下焦阳明气滞"（东垣语）的药物。厚朴、苍术燥湿行气，为治疗湿阻气滞腹痛腹泻的平胃散主药；神曲、槟榔消食行气导滞；川连、木香清理湿热，调气止痛。诸药以调理气机为主，燥湿健脾次之，清热又次之，次第分明。药仅一剂，腹痛立消，淹滞之疾，一朝得除。复诊腹痛缓解，便少尿痛，胃脘不适，故去荔枝、金铃子、槟榔等行气导滞之品，改苦寒的黄连为力缓的炒黄芩，加大枣，构成了《伤寒论》中清热扶正，治疗"太阳与少阳合病，自下利者"的黄芩汤（黄芩、白芍、炙甘草、大枣）；加石韦清热利尿，通淋止痛；加莲房和血安胎，以杜不测。三诊后诸疾愈，只因饮食不当，又见反复，可谓一波三折。虽则如此，但原先病邪式微，湿热气阻已不成大碍，转以安胎为重，故以《增补内经拾遗方论》中的十三太保方加莲房和血安胎，薤白调气安胎，神曲健脾助运。

（高楚楚）

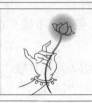

子 嗽

初诊：2017年7月4日。陈某，25岁。

因"停经78天，咳嗽伴呕吐12天"于6月27日起在我院住院。咳嗽时作，夜间转多，影响睡眠，无发热，痰少色白，难咳出。体检：神志清，精神可；两肺呼吸音清，未及啰音；心律齐，未及病理性杂音；腹软，无压痛及反跳痛；神经系统检查无殊。2017年7月4日B超检查：胎儿双顶径20mm，股骨长6mm，胎心胎动规则，心率158次/分，羊水中等量，胎儿颈项透明层检查值1.5mm。结论：宫内单胎存活（12周）。入院后予"板蓝根颗粒"及"银翘散加减"治疗，咳嗽症状未见缓解，故请求会诊。舌淡红，苔薄白，脉细滑。

住院诊断：子嗽（风热犯肺型）。

治法：辛凉解表，清热解毒。

方药：金银花10g，连翘10g，陈皮6g，生甘草5g，姜半夏6g，茯苓10g，浙贝母10g，砂仁（冲）3g，玄参9g，苦杏仁10g，桔梗6g，首乌藤20g，山药10g，木蝴蝶6g，牛蒡子9g。

首次会诊：2017年7月3日。患者咳嗽咽痒，夜间尤甚，痰不多难咳，大便溏软。舌淡红，苔薄白，脉细滑。

诊断：子嗽（痰湿阻肺型）。

治法：燥湿化痰，利咽止咳。

方药：平胃散合茯苓杏仁甘草汤加味。苍术10g，厚朴10g，陈皮10g，炙甘草6g，茯苓10g，杏仁10g，桔梗5g，僵蚕10g，百部10g，3剂。

第二次会诊：2017年7月6日。咳嗽明显减轻，可以安睡，呕吐酸水，便软。舌脉如上。

方药：平胃散合二陈汤加瓦楞子30g，前胡10g，百部10g，5剂。

【释疑解惑】

1.学生问难：妊娠咳嗽为何难治？应当注意什么？

老师解答：肺为娇脏，难容纤疴。咳嗽为肺脏病变中最常见的症状，顽固的咳嗽是临床医生的棘手问题。温州的民谚"医药先生最怕嗽"印证了这一事实。《女科百问》有云："妊娠而嗽者，谓之子嗽，久而不已则伤胎。"故对妊娠咳嗽的治疗又多了一分紧迫感。胎气上逆，胃失和降，痰湿阻滞，又增添了和通常咳嗽有所不同的发病机制。现代医学认为，妊娠期间女性氧气消耗较平时增加20%，潮气容积增加60%，只要有些微感染，其恢复能力亦较常人慢。孕早期不宜行具有放射性的X线及CT等仪器检查，这影响了临床诊断的准确性，也常遗误治疗。肺气宜降，一旦失降，便发咳逆之症。肺为贮痰之器，脾为生痰之源。咳嗽病位虽然在肺，而痰湿所生病源在脾。由于妊娠恶阻，胃失和降，痰湿中生；又由于胎气上逆，夹痰上行，壅塞肺气，致使咳嗽易患而难愈。在临床上只要我们把握住痰、气这个关，治疗妊娠咳嗽则思过半矣！

2.学生问难：患者的咳嗽因何而来，入院后用药是否不妥？应当如何辨证治疗？

老师解答：从患者的现病史看，既无发热畏寒，又无鼻塞流涕，也无咽喉疼痛，似乎没有发现咳嗽与外感相关。或许入院之前曾经有过类似的症状，因为入院之前她已经咳嗽了12天了，但在入院后的病史记录中并没有提供与外感相应的症状。也就是说，即使患者的咳嗽起因于外感，到了入院时也已经时过境迁了。入院用药一周，所投的板蓝根颗粒及银翘散加减，均是针对风热感冒的药物，结果如水浇脚背，毫无效果，这就提示当时在辨证上出现了偏差。有是证，用是药，才是我们辨证论治的灵魂。

仔细研究患者的临床表现不难发现，咳嗽呕吐，痰少难咳，属于一种痰湿阻肺，胃气上逆的表现；咽痒夜咳尤甚，属于冲气上逆，窒碍咽喉之症；大便溏软，则属于湿注大肠。

3.学生问难：既然老师否定了病房的方药，老师对该案的治疗有何独到经验？为何要加用僵蚕一味？

老师解答：由于我对该案的辨证是痰湿阻肺，因此，我的治疗原则是燥湿化痰、利咽止咳。燥湿化痰的常用方剂有二陈汤和平胃散，我两方合用，相互襄佐。虽则如此，此两方大同之中还存小异，分清这一点，是有好处的。陈皮、甘草是二方俱具。二陈汤中有茯苓一味，具健脾渗湿的作用；平胃散中有一味苍术，具燥湿健脾的作用。两药相比，前者长于健脾，后者长于燥湿。二陈汤中有半夏一味，具燥湿化痰和胃作用；平胃散中有厚朴一味，具行气燥湿、降逆平喘作用。两药相比，前者长于和胃止呕，后者长于行气降逆。二陈汤和平胃散相比较，二陈汤偏于健脾和胃；平胃散偏于燥湿降逆。若患者两方面的问题均存在，就合方而治。

茯苓杏仁甘草汤是《金匮要略》治疗痰湿内阻，肺失肃降之"胸痹，胸中气塞，短气"的方剂，虽然书中并非作为一张治疗咳嗽的方剂提出，但从其药物组成来看，分明是一张可以化痰止咳的药方，我在临床实践中发现，用该方来化痰止咳，疗效颇佳。茯苓杏仁甘草汤与平胃散、二陈汤比较，则突出了止咳的作用。虽集三方，药味却寥寥，但其效甚宏。

方中加用桔梗与百部，既可利咽，又可止咳。

咽喉为肺之上关，肺关不利，常常导致咳嗽不止，成为久咳的重要原因。因此，治疗咳嗽时，一定要注意咽喉状况。患者有明显的咽痒夜甚现象，说明存在肺关不利的因素。因此，在治疗时必须佐以化痰利咽的药物，灵验之药就是僵蚕。

（高楚楚）

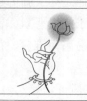

子　悬

医案一

初诊：2015年6月8日。谭某，34岁。"停经61天，胸闷气短2天"就诊。

患者平素月经规则，现停经61天，无明显诱因下出现胸闷气短，常深呼吸，作仰息状。辅助检查：血 E_2 3621pmol/L，P 62.66nmol/L，HCG 57791 U/L，D-二聚体 0.69mg/L。舌淡红，苔薄白，脉细。

学生诊断：子悬（胎热型）。

治法：理气化痰，清热养阴。

方药：小麦30g，甘草5g，大枣6个，竹茹10g，炒枳壳6g，半夏10g，茯苓10g，麦门冬12g，北沙参12g，紫苏梗10g，阿胶（烊冲）10g，3剂。

老师诊断：子悬（肾不纳气型）。

方药：胡桃仁30g，枸杞子30g，桑椹30g，柏子仁30g，酸枣仁30g，小麦30g，沉香（冲）5g，苏梗10g，4剂。

二诊：2008年1月6日。夜寐呼吸困难症状已除，睡眠转佳，小腹阵痛，矢气难。舌淡红，苔薄白，脉细滑。

方药：守上方，加小麦至45g，4剂。

【释疑解惑】

1.学生问难：什么是子悬？病因、病机如何？通常子悬多发生于妊娠的哪个时期？

老师解答：子悬是指以妊娠中晚期孕妇自觉胸胁胀满、呼吸喘促、烦躁不安为主要表现的疾病。病名出自宋代许叔微的《普济本事方》，书中记载："妊娠胎气不和，怀胎近上，胀满疼痛，谓之子悬。"多因肝郁、脾虚、胎热、胎寒使气血不和，胎气上逆所致。

子悬通常多发病于妊娠的中晚期，因为那时胎儿已经长大，子宫底向上抬高，压迫腹腔中的脏腑，使之机括不灵，极易气机失调，导致子悬的发生。如明代李梴就在《医学入门》中提出"妇孕四五个月"的发病时间。此案发病于妊娠42天，属于妊娠早期，是十分罕见的，这只能是因人而异吧。因为某些人先天气机运行的能力就弱，一遇特殊情况，即会发病。

2.学生问难：老师对该患者是如何进行分析、治疗的？

老师解答：教科书中的子悬多从肝郁、脾虚立论，如刘敏如主编的《中医妇产科学》便是如此。个别书籍还加胎热和胎寒两型，如黄绳武主编的《中国医学百科全书·中医妇科学》即是。以肾不纳气立论的并未见到。

此案呼吸困难，难以平卧，只能起坐入寐，病关乎肺、肾。中医论理是肺主呼气，肾主纳气。若风邪外束，首先犯肺，呼吸困难，重责在肺；若无外感而见呼吸困难，则多责在肾。古人认为，肾无实证。肾失摄纳，肾气虚是本质，故治疗补肾为主，且必不可少。方中有胡桃肉、五味子、枸杞子、补骨脂、山茱萸、益智仁均具补肾之功，其中的胡桃仁、五味子还具有收敛纳气，故我将胡桃仁作为此方的主药。过去我曾经用胡桃肉与蛤蚧、人参配伍，治疗肾气虚的哮喘，疗效非常好。此外，清代冯兆张的《冯氏锦囊秘录》称"沉香，补肾顺气"，具有良好的温肾纳气平喘作用；苏梗顺肺宽胸，在一队益肾药物中，治肺者仅此两味，用量也不多，说明治肺在此案中为次。苏梗与沉香相伍，一降一开，正合肺开肾降之意，妙趣横生。寐浅易醒，其病在心，用柏子仁、酸枣仁与小麦配伍，以养心安神；大便秘结，病在大肠，柏子仁、酸枣仁、胡桃仁、枸杞子、桑椹、小麦除了宁心益肾之外，均有润肠通便的作用。一药多用，是最好的遣药方式，正如王孟英所说的"不但药贵精而不贵多，并不贵贵也"。

3. 学生问难：柏子仁、酸枣仁有宁心、安神、润肠的作用，可否改用甘麦大枣汤加味？

老师解答：《素问·藏气法时论》说"肝苦急，急食甘以缓之"，甘草、大枣味甘，能补脾胃缓急；《灵枢·五味》有"心病者，宜食麦"。甘麦大枣汤是缓急之剂，故可以治疗情绪焦躁的脏躁。当然，独味大剂量的大枣或小麦，也具有润下大便的作用，但通常不与甘草为伍。柏子仁、酸枣仁与甘麦大枣汤比较，安神方面前者更强，调理情志方面后者为优。

4. 学生问难：二诊时，患者小腹阵痛、矢气难，老师再加小麦至45g，不易理解？临床中小麦一般用量和最大用量是多少？大便秘结的治疗对于子悬重要吗？

老师解答：二诊时患者小腹阵痛，矢气难，大便仍是秘结，说明系腑气不通作祟。小麦通常用于养心，大剂量时有润肠作用，常用剂量是30g。对于妊娠便秘患者，小麦可以用到60g，由于它是粮食，十分安全。这一经验我在《妇科用药400品历验心得》一书中已经谈到。

大便秘结的治疗对于子悬来说，确实太重要了。虽然患者病起于肾不纳气，但最终导致肺气不降。肺与大肠相表里，肺气不通，会使大便不畅；大便阻结，也会导致肺气不降。互为因果。民间有"大便一通，百病轻松"的说法，这也适合于子悬的治疗。

5. 学生问难：老师用枸杞子、桑椹量很大，有特殊意图吗？

老师解答：枸杞子和桑椹用量大，一是为了补肾，肾健则气纳，可解呼吸困难之厄。肾位在下，非重用则难能直达病所。二是为了润便，用量不大，润便无功。其实本草中很少提及用枸杞子、桑椹来润便，但是两药均在"使用注意"栏中提及便软者慎用，那是因为服用过量之后常会使大便变软。读书时常要反其意而用之，将书中的"慎用"，作为我们使用的依据。中医有"增水行舟"的说法，这便是运用的实例。

6. 学生问难：沉香降气，苏梗理气，如果改用旋覆花、代赭石效果又会如何？

老师解答：苏梗配沉香可以开肺气、纳肾气，具有开阖之功，还可以和胃；旋覆花合代赭石，只降不开，通常只是用于噫气不除。噫气者，出于胃，与肺、肾无关。因此旋覆花、代赭石是不能取代沉香、苏梗的。

7. 学生问难：在老师的方中很少用甘草调和、补中、解毒，而我却经常会用到，应该注意什么？

老师解答："甘草帖帖有份"，这是温州民谚，说明甘草的临床使用十分广泛。虽然如此，甘草还是不能滥用。甘草主要用于调和与解毒，这一点容易理解。我曾用《伤寒论》的甘草汤（单味生甘草6g）治愈妊娠40天，咽喉不利疼痛3天的患者，这便是甘草的解毒作用。补中是补什么？即补益脾胃。我的一位先生曾告诉我一句医界俚语："医药医到老，六味（指六味地黄汤）加甘草。"意指从医虽久而药理不明。甘草通常是不与益肾的方药配伍为用的。此外，不择病机地使用甘草，会出现不该缓而缓之，从而影响疗效；甘能满中也是甘草的副作用之一，值得注意。

你的辨证是胎热，治疗的原则却是理气化痰、清热养阴，选用的方剂又是甘麦大枣汤和温胆汤加减。该案除大便秘结之外，没有任何热象，而大便秘结也只能从肠燥来理解。再说治法，其实"理气化痰，清热养阴"两法有时很难统一得好。因为养阴（北沙参、麦门冬、阿胶）有助于生湿而碍于化痰；化痰（竹茹、枳壳、半夏、茯苓、紫苏梗）有利于祛湿而碍于养阴。何况患者并没有痰的迹象。纵观全方，理法方药并未环环相扣。但主要的失误，还是离开了补肾纳气的治疗原则。

（胡慧娟）

医案二

初诊：2017年10月19日。郑某，31岁。因"孕7月余，呼吸困难3月"就诊。

患者3个月来自觉呼吸困难，胸闷，每需抬肩深吸气，天突内陷，鼻翼外搧，影响睡眠，吸氧2次并未解决，呼吸困难。面部皮肤脱屑，口渴。舌淡红，苔薄白，脉细滑。

学生诊断：脏躁（营血亏虚）。

治法：益气补血。

方药：甘麦大枣汤加味。炙甘草6g，浮小麦30g，大枣6枚，五味子10g，党参15g，黄芪15g，4剂。

老师诊断：子悬（肾不纳气）。

治法：补气阴，纳肾气。

方药：生晒参（调冲）6g，麦门冬10g，五味子6g，胡桃肉（杵冲）30g，沉香（冲）1g，蛤蚧（尾研吞，余入煎）1只，山茱萸12g，杜仲10g，枸杞子10g，2剂。

二诊：2017年10月21日。因自行将生晒参泡服，诸症没有缓解。今B超检查：宫内单活胎，如孕32周。测脐动脉S/D 2.91，羊水指数201mm，胎盘下缘距离宫内口＞30mm。

方药：守上方，生晒参改为10g，山茱萸改为20g，枸杞子改为15g，3剂。

三诊：2017年10月25日。自觉呼吸困难减轻，深吸气频率减少。舌淡红，苔薄白，脉细滑。

方药：生晒参（调冲）12g，麦门冬10g，五味子9g，胡桃肉（杵冲）30g，沉香（冲）1g，蛤蚧（尾研吞，余入煎）1只，山茱萸20g，枸杞子15g，覆盆子15g，3剂。

四诊：2017年10月28日。症状明显好转，正常呼吸5～6次，才深呼吸一次，纳可，大便稍软，泛酸。舌脉如上。

方药：守上方，生晒参加至15g，五味子加至12g，加炒白术12g，4剂。

【释疑解惑】

1.学生问难：所有的教材均未曾出现因肾不纳气的子悬病机，老师是如何分析总结的？

老师解答：教材只是总结前人经验的书本，唯求常见，难求全面，不能作为定论，更不是不可逾越的雷池，因此教材的不同版本内容是要不断修订的。

我们先从理论上探讨为何肾气虚会引起子悬？肾主生殖，指的是肾气的强弱影响一个人是否具备生育能力，以及受孕之后是否可以继续顺利妊娠，直至分娩。妇女妊娠之后，常常出现腰痛、胎漏，甚至堕胎的现象，为什么呢？这是因为妊娠之后，肾要输送精气于胞胎，这便是子盗母气。如果孕妇妊娠之前就存在肾气不足，或者妊娠之后过度消耗肾气，一旦没有得到及时的补充，就会出现肾气虚的表现。肾虚除了腰痛、胎漏、堕胎之外，也会影响肾的其他功能。中医认为，肺主呼气，肾主纳气。一旦肾虚而不能受纳从肺吸入的气，便会出现呼气正常、吸气困难、胸胁胀满的症状，这就产生了子悬。

2.学生问难：既然患者呼吸困难，吸氧为何不能缓解？

老师解答：本病在临床不算多见，因其呼吸困难，病状似喘，故许多医生采用治喘的方法治疗子悬——吸氧。

支气管哮喘是由于患者呼气时支气管痉挛所引起，故呼气困难的同时会出现哮鸣音，其最基本的治疗方法就是给氧，以提高肺泡氧浓度和血氧饱和度。子悬患者正好相反，出现胸闷，每需抬肩深吸气，天突深陷，又无哮鸣音，如此深度呼吸，过度的气体交换，肺泡氧浓度和血氧饱和度大都是正常的，所以再给予吸氧也无济于事。

3.学生问难：老师是如何拟方、用药治疗该例子悬病患的？

老师解答：呼吸之疾关乎肺、肾。肺司呼吸，呼吸疾病大都与肺关联。肺主皮毛，患者面部皮肤脱屑，口渴，为肺之气阴不足所致。而患者子悬非同一般，呼吸困难，胸闷，抬肩深吸气，出现《内经》所谓的"肩息"，为病之重者。肩息者，病之标在肺，病之根在肾，为肾虚失纳所致。

我的处方包括三张方药：生脉散（人参、麦门冬、五味子）、参蛤散（人参、蛤蚧）、人参胡桃汤（人参、胡桃、生姜）。生脉散是补益肺之气阴之名方，参蛤散、人参胡桃汤是补肺肾纳气的专方。方中虽已有五味子、蛤蚧、胡桃仁益肾纳气，但仍显益肾药力不宏，故再加益肾酸收的山茱萸、覆盆子纳敛，更添杜仲、枸杞子补益肾气。沉香是一味温肾降气之力甚强的药物，与上药同用，则起画龙点睛之功。

患者二诊没有出现效果，是因为患者没有将生晒参调服，和处方中生晒参、山茱萸、枸杞子的剂量不足有关。随着逐诊生晒参、山茱萸、枸杞子剂量的加重，再添加覆盆子，患者的症状也随之减轻。对于妊娠期间的疾病，如果需要滋补，最好不要瞬间过量使用，以免壅滞致病，而递增加量的方法比较可取。方中蛤蚧的用法，通常是去头足，尾部研吞。其实蛤蚧的头足照样可以入药，弃而不用，导致药源浪费。其次，沉香一药也不可入煎，以免芳馨耗散而影响疗效。

最后也谈谈你的诊疗方案。你的诊断是脏躁，辨证为营血亏虚，按理治疗应为补血或养血，但你的治疗却是益气补血，显然有所偏离。你开的药方是甘麦大枣汤加五味、参、芪，也与营血亏虚不符。医生在诊疗过程中都要做到环环相扣，不能脱节，这能体现医生的医疗水平，也是医生能够治好疾病的重要前提。

（高楚楚）

子 烦

初诊：2006年5月12日。金某，28岁。

妊娠41天，莫名其妙出现心烦性躁一周，小腹阵痛10天，乳房胀痛，恶心轻微，无呕吐，偶有泛酸，口苦，不欲饮，纳可，二便正常。5月8日月经未潮时，曾自服益母草颗粒一次。血β−绒毛膜促性腺激素1369.94mIU/mL。舌淡红，苔薄白，脉细滑。

学生诊断：子烦（肝郁化火）。

治法：疏肝泻火，清心除烦。

方药：柴胡疏肝散加减。柴胡10g，炒白芍10g，炙甘草5g，香附10g，陈皮6g，防风10g，竹茹10g，黄芩10g，7剂。

老师治法：养心清热，调气除烦。

方药：百合鸡子汤合栀子豉汤加味。百合15g，鸡子黄（打冲）1枚，炒栀子10g，淡豆豉10g，木蝴蝶4g，佛手10g，甘松10g，预知子10g，4剂。

二诊：2006年5月15日。服药之后，心烦性躁已除，脐周隐痛，大便今软，矢气，喷嚏身冷，鼻息热，咽痛口苦，舌脉如上。

治法：清热疏风解表。

方药：栀子豉汤合桔梗汤加味。炒栀子10g，淡豆豉10g，桔梗5g，生甘草5g，槟榔5g，荆芥10g，木蝴蝶4g，葱白4条，3剂。

【释疑解惑】

1.学生问难："子烦"一词出于何时？孕期为何会出现莫名烦躁的子烦？子烦的治疗原则是什么？

老师解答："子烦"出自南北朝姚僧垣《集验方》，书中记载："妊身恒苦烦闷者，此子烦也。治之方：时时服竹沥，随多少，良。"子烦又称为子躁、子烦不安、妊妇烦、妊娠烦躁、妊娠虚烦懊热、胎烦、胎中心烦。

《本草纲目》称："女子，阴类也，以血为主。"受孕之后，阴血下聚，以奉养胎儿，心乏血养，心阴不足，心火偏亢，出现子烦。这是子烦发病的主要原因。妊娠脾运失司，易聚湿生痰，痰郁化火，发为子烦。此外，妊娠肝郁化火亦发子烦，但较为少见。"烦"字从"火"旁，故任何一种子烦无不与火相关。所以万全说："子烦之证，皆属于热，有虚有实。"因此，子烦的治疗离不开清热。根据不同的证型，分为养阴清热、化痰清热和疏肝清热。子烦可以单独发生，也可以与其他疾病同时发生，后者的治疗，兼顾即可。

2.学生问难：根据患者莫名心烦、乳胀腹痛、泛酸口苦等症状，我辨证为"肝郁化火"型，与老师的辨证大相径庭，这是为何？

老师解答：子烦属于肝郁化火者为实证，属于阴虚内热者为虚证。通常，子烦大都属于心阴不足，心火偏旺，所以治疗可以从此着手，除非它有典型的痰火症状或肝火症状。该患者的临床表现确实与肝郁化火的证型相似，但肝郁化火者多因七情郁结、气闷而烦导致，常见躁动不安、胸胁胀痛、口渴喜饮、舌红、脉弦。而患者并无上述病因、症状，故可以排除。如属痰火者，常见形体肥胖、胸胁胀闷、头眩心悸胆怯或恶心呕吐痰涎、苔黄腻、脉滑数。患者亦无上述症状，故亦可以排除。我以心阴不足，心火偏旺来治疗。那么乳房胀痛的症状又如何解释呢？其实，它是一个兼症，是患者同时兼有肝气郁结的因素，但不至于到了肝郁化火的程度。

3.学生问难：老师为何用百合鸡子汤合栀子豉汤治疗本病？我的用方错在哪里？

老师解答：百合鸡子汤是《金匮要略》中"治百合病，误吐之后，虚烦不安"的方剂。百合病其实是一种热病后余热未清的疾病，方中百合味甘、微苦，微寒，归心、肺经；功能养阴润肺，清心安神。鸡子黄味甘，性平；功能滋阴润燥，养血息风。两药组合，可以润养心阴，清降虚火。栀子豉汤是《伤寒论》中"治伤寒汗吐下后，余热郁于胸膈，身热懊恼，虚烦不得眠"的方剂。方中栀子清热泻火，淡豆豉宣郁除烦。两张均是消除虚烦的方剂，前者偏重于滋阴，后者偏重于泻火、宣郁。由于患者还有肝气郁结的症状，加木蝴蝶、预知子疏肝和胃，佛手、甘松理气止痛。所有这些疏理肝气的药物，必须遵循一条原则，即行而不燥，譬如香附、青皮之类则不宜使用。方无大补，旨在救阴，滋阴药中佐以理气药，动静相宜，气助阴液得行，津施郁火能熄，四剂后子烦均除。

你的处方是柴胡疏肝散加减，柴胡疏肝散纯粹是一张疏理肝气的方药，既不清热，又无养阴，背离了子烦清火的原则。既然患者属于肝经郁火证型，选用丹栀逍遥散倒比较符合。虽然你在方中加用了竹茹与黄芩，似乎又近清化痰热之嫌。如果依你的处方用药，该养阴者却疏理肝气，该清虚火者却泻实火，必使阴分重虚而不得恢复，是犯了虚虚之戒，是临床大忌，慎之！慎之！

（高楚楚）

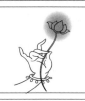

妊娠期眼压增高

万某，35岁。早孕在门诊服用安胎汤，但服药之后出现剧烈头痛，不得不停止服药。再次服药，又出现类似情况。经西医眼科检查发现，左眼眼压升高，最高眼压达60mmHg，开始使用"派立明""沐利汀""美开朗"对症治疗。

会诊时，眼压15～16mmHg，但视物稍模糊，似隔翳障，眼中黏稠感明显，眼泪较多。胃纳可，夜寐安，小便调，大便结，口干口苦。舌稍红，苔薄腻，脉细弦。

学生诊断：内障（肝热夹湿）。

治法：平肝祛湿，疏风明目。

方药：羚羊角散（《张氏医通》）加减。羚羊角（调冲）30g，黄芩10g，决明子10g，车前子（包）15g，升麻10g，防风10g，玄明粉（冲）15g，菊花15g，枸杞子15g，5剂。

会诊一：2019年7月26日。病史如上，舌脉同上。

老师诊断：青盲（肝经郁热，水血不利）？

治法：清肝明目，活血利水。

方药：菊花10g，决明子10g，龙胆9g，茯苓皮30g，车前子12g，秦皮10g，牡丹皮10g，丹参12g，益母草15g，珍珠母15g，木贼10g，蝉蜕5g，4剂。

会诊二：2019年7月30日。服药后视物明显改善，眼泪减少，大便干结，口干口苦。已停用一切西药滴眼液。舌稍红，苔薄腻，脉细弦。

方药：守上方加减。菊花10g，决明子10g，龙胆6g，茯苓皮30g，车前子12g，秦皮10g，牡丹皮10g，丹参12g，益母草15g，珍珠母15g，制大黄5g，蝉蜕5g，7剂。

会诊三：2019年8月6日。眼睛无任何不适，视物清晰如初。大便色深，无口苦。舌略红，苔薄腻，脉沉弦。

方药：制大黄6g，车前子10g，龙胆5g，蝉蜕10g，菊花10g，决明子10g，茯苓皮30g，赤芍10g，丹参12g，益母草12g，石斛10g，天花粉10g，7剂。

【释疑解惑】

1.学生问难：正常眼压的范围是多少？眼压增高由何原因引起？会导致什么后果？

老师解答：眼球内容物对眼球壁所施的压力，叫眼内压，简称眼压。正常人的眼压有昼夜波动的规律，一般清晨偏高，夜间偏低。现代研究发现，妇女妊娠期、绝经期的激素水平变化对于眼压并不会产生显著影响。正常眼压为11～21mmHg，＞21mmHg属于病理性眼压增高。

眼内容物有房水、晶状体、玻璃体，其中对眼压影响最大的是房水。房水的总量为

0.13～0.3mL，其主要成分是水。此外，还有蛋白质、电解质、抗坏血酸、乳酸、葡萄糖、脂类、酶类等，pH值为7.3～7.5。房水是由睫状体中睫状突产生的，然后进入后房，并经瞳孔流入前房，再经前房角通过一些管道排出到眼球外。在一般情况下，房水的产生和排泄保持着一种动态平衡，即在一定时间内，产生的房水和排出的房水是等量的。如果房水排出通道受阻碍，或房水产生量过多，都可导致房水的蓄积，使眼压升高。

高眼压可以产生头痛，当视网膜、视神经受压，使视力、视野和眼底发生改变时，称为青光眼。严重的青光眼可以导致双目失明。青光眼治疗的目的，是防止视神经的进一步损害。保持视野稳定的关键手段是控制眼压，其方法包括药物（滴眼液）、激光和手术治疗。其中最常用的是药物治疗，很多患者需要终身使用滴眼液来控制青光眼。

2.学生问难：中医古籍中对于本病有无记载？如何拟定治疗方案？

老师解答：《中医眼科学》指出内障是指眼珠内部的疾患，需借助医疗器械检查才能发现；而外障是指发于眼球表面的疾病，包括胞睑、两眦、白睛、黑睛等。高眼压症需要通过精密的仪器测量，古代对此并无记载，但青光眼在古籍中并不鲜见。唐代《外台秘要》称其为"绿翳青盲"，宋代《太平圣惠方》称之为"绿风""青风内障"。此病主要由风、火、痰、郁及肝之阴阳失调，引起气血失和，经脉不利，目中玄府闭塞，珠内气血津液不行所致。除审证求因，治病求本之外，同时须缩瞳神、通血脉、开玄府、宣壅滞、消积液，适当中西医结合治疗，最大限度地控制病情，稳定眼压，预防失明。

3.学生问难：老师是如何辨证论治、拟方治疗的？

老师解答：《素问·阴阳应象大论》称"肝主目"，说明目病的发生离不开肝。患者就诊前剧烈头痛，初诊时视物稍模糊，似隔翳视物，眼泪较多，眼中黏稠感明显。大便结，口干口苦。舌稍红，苔薄腻，脉细弦。一派肝火旺盛，胃热上熏的征象。《灵枢·口问》称："目者，宗脉之所聚也，上液之道也……宗脉感则液道开，液道开，故泣涕出焉。液者，所以灌精濡空窍者也，故上液之道开则泣，泣不止则液竭；液竭则精不灌，精不灌则目无所见矣，故命曰夺精。"可见，眼泪丢失过多，也可以引起失明。故临床辨证治疗时，需要清肝泻火以明目。结合现代医学知识，房水来源于睫状体中的睫状突，由供应眼球的血液经过睫状突而分泌。《金匮要略》说："血不利则为水。"根据中医水血学说的理论，眼压过高是由于眼内的血液循环不良，导致房水生成过多或回流过少所致。因此，治疗中需要使用活血和利水的药物。方中菊花、龙胆、秦皮清肝泻火；决明子、珍珠母平肝明目；木贼、蝉蜕清风明目；牡丹皮、丹参、益母草活血化瘀。血行则水行，水行则有利于房水回流；茯苓皮、车前子、益母草利水渗湿，消除过多的房水。二诊时，视力改善，眼泪减少，大便仍然干结，口干口苦。《灵枢·大惑论》称："目者，五脏六腑之精也。"就是说，五脏六腑都与眼目发生联系。《灵枢·寒热病》称："足阳明有夹鼻入于面者，名曰悬颅。属口，对入系目本，视有过者取之。损有余，益不足，反者益其。"说明阳明胃经的循行经过目，如果属于邪实，就要泻其邪气。患者大便秘结，口干口苦，是由阳明之热引起，属于有余，必须要泻除。虽然初诊已经使用清泻肝火的药物治疗，其中的决明子也具有清肝明目、润下大便的作用，但患者大便干结的情况仍然没有得到解决。因此，需要采取专门清泻阳明的药物，用制大黄以釜底抽薪。三诊大便去后，目疾即除，视物如初。加石斛、天花粉养阴清火，以善其后。

4. 学生问难：老师二诊及三诊均有大黄这味药物，且用量逐步增加，您是怎样权衡用药的？

老师解答：大黄是清理阳明实热的首选药物，具有良好的疗效，有时还是不可替代的。在临床中，我也经常使用大黄治疗孕妇大便秘结、胞宫积血，取得很好的疗效。但是，由于大黄具有泻下作用和活血作用，对于不同的患者可能产生不同的疗效和副反应。因此，用于孕妇时，尤其需要注意，最好采取循序渐进的方法调整药量，做到既治疗疾病，又避免损伤胚胎。我二诊时大黄用量只有5g，三诊时大黄用量仅仅增添至6g，真是锱铢必较。

5. 学生问难：请老师评价我的用药是否合适？

老师解答：你认为自己的治疗原则是平肝祛湿、疏风明目，其实药方中还包含利水的车前子和通下的玄明粉。

药方中的羚羊角、黄芩、决明子、车前子、防风、菊花，均适用于该患者的治疗，但羚羊角用量达30g，是不可思议的。羚羊角的常规用量，3g调冲足矣，况且该药是目前临床十分紧缺且禁用的药物；玄明粉的用量15g，也明显过大，极易导致堕胎，古代经常用平胃散加芒硝打胎的记载。对于眼压过高者，通常不宜选用升麻和枸杞子来升提或补益，而清、降才是该病的治疗原则。你的方中没有活血药物，也缺少利水药物，这是会影响临床效果的。因此，你的处方存在一些弊病，今后诊疗时需要注意。

（高楚楚）

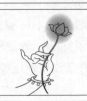

妊娠眩晕

初诊：2006年5月6日。朱某，35岁。因继发不孕3年就诊。

经过2个月治疗之后，末次月经3月23日来潮，尿妊娠试验阳性，β–绒毛膜促性腺激素3710.56mIU/mL，孕酮74.4nmol/L。头晕如坐舟车6天，口淡恶心，倦怠，大便软，纳可。舌淡红，苔薄白，脉细滑。

学生诊断：妊娠眩晕（痰浊上蒙）。

治法：健脾理气，豁痰定眩。

方药：半夏白术天麻汤加味。半夏6g，炒白术10g，天麻10g，陈皮6g，茯苓10g，生甘草5g，生姜3片，红枣6枚，5剂。

老师诊断：妊娠眩晕（脾虚湿停）。

治法：健脾渗湿。

方药：泽泻汤加味。泽泻15g，炒白术10g，薏苡仁20g，茯苓10g，防风10g，党参12g，神曲10g，5剂。

二诊：2006年5月11日。头晕已除，B超检查提示宫内活胎，孕6周多。恶心呕吐，口淡多涎，嗜寐。舌淡红，苔薄腻，脉细软。

治法：温胃健脾，降逆止呕。

方药：桂枝甘草汤合小半夏加茯苓汤加味。桂枝6g，炙甘草6g，半夏12g，生姜6片，茯苓12g，党参12g，5剂。

【释疑解惑】

1. 学生问难：孕妇为何会出现眩晕症状？老师辨证的脾虚湿停和我的痰浊上蒙有何区别？

老师解答：孕妇出现头晕，称为妊娠眩晕，又称儿晕、子眩、子晕、胎前发晕、胎前眩晕。妊娠眩晕多因精血养胎，导致肝肾阴虚，肝阳上亢；或因气血奉养胎儿，导致气血日虚，无力自养；或因机括失灵，导致痰湿内停，清窍蒙蔽所致。

中医认为，痰湿是引起眩晕十分重要的原因。痰与湿本来同源，痰是湿派生出来的产物，体内的水湿经过煎熬之后，浓缩而成为痰。虽然痰与湿同中有异，两者却常常并提。因为两者有所不同，因此眩晕也有"痰晕"与"湿晕"之分。我们之间辨证的差别，就在于究竟是痰晕或是湿晕。痰晕与湿晕除了眩晕、口淡、恶心等共同表现之外，痰晕者还有头重如蒙的感觉、舌苔白腻；而湿晕者仅仅见晕，其苔并不厚腻，或者白滑。两者的治疗方法也不同，前者着重于化痰，后者着重于化湿。

2.学生问难：老师为何会选用泽泻汤？

老师解答：泽泻汤是《金匮要略·痰饮咳嗽病》中的一张方剂。原文称："心下有支饮，其人苦冒眩，泽泻汤主之。"该方用于水停心下，清阳不升，浊阴上犯所致的头目昏眩。方中剂量为泽泻五两，白术二两，两者之比是5∶2。方中泽泻利水渗湿，虽为治标，却为主药；白术健脾燥湿，虽为治本，却为辅药。《金匮要略方义》说："本方泽泻、白术两药相伍，一者重在祛湿，伤寒已停之饮从小便而去；一者重在健脾，使水湿既化而不复聚。高学山称此为'泽泻利水而决之于沟渠，白术培土而防之于堤岸'，其意甚当。"

你使用的方药半夏白术天麻汤是一张化痰息风，健脾祛湿的方药。相比于泽泻汤，化痰有余而渗湿不足，痰未成而化痰，湿已聚而未利，故非正治，治恐少效。

3.学生问难：老师方中一味防风甚妙，既能胜湿，亦能祛风，能否谈谈用药心得？

老师解答：防风，顾名思义是一味阻挡风邪的药，通常用来驱散风邪，归为风药。风药可以上及颠顶，因此经常用来治疗头部的疾病。风药在祛风的同时可以带走湿邪，如同开窗吹风，地面之湿很快干燥一样，祛风药同时具有化湿的效果。

温州的医家传用着一张防风汤，查彭仁怀主编的《中医方药大辞典》也没有收录。它是一张治疗脾虚眩晕十分高效的方药，药味有党参、茯苓、白术、生姜、枳壳、陈皮、防风。我在泽泻汤中加防风一味，即寓防风汤之意。两方合用，可以大大增加疗效。

4.学生问难：老师泽泻汤后头晕已除，为何不守原方，反而易方论治？

老师解答：病随方除，方随病变，这是治病的普遍规律。既然患者眩晕已经消除，余下的只是妊娠恶阻，就应该以治疗恶阻为主。妊娠恶阻时痰湿常生，故治疗妊娠恶阻，可以防范眩晕的发生。治疗妊娠恶阻也离不开化湿与和胃降逆。方中桂枝甘草汤温补脾胃之阳以化水湿，小半夏加茯苓汤化痰渗湿以降逆，加党参以健脾胃。水饮除，胃气和，脾胃健，恶阻可消，眩晕不复。

（高楚楚）

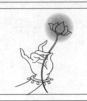

妊娠晕厥

初诊：2017年5月8日。黄某，30岁。因"妊娠期间晕厥4次"就诊。

患者停经88天，妊娠至今共晕厥四次，晕厥之前两眼黑矇，全身冒汗、无力，意识淡漠。妊娠剧吐较前缓解，胃纳差，二便调。自诉每日吃炒陈仓米煮粥。今早患者在就诊测量血压时，突然出现面色惨白，呼吸困难，乏力欲倒，立即去急救室吸氧。测得当时血压为80/50mmHg。患者形体消瘦，面色苍白。舌淡红，苔薄白，脉细软。

学生诊断：妊娠晕厥（血厥）。

治法：滋阴养血，益气安胎。

方药：人参养荣汤。炒白芍15g，当归6g，陈皮6g，黄芪30g，肉桂3g，党参10g，炒白术10g，炙甘草6g，熟地黄10g，五味子10g，茯苓10g，远志10g，7剂。

老师诊断：子晕（气血虚弱证）。

治法：健脾补气。

方药：长生活命丹加味。红参（调冲）3g，锅巴（煎汤代水）100g，炒白术10g，佛手10g，苏梗10g，5剂。

二诊：2017年5月13日。因患者家属顾忌，未用红参。舌脉如上。

方药：守上方，5剂。

三诊：2017年5月18日。此次患者红参用量小于3g，或觉脘胀。舌脉如上。

方药：守上方，加甘松10g，砂仁（冲）5g，5剂。

四诊：2017年5月23日。症如上，舌脉如上。

方药：红参（调冲）5g，陈炒米（煎汤代水）100g，炒白术10g，半夏10g，佛手10g，7剂。

五诊：2017年5月31日。5月27日晚晕厥一次，今天精神佳，面色红润，咽干。舌淡红，苔薄白，脉细滑。

方药：守上方，加苏梗10g，7剂。

六诊：2017年6月7日。已无发生子晕，每餐可进一碗饭，腰痛。舌淡红，苔薄白，脉细滑。

方药：守5月23日方，加杜仲10g，7剂。

以后随诊，未再发生晕厥。

续诊：2017年7月3日。能进2碗饭，已经上班了。

【释疑解惑】

1.学生问难：患者妊娠期间频发晕厥，病因病机为何？人参养荣汤是否对症？

老师解答：妊娠期间出现以头晕目眩、状若眩冒为主症，甚或眩晕欲厥，称"子晕"，亦称"妊娠眩晕"。患者晕厥之前两眼黑朦，全身冒汗，无力，意识淡漠；且形体消瘦，面色苍白，血压低，舌淡红，苔薄白，脉细软等一派气虚之象。《素问·刺志论》有"谷盛气盛，谷虚气虚"之语，意谓食欲旺盛的人，气也旺盛；食欲差的人，其气也虚。因患者妊娠剧吐，又疏于进食，导致气血日亏，气血不能上承，故生子晕。

子食母气以长，如母体虚弱，气血不足，焉得其子壮实？况且子晕频繁，晕厥时间过长，常致胎儿失养，甚至胎死腹中，故其后果极其严重。气血不足治疗的方法，当然是补益气血。然而，补益气血必须依赖胃气旺盛来化生，否则进益补气血之品越多，胃中越发饱馁，呕吐越发频繁，非但无益，反而有害。在没有调理好胃气之前，你使用人参养荣汤，便有操之过急之虞。对于这样的患者，必须补益和健脾并进。脾胃得健，饮食得进，气血得生，方可免除子晕再度发生。

2.学生问难：老师所用长生活命丹，学生从未见过，方中的锅巴如何理解？

老师解答：我所用的长生活命丹，见于《胎产指南》卷七。组成：人参二钱。用法：水一盅半，煎至半盅之数，先用一酒盏之，则送饭锅焦研粉三匙，渐渐加参汤，锅焦引开胃气，煎参汤须用新罐，或铜杓，恐闻药气要呕。主治：伤食人误服消导药多，绝粥几日者。《傅青主女科》记载"长生活命丹屡用，苏绝谷之人"，但未见药物。《中医方剂大辞典》称此方出自《傅青主男女科》，治产后伤食，经查亦未见。在《朱丹溪先生胎产秘书》（伪托丹溪）中记载："产后伤食痛或胁痛，误服消导方，多绝谷食。独用饭锅焦为粉，再用人参三钱，姜一片煎汤，调饭焦粉饮下。"与长生活命丹比较，仅多一味姜。清代叶其蓁的《女科指掌》有长生活命丹一方，药有：人参二钱，姜二片，麦芽五分（炒），莲子八个，锅焦饭研末。上四味水煎，每一种调饭末三五匙服，最能开胃。治产后脾虚伤食，或误服消导，大伤脾胃，不能饮食。可见，锅焦是古人经常用来治疗绝谷不食的一味药物。古人常谓"有胃气者生，无胃气者死"，此至理名言。

为何锅焦可以用来治疗绝谷不食？因为米具有补中，养气，益血，生津，填髓，充肌的作用。米炒香焦黄，或者做成锅焦之后，具有暖脾开胃的作用。因为脾喜燥，炒米、锅焦其性属燥，其焦香之气具有芳香醒脾的作用。当然，此方的关键药物还在于人参。故有人将人参名为活命草，锅焦名为活命丹。陈仓米又名陈廪米，即入仓年久而色变的米，古人以五谷为养，均可入药。《本草述》云："取其陈者，谓其气味俱尽，还归于淡。淡能渗湿，即化滞热，是又可以裕脾阴。"锅焦与炒陈仓米有异曲同工之妙。红参是补益脾气的主药，用量从3g开始，根据进药之后是否出现胃脘饱馁的情况，逐渐递加至9g，以防补益过度，欲速则不达，反滋绝谷。方中加炒白术健脾，半夏降逆，佛手、苏梗调气和胃。药仅寥寥五味，遵恶阻忌用药成队之戒。

（高楚楚）

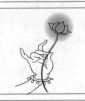

妊娠脱证

会诊一：2021年9月9日。林某，孕14周。因"急性肠胃炎吐泻后住院输液，胸闷心悸加重5天"就诊。

近5天出现胸闷，心悸，头晕乏力，双上肢酸胀，麻木，恶心纳差，口燥，口水多。面色黧黑，形容枯槁，坐轮椅前来就诊。夜寐不安，二便调。体重已下降10斤余，今测心率102次/分。9月4日B超示宫内单胎存活（约13^{+5}周），胎心率偏快（185～188次/分）。9月6日查血常规Hb 104g/L，肝功能ALT 175U/L，AST 58U/L；9月7日超声心动图无明显异常。舌淡红，苔薄白，脉细数。

学生诊断：妊娠泄泻、心悸（阳虚水泛）。

治法：补肾疏肝，温阳逐水。

方药：真武汤加味。茯苓20g，炒白芍10g，生姜10g，生白术15g，淡附片5g，干姜6g，桑枝15g，当归9g，川芎6g，五味子6g，3剂。

老师诊断：妊娠脱证（气阴两虚）。

治法：养阴益气，安神固脱。

方药：生脉散加味。红参（调冲）6g，麦门冬10g，五味子6g，茯苓12g，龙齿20g，食盐（少许），胡桃肉30g，4剂。

会诊二：2021年9月13日。患者行走如常人，面有光泽，与前判若两人。诉药后精神大健，胸闷、心慌情况消除，胃纳大开，双上肢胀木已除，唯偶脐周微痛，矢气多，每日需吸氧半小时。心率88次/分，胎心率143次/分。大便二日一解，成形。舌脉如上。

方药：守上方，加磁石15g，红参改为9g，4剂。

会诊三：2021年9月17日。精神良好，思维敏捷，诸症均除。测心率84次/分。胃纳续增，口微干。舌脉如上。

方药：守上方，去胡桃仁、食盐，加石斛10g，5剂。

【释疑解惑】

1.学生问难：患者急性肠胃炎吐泻后输液，胸闷心悸加重，老师为何诊断为妊娠脱证？而不是脾肾阳虚水泛的真武汤证？

老师解答：按照人民卫生出版社第二版《中医大辞典》的解释，脱证是指"阴阳气血严重耗损的综合表现。……临床上把中风、大汗、大泻、大失血或精液大泄等精气急骤耗损，导致阴阳离决者，称为暴脱，部分休克属此范围。若久病元气虚弱、精气逐渐消亡所引起的，则称虚脱。"

一位妊娠14周的妇女，经过严重吐泻之后，体重骤降10多斤，即《素问·生气通天论》所云"形乃困薄"。此时她的元气已经大伤，心悸（心率102次/分），胸闷，头晕，面色黧黑，形容枯槁，瘫坐在轮椅上，处于濒临休克的边缘。因此，诊断为妊娠脱证。

你将该案与真武汤证联系起来，是从患者经过输液，出现心悸，认为是由输液过多，水气内停引起的缘故。患者因为是住院输液，并不存在输液过滥的问题。而真武汤证是由于太阳病发汗后，表证未解，其人或有发热，小便不利，或身有浮肿等水气内停之征象，属于阳虚水泛。阳虚者必有寒象，而患者全无，故两者之间不能混谈。

2.学生问难：对该医案老师是怎样分析辨证的？

老师解答：普通的急性肠胃炎经过治疗会很快痊愈，有的甚至无须治疗也能自然康复。该案住院输液，体重还骤降10多斤，说明病情较严重。《灵枢·五禁》之中有"五夺"，即"形肉已夺，是一夺也；大夺血之后，是二夺也；大汗出之后，是三夺也；大泄之后，是四夺也；新产及大血之后，是五夺也。"患者五夺之中，占了"形肉夺"和"大泄之后"的两夺。

吐泻患者夺的是什么？一是元气，二是津液。元气和阴津耗损了，形成了气阴两虚。心气不足，心阴虚损，是此案的重点，所以会出现胸闷、心悸、头晕、乏力的现象；心气将脱，便会出现面黑形枯、瘫坐轮椅的情景；恶心、纳差、口水多是经过急性肠胃炎之后，胃肠功能尚未恢复，胃气未苏，水湿运化障碍之故；口水多但又口燥，看似矛盾，其实胃湿过多是一种病态，湿邪是不能化为津液的，口燥就是阴津损伤又得不到自身津液补充的缘故。阴不足便阳有余，心阴虚者往往心火相对偏盛，所以除了患者胸闷、心悸之外，脉象会细而数。

3.学生问难：对该医案，老师是怎么选方用药的？为什么在方子中加入胡桃肉和食盐？

老师解答：气阴两虚，尤其是心气虚和心阴虚的患者，首选的方药便是生脉散。此方有补气养阴，固气防脱的作用。

除了生脉散主方之外，我还加了养心安神、健脾运湿的茯苓，重镇安神的龙齿。作为治标的药物，两味药物可以协同生脉散控制过高的心率，因为心率过高，就会耗损心气和心阴。

方中加用胡桃肉，是因为胡桃肉入肾，纳敛肺气，与人参配伍，便是人参胡桃汤，具有益肾纳气的作用，可以预防累及肾脏发生哮喘的作用，也预防病情加剧出现虚脱，属于未病先防的范畴；加入少许食盐，一是补充丢失的电解质，因为食盐中的无机盐要比输液用的生理盐水含有丰富的无机盐；二是盐咸入肾，可以引导部分药物下行。

二诊时患者已迅速康复，与前判若两人，胸闷、心慌消除，胃纳大开。心率降至88次/分，偏快；胎心率降至143次/分，属于正常范围。红参改为9g，加大补气力度；加磁石15g，以防心悸、心率过快的复发，同时具有收纳肾气的作用。

三诊一切良好，唯口微干，病情稳定，中药守上方去胡桃仁、食盐，加石斛以养阴生津。

4.学生问难：我的方药用于患者，会造成什么后果？

老师解答：真武汤本身是一张温阳利水的方药，对于气阴两虚的患者非但不宜，而且有害。无论是温阳还是利水，只能加重患者阴虚的程度；温阳附子的使用，会促使患者的心率加快，不利于心率的恢复，使患者处于危险的境地。

你方中还使用了桑枝、当归、川芎，目的应该是为了解决患者双上肢酸胀、麻木问题。其实，对于重病患者，治疗一定要抓住主症，无须关注每一个细节。对这些细节，正如朱丹溪所说的"以末治之"，即可。

（高楚楚）

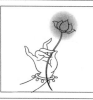

妊娠恶阻

初诊：2013年12月18日。罗某，23岁。

孕49天，近日呕吐食物及酸水，呕吐剧烈时，吐出鲜血2次；口中微咸，偶嗳气，胃痛，喜食凉物或梨，大便正常。舌淡红，苔薄白，脉细滑。

学生诊断：妊娠恶阻（胃阴虚损，肝胃不和型）。

治法：养阴清肝，和胃降逆，安胎。

方药：保阴煎合生脉散加减。黄芪15g，太子参20g，麦门冬10g，生白芍15g，生地黄12g，熟地黄12g，砂仁（杵冲）5g，黄芩10g，续断15g，菟丝子30g，陈皮9g，苏梗9g，佛手6g，旋覆花（包）9g，生甘草3g，5剂。

老师诊断：妊娠恶阻（胃阴虚夹胃火型）。

治法：清泻胃火，养阴生津。

方药：石膏（捡净白石膏一块，研极细末）5g，梨（用天津鸭梨，削皮切片）1个，川贝粉6g，3剂。

将梨片蘸石膏末及川贝粉吃。

二诊：2013年12月21日。进药即吐止，胃痛、泛酸、嗳气均除，一次已能进一碗米粥。舌脉如上。

方药：石膏5g，梨1个，4剂。

服法同上。

【释疑解惑】

1.学生问难：对于本案的治疗，我考虑妊娠恶阻剧烈、呕吐鲜血、喜食凉物与梨，可能已伤或将伤及阴液，故处方以益阴为要，兼顾和胃降逆；且因妊娠恶阻剧吐或至胎动不安，故安胎以预防性用药。然察老师用药，却天壤之别，不知何故？

老师解答：患者属妊娠恶阻，已无疑问。恶阻有许多称谓，其中一个叫作"选饭"，说明孕妇此时对于食物的选择有自己格外的要求。孕妇会选择什么食物？通常是选择她此时喜欢的口味和选择她身体需要的食物。在妊娠的整个过程中，讲究营养合理仅仅是一个方面，但在妊娠初期，投其所好是必须注意的问题。否则食必鱼肉，饮必甘露，恶阻增剧，常常事与愿违。明代楼英在《医学纲目》中说："凡妊娠恶食者，以所思食任意食之，必愈。"其次，治疗恶阻也有一个用药原则，就是精简。妊娠期间，孕妇的嗅觉、味觉常常过敏，以往习以为常的气或味，此时可能会变得忍无可忍，甚至引起呕吐反应。药味精简，驳杂气味相对就少，更容易为患者所接受。恶阻属于胃气上逆，胃气以降为顺，以壅以升为逆，故治疗时补气、补血、补肝、补肾之法不可掉以轻心。该患者喜凉物或索梨而食，胃中有热且胃津不足昭然若揭。胃热灼伤则痛，胃络伤则呕血口咸，偶有嗳气，说明虽胃气上逆但不著。

你的处方一共用了15味药物，谈不上精简。其中包括补气、理气、益肾、养阴、清热的药物，显得庞杂无章。从治疗的角度看，其中唯有养阴与和胃之法可取，其余多为蛇足。即使需用养阴，最好选用芦根、石斛、麦门冬之属，也应摒弃生白芍、生熟地黄，以防碍胃损阳之故。至于黄芩一味，自丹溪认为芩术为保胎圣药之后，时人必用，这是误区，况且患者并无胎动之危，故用黄芩、续断、菟丝子安胎药物也成无的之矢。

我的处方仅用石膏、梨、川贝粉三味药物。生石膏具有清热泻火、除烦止渴的功效，通常人们视它为冰霜，畏而避之。民国张锡纯在《医学衷中参西录》中描述："石膏为微寒之性，凉而能散，其性纯良，药力多在中焦、上焦，而不至下侵致滑泻"，可见是一味好用的药物。现代药理研究证明，生石膏具有解热、镇静、止吐作用。梨虽是果品，因其极易伤胃，为医家所慎用。张仲景在《金匮要略·禽兽鱼虫禁忌并治》中就说："梨不可多食，令人寒中。金疮、产妇亦不宜食。"明代李中梓的《本草通玄》中则称梨"生者清六腑之热，熟者滋五脏之阴。"我用梨，是因为梨甘润清胃生津，是其一；清代赵濂《医门补要》"有胃汁枯槁痛者，宜甘润胃阴"，梨可以治胃阴虚之痛，是其二；投患者之所好是其三。王孟英在《重庆堂随笔》中说："梨，不论形色，总以心小肉细，嚼之无渣，而味纯甘者为佳。凡烟火、煤火、酒毒、一切热药为患者，啖之立解。温热燥病，及阴虚火炽，津液燔涸者，捣汁饮之立效。"因此，我选用了品质优良的天津鸭梨。川贝母味甘、苦，性微寒，有清润之功。明代倪朱谟《本草汇言》中述："贝母，开郁、下气、化痰之药也。"在临床中证实，对于妊娠胃痛剧吐有效。现代药理研究证明，川贝母具有抗溃疡的作用，对应激性溃疡也有抑制作用。

至于石膏与梨的配伍，源自张锡纯的《医学衷中参西录》，称"友人毛××妻，年近七旬，于正月中旬，伤寒无汗。原是麻黄汤证，因误服桂枝汤，汗未得出，上焦陡觉烦热恶心，闻药气即呕吐，但饮石膏所煮清水及白开水亦呕吐。惟昼夜吞小冰块可以不吐，两日之间，吞冰若干，而烦热不减，其脉关前洪滑异常。俾用鲜梨片，蘸生石膏细末嚼咽之，遂受药不吐，服尽二两而病愈。"

2.学生问难：二诊中，患者主要的症状已缓解，续以石膏、梨却弃用川贝又是何意？

老师解答：对于症状已经缓解的患者，使用原方，目的是为了巩固疗效。为何我弃贝母而不用呢？贝母虽对妊娠胃痛剧吐有效，但《药性论》中记载"贝母，治虚热，主难产作末服之；兼治胞衣不出……"对于妊娠患者，还是应当中病即止为好。

3.学生问难：据我所知，老师对于妊娠恶阻的治疗善用半夏类证方，如半夏干姜散、半夏厚朴汤、半夏泻心汤等，为何在此病案中不用半夏呢？

老师解答：清代张秉成的《本草便读》称半夏"为治呕吐蠲饮邪之圣药"。大凡呕吐类疾病，都离不开使用半夏。由于半夏味辛，性温，有毒，所以它的功效是燥湿化痰、降逆止呕，最适用于痰湿引起的呕吐。清代叶桂的《临证指南医案》有"脾喜刚燥，胃喜柔润"的说法，中医界尊为圭臬。该案正属胃阴不足，津液耗伤，故半夏不宜。当然，并非胃阴不足的妊娠恶阻均不能使用半夏，我就曾经运用《金匮要略》的麦门冬汤（麦门冬、半夏、人参、甘草、粳米、大枣）治愈妊娠恶阻，但患者并未濒临津伤的地步。至于半夏有毒，当防堕胎，我则不会苟同，因为经过如此多的实践，并未曾因半夏而发生堕胎者。

（陈舒）

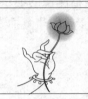

妊娠口甘

初诊：2018年8月27日。洪某，26岁。因"妊娠口甘"就诊。

妊娠39天，自觉口甘，吃饭饮水均甜，犹如含饴，甘甚则苦，口水甚多，不敢下咽，午饭后易饥，小腹微痛。舌淡红，苔润薄腻，脉濡。

学生诊断：妊娠口甘（脾虚湿热型）。

治法：醒脾和中，清热祛湿。

方药：泻黄散加味。藿香10g，炒栀子10g，甘草5g，石膏10g，防风10g，五味子10g，炒白芍10g，苍术10g，甘松10g，3剂。

老师诊断：妊娠口甘（脾虚夹湿型）。

治法：健脾化湿，佐以清热。

方药：党参12g，炒白术10g，茯苓10g，炙甘草6g，藿香6g，佩兰6g，草果3g，生薏苡仁15g，炒栀子6g，莲房10g，4剂。

二诊：2018年8月31日。症如上。

方药：守上方，改炒白术为苍术10g，佩兰9g，藿香9g，4剂。

三诊：2018年9月4日。口甘明显减轻，不发苦，口水减少。舌脉如上。

方药：守上方，改藿香为12g，佩兰12g，3剂。

四诊：2018年9月7日。口甘已除，口水多。

方药：守上方，加益智仁6g，4剂。

【释疑解惑】

1.学生问难：口甘是病吗？为什么会发生口甘？

老师解答：口甘就是口中总有甜味的感觉。有人会说，口中有甜味，这不是很好吗？其实，一个正常的人是需要体会五味的。《灵枢·脉度》称："心和则舌能知五味矣。"可见知道五味，是一个人的正常体会。如果口中发甜，吃什么都甜，喝什么也甜，只有一种味道，即使甜味是五味中最最令人愉悦的味道，久之也会让人产生很不舒服的感觉。

口甘是病吗？《素问·奇病论》称："帝曰：有病口甘者，病名为何？何以得之？岐伯曰：此五气之溢也，名曰脾瘅。夫五味入口，藏于胃，脾为之行其精气，津液在脾，故令人口甘也，此肥美之所发也，此人必数食甘美而多肥也。肥者，令人内热，甘者令人中满，故其气上溢，转为消渴。"由此可见，口甘不但是一种症状，《内经》还将其视为一种疾病。口中发甘是一种五味满溢引起的疾病，称为"脾瘅"。瘅字，古同疸，是一种湿热蕴蒸引起身体发黄的疾病。口甘是由于过食肥甘所致，如果程度加重，可以转变为脾胃蕴热的消渴病。

2.学生问难：口甘应当如何治疗？该患者又应如何辨证论治？

老师解答：《素问·奇病论》针对口甘的论述接着称："治之以兰，除陈气也。"就是说，用兰治疗，以排除郁积之气。"兰"究竟是什么药物？《中华本草》（精装本）佩兰条称："用于脾瘅、消渴。朱丹溪谓其'能散久积陈郁之气'。治过食肥甘之人，精气不行，湿浊内生，口中甜腻，名曰脾瘅，可用本品为主以治之，此即《素问·奇病论》所云'治之以兰，除陈气也'。"可见，《素问·奇病论》所谓的"兰"，就是佩兰，是治疗湿浊引起口中甘腻时所用的特效药物。

该患者除了口甘之外，口水甚多，不敢下咽，因为下咽口水会引起胃脘不适，是脾湿过盛，湿郁于内之象；同时患者又出现口苦，午饭后易饥，是湿郁化热之兆。从舌淡红，苔润薄腻，脉濡来看是湿重于热。患者妊娠39天，并无"数食甘美而多肥"之过，更无暴饮暴食之咎，湿从何来？脾主运化、主湿。湿就是脾虚、脾失运化所引起，而导致脾虚、脾失运化的原因，当然与妊娠期间脾胃功能减退相关。所以，该案的治疗首先是健脾助运，所以首选四君子汤加薏苡仁；其次是化除已成之湿，以"除陈气"，用芳香化湿、具有香气的佩兰、藿香、草果；再次是清热，佐以炒栀子。至于腹痛，是由于气血不和所致，仅选用莲房一味。随着药物剂量的递增，三诊之后，口甘消除。因为口水仍多，属于脾虚不摄，加益智仁以收敛。

3.学生问难：我用泻黄散治疗是否切合病情？

老师解答：泻黄散是宋代钱乙《小儿药证直诀》中的一张清泻脾胃伏火的方剂，而非化湿的方剂。其中，石膏、山栀泻脾胃积热为君；防风疏散脾经伏火为臣；藿香叶芳香醒脾为佐；甘草泻火和中为使。

患者虽然有口中发苦的现象，那也是只在口中甘甚时才出现的暂时现象，因此决不能将口苦作为主症，取代口甘。一个脾虚留湿，郁而微火者，使用石膏、山栀之类寒凉药物，无异于以倾盘之水以灭星星之火。其结果定然是火虽灭，而水湿横流矣。你方中虽有藿香、防风、苍术、甘松以御湿，却有五味、白芍之酸收掣肘，有湿难尽而易淹留之虞，故于病情并非十分切合。

（高楚楚）

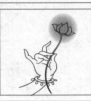

妊娠消食

初诊：1993年6月12日。孙某，35岁。

妊娠5个半月，平素深居简出，纳谷尚佳。近一月来，嘈杂易饥，善啖健食，犹空壑难填。每1～2小时即须进食一次，日食量达3斤。一旦索食，急不可耐，先用开水冲冷饭吞食，以解燃眉之窘。夫君立刻煮、买点心以果其腹。若稍怠，即脘痛颜汗难耐。一顿虎咽之后，胃脘胀闷，大便松软，时或泛酸，口糜，口淡不渴，下肢漫肿至膝，溲频，每2小时解一次。血糖及小便比重检测都正常。舌稍淡，苔薄白，脉细滑。

学生诊断：中消（阴虚胃热型）。

治法：滋肾阴，泻胃火。

方药：玉女煎加减。生石膏10g，知母10g，生地黄15g，麦门冬9g，黄连3g，栀子10g，淡豆豉10g，砂仁（后下）3g，4剂。

老师治法：妊娠消食（脾虚湿热气阻型）。

治法：健脾燥湿，调气清热。白术50g，茯苓皮20g，苍术10g，厚朴8g，陈皮8g，藿香梗10g，苏梗8g，蔻仁（杵冲）4g，猪苓10g，甘露消毒丸（吞）12g，2剂。

锡类散外抹口腔。

二诊：1993年6月21日。下肢水肿明显减退，嘈杂消失。每日用6餐，总食量减少一半。进食后仍觉胃脘胀闷，嗳气泛酸，倦怠便溏。舌淡红，苔薄白，脉细。

治法：健脾和胃调气。

方药：薏仁米120g，白术60g，茯苓皮20g，怀山药20g，砂仁（杵冲）4g，陈皮6g，木香5g，猪苓10g，扁豆20g，苏梗10g，半夏10g，3剂。

三诊：1993年7月1日。每日6餐，日食量恢复至正常时的1斤左右。脘馁，下肢轻度水肿，大便软。舌淡红，苔薄白，脉细。

治法：调气健脾和胃。

方药：天仙藤8g，苏梗10g，藿梗10g，佛手10g，木香5g，蔻仁（杵冲）4g，半夏8g，茯苓皮20g，白术60g，薏仁米120g，扁豆15g，厚朴6g，3剂。

此后，消食未发，虽有别恙，略加调理亦愈。

【释疑解惑】

1.学生问难：患者的症状和消渴病的中消相似，应如何鉴别？

老师解答：消渴，是以多饮、多食、多尿、身体消瘦或尿有甜味为特征的疾病。《证治准绳》云："渴而多饮为上消，消谷善饥为中消，渴而便数有膏为下消"。其中的中消病因为燥热伤胃，胃火炽盛，致消谷善饥。中消的治疗原则通常是清泻胃火，滋养胃阴。首选的方药是玉女煎。对该案你选用了玉女煎加减治疗，正是基于将其认作中消来治疗的缘故。但如果患者属于中消，除了多食易饥、尿多之外，必定还有口渴、大便干燥、苔黄、脉滑实有力、血糖升高等症状或检验指标。而患者表现为口淡不渴，大便溏薄，舌淡苔薄，血糖正常，因此并不符合中消的诊断。

2.学生问难：妊娠消食的病名教科书上从未见过，其病因病机又是为何？患者为何会出现善食又便溏呢？

老师解答：教科书上目前并没有收录妊娠消食的病名，那是因为该病临床比较少见的原因。妊娠消食是指发生于孕期的食量倍增（或每餐量大，或一日多餐），犹不觉饱的症状。《素问·气厥论》称："大肠移热于胃，善食而瘦。"所以，消食者通常责之于胃火过盛。

《素问·灵兰秘典》说："脾胃者，仓廪之官，五味出焉。"在《内经》中，脾胃最早仅仅被比喻为储存五谷（即饮食）的仓库，人的五味是由脾胃变化产生出来的。后世人们对脾胃的功能又进一步做了探讨与发挥，才有了脾主运化，胃主受纳的理论。从此，脾病和胃病可以分别而论了。患者善啖健食，属于胃健；食后脘胀便溏，属于脾弱。脾弱即是脾虚，大家耳熟能详。至于胃强又是什么？胃强的本质，就是胃中有火。由于胃火亢盛，食物便变得容易腐熟易化，导致消谷，食壑难填；又由于易饥，过食快咽，脾运损伤，导致脘胀便溏，这就是《素问·痹论》所说的"饮食自倍，肠胃乃伤"。胃火上熏，还会出现泛酸口糜；脾虚水湿难运，还会出现下肢漫肿。舌淡，苔薄白，脉细滑均为脾虚之象。

3.学生问难：请老师分析一下您初诊的治疗原则是怎么确立的？

老师解答：患者消食便溏，起因于胃热、脾虚。两者因素胃热在先，而脾虚在后。治疗的原则应当是清胃和健脾。两者孰轻孰重？关系到用药的不同。初诊时，患者已妊娠5个月有余，除多食泛酸、口糜之外，别无其他胃热的症状；而饥则脘痛汗出，食后脘馁便溏，口淡不渴，下肢漫肿，舌淡苔白，脉细滑，均系脾虚见证。因此，脾虚诸症明显突出于胃热。何况脾湿停留，充斥中下二焦，与熏蒸胃热纠缠难解。治疗时，着重于健脾利湿，其次是清化胃中湿热。甘露消毒丸就是一张清化胃中湿热的方药，每次仅用12g，属于轻描淡写。而二苓、白术、平胃散健脾燥湿，其中白术用至50g，茯苓皮用至20g，均属于特大用量，以突出健脾利湿的作用。苏藿梗、蔻仁调气化湿，虽然甘露消毒丸中已具藿香与蔻仁，然量轻不足以担当此任，故当另加。

4.学生问难：为何二诊老师用大剂量的白术和薏苡仁，是否有用药禁忌？

老师解答：初诊时，患者下肢水肿至膝，为脾虚水湿漫溢之候。经初诊调治，虽下肢水肿大减，嘈杂消失，食量减半，仍感食后脘胀、倦怠、便溏，此胃中湿热渐除，脾虚犹存，水湿未尽。穷寇当追，故专设健脾渗湿调气之方。药用薏仁米、白术、茯苓皮、怀山药、砂仁、陈皮、木香、猪苓、扁豆、苏梗、半夏。方中薏仁米120g，白术60g，达到最大用量。白术味甘苦，性温；健脾益气，燥湿利水，止汗，安胎。因此，白术用量加大，并不存在用药禁忌。薏苡仁，味甘淡，性凉，生品清肺热，擅利水祛湿、排脓消痈。诸多本草如《本草备要》《本草蒙筌》《本草求真》《本草述钩元》《本经逢原》

《得配本草》《本草利害》等，因为薏苡仁能排脓、堕胎，其根可下三虫，均提出"妊妇禁用"的主张。当然，古代许多本草著作也没有妊娠不可使用薏苡仁的说法。《妇人良方补遗》还称："孕中有痛：薏苡仁煮汁，频频饮之。"我验诸于临床再三，并没有孕妇使用薏苡仁而偾事者，总觉孕妇禁用之说有人云亦云、捕风捉影之嫌。

5.学生问难：《本草撮要》有"多食薏仁，令人健饭"的说法，老师用此大量薏苡仁不怕更加消食吗？

老师解答：患者初诊胃中湿热渐消而食量减半，但仍超乎其本人的正常食量，此乃脾虚之兆。脾虚者食馁不化，此为事之常；脾虚者消食易饥，此为事之变。正如《伤寒论·辨厥阴病脉证并治》所说："伤寒始发热六日，厥反九日而利。凡厥利者，当不能食，今反能食者，恐为除中。"除中是什么呢？李经纬等编的《中医大辞典》认为，除中就是胃气败绝。胃气败绝何以能食？这便是李中梓《医宗必读》中的"大实有羸状""至虚有盛候"。我在临床中，一旦遇见脾胃虚弱引起的易饥症，只要加用一味薏苡仁30～50g，即有立竿见影之效。

（高楚楚）

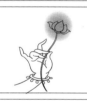

妊娠停饮

初诊：2014年10月10日。李某，27岁。

妊娠近7周，胃脘冷，自觉胃中有水饮停留，嗳气，呕吐，呃逆泛酸。舌淡红，苔薄白，脉细滑。

学生诊断：妊娠恶阻（脾胃虚寒型）。

治法：温中补虚，降逆止呕。

方药：吴茱萸汤合小半夏加茯苓汤加减。吴茱萸（水泡7次）3g，党参10g，生姜15g，大枣4枚，法半夏9g，茯苓10g，陈皮6g，旋覆花（包）10g，瓦楞子10g，4剂。

老师诊断：妊娠停饮（阳虚水停型）。

治法：温阳化饮，健脾降逆。

方药：五苓散合小半夏加茯苓汤加减。肉桂5g，茯苓10g，泽泻10g，炒白术10g，猪苓10g，半夏10g，干姜3g，丁香1g，蔻仁（杵冲）5g，党参10g，5剂。

二诊：2014年10月15日。呕吐减轻，胃中停饮及其余症状均消除。

方药：守上方，5剂。

【释疑解惑】

1.学生问难："妊娠停饮"的诊断未在中医妇科教材中出现，如何定义？它与"妊娠恶阻"的区别在何处？

老师解答：我为什么要给你们出这样的题目？因为妊娠保胎是中医妇科的特色项目，妊娠并发症的频率极高，最高的就是妊娠恶阻。什么是妊娠恶阻？我们将妊娠期间出现恶心呕吐、厌食，甚至食入即吐为主要表现的疾病，称为妊娠恶阻。其实，妊娠恶阻应该是一个蛮大的题目，在该题目之下，还可以分出数个子目，譬如说妊娠吐水、妊娠吐涎、妊娠吐酸、妊娠停饮、妊娠噫气等。虽然这些称谓有的已经定为病名（如妊娠吐酸），有的还只定为病症（如妊娠吐水、妊娠吐涎），有的甚至还没有被提及（如妊娠停饮、妊娠噫气）。中医的许多病名都是依据病症来命名的，因此我们也可以依据这些症状来命名。由于这些症状与妊娠恶阻的恶心、呕吐、厌食有所不同，治疗的方法也各有差异，这就是它们另当别论，独立存在的意义所在。

"妊娠停饮"的病名在中医妇科教材中未曾出现过，连我编写的《中医妇产科辞典》也没有收录这一辞条，那是因为古代妇科著作中尚未出现这一称呼的缘故。《金匮要略》将其饮邪分为痰饮、悬饮、支饮和溢饮四类，合称"四饮"，没有停饮一词，连李经纬主编2005年出版的《中医大辞典》也没有收录"停饮"这一辞条。全国科学技术名词审定委员会审定公布"停饮"的概念是：饮邪停于心下或膈间，以心痛、胸满、气短、眩晕等为常见症的饮证。这里的"心下"，当然指胃脘部位。那么，妊娠停饮应该指妊娠期间自觉水液停留在胃脘中不去引起的不适，或者胃脘出现振水音，严重者出现恶心、呕吐水液的一种疾病。妊娠停饮与妊娠恶阻治疗的区别在于前者以消除饮邪为主，后者以消除恶心呕吐为主。

2.学生问难：吴茱萸汤治阳明寒呕，小半夏加茯苓汤治"心下有支饮"，请问老师，我用的方子对该患者是否对症？

老师解答：《金匮要略·痰饮咳嗽病》是讨论饮证的专篇。饮为阴邪，故仲景"病痰饮者，当以温药和之"是治疗饮证的指南。篇中还有："卒呕吐，心下痞，膈间有水，眩悸者，小半夏加茯苓汤主之。"因此，你使用小半夏加茯苓汤是很正确的。至于吴茱萸汤是否恰当，是需要讨论的。此方是治疗阳明寒呕的方药，正因为你将该案诊断为妊娠恶阻，所以才会选用这张方药。正如我所说，治疗妊娠停饮是以消除饮邪为主，而不是消除恶心呕吐为主，因此，选用吴茱萸汤还不是十分恰当。

作为妊娠恶阻医案来治疗，你的处方也存在一些不妥之处：吴茱萸汤的功效是温中健脾散寒，吴茱萸为主药。你将吴茱萸3g水泡7次入煎，会大大减弱其温中散寒的功效；相比之下，生姜用了15g，就显得稍多；治疗泛酸，你用瓦楞子10g，又觉得过少，通常需要用到20～30g。临证遣药，不能药过病所，滥伐无辜，也不能病重药轻，鞭长不及马腹。

3.学生问难：老师曾用的五苓散治疗膀胱气化不利，水湿内聚所致小便不利、水肿腹胀、呕逆泄泻、渴不思饮。病偏于下焦，而本病为饮停中焦，却能愈疾，这是何故？

老师解答：其实，你只要细读仲景的《金匮要略·痰饮咳嗽病》时，便可以发现，除了"心下有痰饮，胸胁支满，目眩，苓桂术甘汤主之"之外，还有"假令瘦人，脐下有悸，吐涎沫而癫眩，此水也，五苓散主之。"此两方苓、桂、术三味药物相同，前者多一味甘草，后者多了猪苓、泽泻。两方均有温阳化气、利水渗湿的功效，而后者利水渗湿的作用更大，因此我用后者来治疗停饮。

4.学生问难：老师的主方是五苓散合小半夏加茯苓汤，但是不用桂枝却用肉桂，不用生姜却用干姜，这是为何？

老师解答：《玉楸药解》有关于肉桂与桂枝区别的论述："肉桂本系树皮，亦主走表，但重厚内行，所走者表中之里，究其力量所至，直达脏腑，与桂枝专走经络者不同。"因此，桂枝偏于发表，而肉桂偏于温里。《药品化义》有关于干姜与生姜区别的论述："干姜干久，体质收束，气则走泄，味则含蓄，比生姜辛热过之，所以止而不行，专散里寒。……生姜主散，干姜主守，一物大相迥别。"其实，干姜也有散的功效，生姜也有温的作用，只是两者相比之下，各有所长，亦各有所短罢了。昔有一妇人，患妊娠停饮，每吃泡饭之后不久，便将胃中的水饮吐光，而不吐饭粒，吞了肉桂便治愈。因此，在五苓散中，肉桂是可以取代桂枝治疗停饮的，何况肉桂温中的力量更强，治疗胃脘冷更加合适。用干姜取代生姜的道理与肉桂相近。加丁香、蔻仁可以温中调气降逆，加党参可以健脾。

（高楚楚）

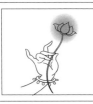

妊娠便秘腹胀

会诊一：2019年7月16日。叶某，30岁。因"孕15周，腹胀腹痛1周住院治疗未愈"就诊。

患者平素月经不规则，周期30～60天，经期5天，末次月经3月31日来潮。常年大便秘结，1周前无明显诱因下出现腹痛腹胀，在妇产科住院治疗后腹痛缓解。现腹胀明显，大便秘结，呈颗粒状，色黑，矢气难，胃纳差，口苦，反酸，嗳气明显。腹部叩诊：升结肠至横结肠呈鼓音。舌淡红，苔腻，脉细滑。

学生诊断：妊娠便秘（阳明腑实型）。

治法：峻下热结。

方药：大承气汤加味。大黄9g，厚朴10g，枳壳10g，玄明粉（冲）10g，柴胡10g，黄芩10g，大腹皮15g，薤白10g，3剂。

老师诊断：便秘腹胀（肠热气滞型）。

治法：泻热通便，消滞除满。

方药：小承气汤加味。制大黄5g，厚朴10g，枳实5g，炒莱菔子10g，槟榔6g，生白术50g，木香（后入）6g，2剂。

会诊二：2019年7月18日。药后宿便已除，昨天解便3次，成形，矢气已易，下腹隐痛亦除，上腹胀减。舌淡红，苔薄白，脉细滑。

方药：制大黄3g，厚朴12g，枳壳10g，炒莱菔子12g，槟榔10g，木香（后入）10g，乌药6g，大腹皮6g，生白术50g，麦芽30g，4剂。

会诊三：2019年7月22日。大便正常，腹胀腹痛基本消失，胃纳欠佳，夜难入寐，易醒，舌脉如上。

方药：守上方，大腹皮加至10g；加酸枣仁15g，鸡内金10g，4剂。

会诊四：2019年7月26日。大便正常，胃纳增加，嗳气多。舌淡红，苔薄白，脉滑。

方药：小承气汤加味。制大黄3g，厚朴12g，枳壳10g，炒莱菔子12g，槟榔10g，苏梗10g，沉香（冲）3g，降香（后入）5g，麦芽30g，4剂。

【释疑解惑】

1.学生问难：患者腹胀腹痛的病因病机为何？

老师解答：患者腹胀腹痛的病因缘于便秘。患者素有便秘病史，也就是说，在妊娠之前就有习惯性便秘。妊娠之后肠道的蠕动功能受到激素的影响可能会减弱，加上孕妇怕大便秘结时用力努责，会导致阴道出血，未敢用力，致使宿粪日积越多，使便秘逐日加重。大便秘塞，肠腑不通，势必出现腹胀腹痛。

至于妊娠阴血养胎，肠道失润，虽然也是导致妊娠便秘的原因之一，但大多出现在妊娠的中晚期，即胎儿增大，压迫肠道的时候。该患者自然不在此例。

2.学生问难：老师为何选择小承气汤，而不是大承气汤？

老师解答：患者出现大便秘结，呈颗粒状，色黑，腹胀明显，矢气难，已具备了《伤寒论》"阳明之为病，胃家实是也"的条件。由于腑气不下通，故上逆为呕恶；积气不去，故腹胀叩诊如鼓；阳明化火，则嗳腐吞酸。痞、满、燥、实四症兼具，理应选用大承气汤。但由于考虑到此非一般患者，而是一位孕妇，绝不能城门失火，殃及池鱼，故就在大、小承气汤中做了选择：大、小承气汤之间的区别，只一味芒硝之差。《药性论》称芒硝"主堕胎"，故古代常有用平胃散配伍芒硝下死胎的经验。为保无失，故先选用小承气汤治疗。

3.学生问难：老师是如何思考组方的？

老师解答：一诊时，患者所急所苦为便秘、腹胀，病机为热结气滞，故以小承气汤为基本方泻下热结，行气导滞。原方剂量是大黄四两，厚朴三两，枳实（大者）三枚。考虑到患者正值孕期，量体裁衣，减少用量，以制大黄5g，厚朴10g，枳实5g入煎，荡涤积实热结，消气除满；加炒莱菔子10g，槟榔6g，增加理气消滞之力；木香行气止痛，调中行滞。生白术重用至50g，除了健脾安胎之外，还兼润燥通便。二诊时腹胀减，宿便除，矢气易，故将治疗重心由原先的通便行气，转移到行气为主，辅以润下。除减少大黄的用量之外，将枳实改为枳壳，增厚朴、莱菔子、木香、槟榔用量，另加大腹皮、乌药、麦芽行气消导。三诊主症续减，加鸡内金、酸枣仁助运安眠。四诊考虑到患者素有便秘习惯，目前虽然腹胀已除，但嗳气增多，仍守小剂之小承气汤减消导之品，加苏梗及沉、降二香，降逆和胃。经过治疗，患者所苦尽去，犹拨云见日。

4.学生问难：四诊老师方中为何改用沉香、降香？

老师解答：四诊时患者大便通顺，腹胀已除，唯有胃中气逆，嗳气略多。在诸多行气药物之中，唯独沉香和降香不同于厚朴、枳实、槟榔、木香、乌药、大腹皮等，而具有良好的下降胃气的作用，只是煎药时需要注意，沉香要冲服，降香要后下，免得有效成分挥发丧失，影响药效。

（高楚楚）

医案二

初诊：2015年7月4日。蔡某，28岁。"停经近22周，腹胀伴便秘2天"就诊。

停经近22周，既往月经规则，定期产检未见异常。2015年6月9日台州某医院辅助检查：唐氏筛查低风险。2015年7月4日检查D-二聚体0.72mg/L。近两天腹胀明显，大便秘结。舌淡红，苔薄白，脉细滑。

学生诊断：妊娠便秘（气滞型）。

治法：行气导滞，润肠通便。

方药：六磨汤加减。木香6g，大黄5g，槟榔10g，枳壳10g，厚朴10g，桑葚15g，火麻仁10g，3剂。

老师诊断：妊娠便秘腹胀（脾虚气滞型）。

治法：健脾助运，调气除胀。

方药：炒莱菔子6g，炒麦芽15g，苏子6g，荔枝壳3个，大腹皮3g，槟榔5g，生山药30g，生白术30g，7剂。

二诊：2015年8月22日。药后腹胀及便秘均消失。

【释疑解惑】

1.学生问难：老师诊断为"妊娠便秘腹胀"，与我诊断为"妊娠便秘"有何区别？意义何在？

老师解答：妊娠期间，有妊娠便秘的疾病，有妊娠腹胀的疾病，这是两种不同的疾病，可以独立，也可以互见。就是说妊娠期间出现便秘，但不一定同时伴有腹胀；或者妊娠期间出现腹胀，但不一定同时伴有便秘。我提出"妊娠便秘腹胀"，意在突出患者同时患有两种疾病，而非妊娠便秘伴见轻微的腹胀症状。你的诊断是"妊娠便秘"，是将腹胀作为气滞型妊娠便秘的一种症状。这种诊断上的不同，有可能会导致辨证分型、治疗原则、选方、用药的一些差异。

2.学生问难：怎样分析我们治疗方法与用药的差别？

老师解答：你的方药源于《世医得效方》中的"六磨汤"加减。六磨汤的组成有木香、乌药、沉香、大黄、枳壳、厚朴，是一张行气导滞，治疗便秘的方药。方中木香、乌药、沉香、枳壳、厚朴为行气破气药物，大黄为攻下通便药物；或者可以视为此方由轻下热结，除满消痞的小承气汤加行气的木香、乌药、沉香而成。尽管你去除了原方中降气的沉香、调气的乌药，另加了槟榔，但每药的用量并不轻，大黄也是生品。因此，这还是一张治疗实证气滞便秘的方药。此外，你在方中加用了桑葚和火麻仁，意在养血润肠，此两味药物与小承气汤相伍，并不匹配。对于妊娠便秘腹胀，使用行气推导泻下的方法，并不妥当，当然实证者除外。如果用于此类虚证患者，难免有虚虚之嫌。

我对该案的分析是：患者孕至中期，胎儿日大，气血渐耗，脾运不健，气机不利，因而导致腹胀，同时导致便秘。这种妊娠腹胀和妊娠便秘，并非单纯实证，而是因虚致实，虚中夹实。这是我们之间辨证分型差别的关键所在。

既然气滞由于脾虚无力推送引起，所以我的治疗用药分为两个部分——调气与健脾。虚证气滞所用的药物，与实证气滞迥然有别，必须使用轻灵的调气药物，而不是使用行气破气的药物。方中莱菔子是一味消食之药，《滇南本草》记载具有"下气宽中，消膨胀"的作用；麦芽亦然，《本草正》称其能"宽肠下气"；荔枝味甘，性温，功能补益肝脾，而荔枝壳则具有轻微的调气作用；大腹皮3g，槟榔5g，用量甚少，也旨在调气。至于苏子，《本草便读》称"专主润降"，润可滑肠，《医统》有苏子麻仁粥，是一张名方。至于健脾，我选用生白术、生山药两味。《伤寒论》称："伤寒八九日，风湿相搏，身体疼烦，不能自转侧，不呕不渴，脉浮虚而涩者，桂枝附子汤主之；若其人大便硬，小便自利者，去桂加白术汤主之。"大便硬加白术，且用量达四两，说明白术有通便作用，用量宜大，生品疗效尤佳。山药生品体滑多汁，尤能益阴，润便时用之，此与生白术无异。由于方药相符，故一诊而愈。

通过此一医案的分析，可以给我们这样一个提示：诊治一个疾病，当然要首先分清是实证还是虚证，还是虚实兼杂证。此外，还要分清虚实之间的关系，是因虚致实，还是因实致虚，同时还要区别几分虚、几分实。只有如此，才能在治疗时做到环环相扣，用药精准，勿太过，无不及，恰到好处。

因此，开好一张药方，看好一个病，亦非易事，阅读自己以前开的药方，查看以前治好的医案，常常也有美中不足的地方。所以说，学无止境。

（高楚楚）

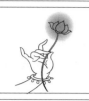

胎水过多

初诊：2018年10月6日。王某，35岁。因"孕28周，羊水过多10天"就诊。

现病史：末次月经2018年3月20日来潮，患者2018年9月18日自觉胸闷气喘，耳鸣，腹胀。9月18日于某医院行B超检查示：宫内妊娠（单活胎），羊水指数是62/54/64/25mm。羊水偏多，指数最高达260mm。9月30日测AFP 199.9IU/mL，10月4日B超示：羊水指数240mm，脐动脉血流指数S/D 27，PI 1.03，RI 0.63，宫内妊娠28W^{+4}D，但未予处理。10余天来胸闷，耳鸣持续，夜尿频，每晚4～5次，尿短，胃纳可，口苦，夜寐安，大便干结，3～4日一解，需用开塞露通便，两下肢无水肿。既往体健，否认高血压、糖尿病史，否认药物及食物过敏史。生育史：G4P1剖宫产。舌淡红，苔薄白，脉滑。

学生诊断：胎水过多（脾虚型）。

治法：健脾利水，养血通便。

方药：《千金》鲤鱼汤加味。鲤鱼1条，当归9g，生白术20g，茯苓皮15g，生白芍10g，泽泻10g，大腹皮15g，陈皮6g，冬葵子10g，生姜皮10g，3剂。

老师诊断：胎水过多（脾阳不足，肺气不宣）。

治法：温阳化气，宣肺利水。

方药：五苓散合葶苈大枣泻肺汤加味。桂枝5g，茯苓皮30g，生白术30g，泽泻12g，猪苓15g，车前子（包）10g，葶苈子10g，大枣5枚，郁李仁6g，大腹皮10g，槟榔5g，鲤鱼（煎汤代水）1条，3剂。

二诊：2018年10月9日。自觉腹胀好转，已无胸闷，呼吸顺畅，小便量增，大便仍干，口苦除，耳闷，舌脉如上。

方药：守上方，郁李仁加至10g，加通草6g，4剂。

三诊：2018年10月13日。尿量多，大便正常，已无胸闷，呼吸顺畅，羊水指数240mm，舌脉如上。

方药：桂枝6g，茯苓皮30g，炒白术10g，泽泻10g，猪苓15g，车前子（包）10g，葶苈子10g，大枣5枚，冬瓜皮50g，郁李仁10g，槟榔10g，大腹皮12g，淡竹叶12g，5剂。

四诊：2018年10月18日。每小时解小便一次，尿量多，舌脉如上。

方药：守上方，加乌药5g，6剂。

五诊：2018年10月24日。羊水指数190mm，大便正常，尿量正常，口腻。舌淡红，苔薄腻，脉滑。

方药：守上方，加生姜皮12g，7剂。

【释疑解惑】

1.学生问难：古代并无超声等仪器设备检查，中医古籍对羊水过多是如何描述的？

老师解答：虽然古代欠缺现代化的诊疗仪器、技术，但古人对于羊水过多的病理状态早有认识。隋代巢元方的《诸病源候论》"妊娠胎间水气子满体肿候"中就有记载："胎间水气，子满体肿者，此由脾胃虚弱，脏腑之间有停水，而夹以妊娠故也。妊娠之人，经血壅闭，以养于胎。若夹有水气，则水血相搏，水渍于胎，兼伤腑脏。脾胃主身之肌肉，故气虚弱，肌肉则虚，水气流溢于肌，故令体肿；水渍于胞，则令胎坏……怀胎脉浮者，必腹满而喘，怀娠为水肿。"其中的胎间水气，指的就是羊水。

条文中还包涵其他的信息：胎间水气可以导致子满与体肿。"子满"的病名首次出于此。这一系列的病或症是由于脾胃虚弱引起的；水气流溢于肌肤导致体肿，这便是后世称谓的"子肿"；水渍于胞，则导致胎坏，造成"胎死腹中"。这是最早提出羊水过多与胎儿异常相关；如果出现外感（脉浮），肺气不降，还可以出现腹满而喘的症状。

2.学生问难：患者出现的一系列症状，我们临床又当如何分析？

老师解答：通过B超检查，患者可以诊断为胎水过多，这是现代医学为我们提供了科学的超前诊断的慧眼。在此诊断的前提下，虽然患者出现了胸闷气喘等症状，但这只是一种表象，其实质仍是胎水过多所造成。

为何患者会出现胸闷气喘，耳鸣，腹胀的症状呢？那是由于妊娠之后，机枢不灵，影响气机运行。清代唐容川《血证论》称："水为血之倡，气行则水行，水行则血行。"一旦气机不利，则水行不畅，可以导致"脏腑之间有停水"。脏腑之间停水出现在肺，自然会胸闷气喘。为何患者没有出现肢体水肿呢？那是因为当时尚未"水气流溢于肌"的缘故。随着妊娠月份的增大，孕妇出现小便次数增多、尿短，这是普遍发生的正常现象，但日总尿量的增多，会有利于胎水的减少，这是显而易见的事。大便疏而干结，是肠燥的表现，也与患者气机不输，津液敷布未及，大肠失濡有关。

3.学生问难：老师是如何思考拟方的？妊娠期使用葶苈子的指征如何掌握？

老师解答：根据《诸病源候论》的论述，胎水过多的病机是胎间水气的滞留，其原因是脾胃虚弱。脾主气，主运化，脾气除了运化饮食之外，还运化水湿。脏腑间停水，水性属阴，而能使水湿流动、蒸腾、运化的，必定借助于一种阳气，这就是脾阳。《金匮要略·痰饮咳嗽病》说："病痰饮者，当以温药和之。"这是治疗痰饮的原则，也是治疗停水的原则，当然适用于胎水过多。五苓散就是此章中的一张温阳健脾，化湿利水的代表方药，为该案治疗的主方；患者出现胸闷气喘，是因为肺有水气所致。这里的肺有水气，自然不能与现代医学的肺或胸腔积水相提并论。葶苈大枣泻肺汤也是《金匮要略·痰饮咳嗽病》中治疗"支饮不得息"的方药。"不得息"就是呼吸不顺利，甚至出现咳嗽哮喘的症状，正好符合患者的临床表现。此方可以泻肺中水气以治标；加郁李仁既利水，又通便；加大腹皮、槟榔既行气，又利湿；加鲤鱼利水，消肿，顾护胎元。

葶苈子性味辛、苦，寒。入肺、膀胱经。功能行水消肿，通经。唐代昝殷的《经效产宝》中有治疗妊娠遍身洪肿方：葶苈子十分，白术二十分，茯苓二两，桑白皮二两，郁李仁八分。上水六升，煎取二升，作两服，小便利即差。《中医妇科临床精华》治疗湿痰壅肺型子痫，呼吸困难，咳嗽气急，吐出大量泡沫痰，冷汗淋漓，头昏痛，浮肿：葶苈子、菖蒲、炙远志各9g，大枣、黄芩各12g，桑白皮、地骨皮、地龙各15g，钩藤24g，桑寄生30g。可见，古今妊娠期间使用葶苈子并不禁忌，它的适应证是妊娠期间的水肿或者咳痰喘急。

4.学生问难：《千金》鲤鱼汤为治疗"胎水过多"的名方，我在该案中可否使用？请老师评价一下我的处方。

老师解答：《千金》鲤鱼汤具有健脾利水、养血安胎的作用，是治疗脾虚引起的妊娠腹大、胎间有水气的名方。根据其药物组成，该方的药物以入脾为主，并不具备入肺的药物，也无泻肺中水气的作用，不足以治疗患者胸闷气喘的症状。《素问·标本病传论》是一篇专门讨论疾病先后标本的文章。其中称："先病而后生中满者，治其标；先中满而后烦心者，治其本。"可见，无论在何种情况之下，当发生中满时，均应该首先治疗中满，更何况胸闷气急的情况发生。"急则治其标"是中医的一大治疗原则，如果弃急而不顾，置覆巢而不知，焉有完卵？

你的方剂是《千金》鲤鱼汤与五皮饮的合方，认为该方具有健脾利水、养血通便的作用。其实你方中的大腹皮和陈皮的行气作用并没有提及，这是一个疏漏。而你说的养血作用唯有当归一味，通便作用也唯有生白术一味，况且生白术也只能算是润便药物而非通下药物。

对于胎水过多的患者，你仅仅健脾而没有温脾与行气，这样治疗胎水是难以化而行之的。肺与大肠相表里，肺气上逆，腑气便不得下降；反之，大便秘结，腑气不通，又使得肺气难以清肃。对于该案，肃降肺气与润下大便必须并驾齐驱。而你的处方之中既没有肃降肺气的药物，润下大便的药物也显得不足，因此会达不到满意的疗效。

（高楚楚）

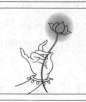

妊娠水肿

初诊：2007年9月6日。周某，33岁。

妊娠29周，下肢肿胀明显，皮肤显得薄而光泽，按之深凹不起，自踝直至膝部。两侧大阴唇极度水肿，透亮像注水，如两瓣柚子，是正常的十数倍，以致步履蹒跚，难以下坐，痛苦异常，但多处求医无果。血总蛋白49.6 g/L（正常值60～80g/L），白蛋白26.9 g/L（正常值40～55g/L），白球比1.19（正常值为1.5～2.5）；尿常规：蛋白0.3（＋）/L。血压正常。既往无妊娠水肿病史。生育史：1-0-2-1。舌淡红，苔薄白，脉细。

学生诊断：妊娠水肿（脾虚及肾型）。

治法：健脾行水，温肾化气。

方药：白术散合真武汤加减。白术10g，茯苓皮20g，大腹皮10g，生姜皮10g，桂枝6g，玉米须30g，赤小豆30g。

老师诊断：妊娠水肿（脾虚型）。

治法：益气，健脾，利水。

方药：防己黄芪汤加味。防己10g，生黄芪30g，炒白术20g，炙甘草5g，大枣5个，生姜5片，薏苡仁30g，茯苓皮20g，冬瓜皮30g，3剂。

每日食鲤鱼一斤重1条，炖熟后食，同时喝豆浆。

每日甘松100g，水煎浸洗双脚及外阴；用玄明粉100g，化水湿敷外阴。

二诊：2007年9月9日。用药之后，下肢水肿逐渐消退，外阴水肿减退，以左侧减退为著。自诉外阴水肿以甘松外洗效果明显，故玄明粉湿敷使用一次后，未再使用。舌脉如上。

方药：守上方，弃玄明粉续进3剂。

三诊：2007年9月12日。下肢水肿退尽，两侧大阴唇水肿消退明显，左侧水肿已经消退一半，皮肤渐起皱，步履起坐方便，舌脉如上。

方药：守上方，续进5剂而安。

【释疑解惑】

1.学生问难：我运用的是健脾行水、温肾化气的治疗原则，而老师选用的是健脾利水的治疗原则，为何两者会出现这些差异？

老师解答：《素问·至真要大论》说："诸湿肿满，皆属于脾。"我们对患者存在脾虚的认识是一致的，而对于患者是否脾虚累及肾虚，以及是否还有肾阳虚的问题存在差异。如果患者存在肾虚，可能会有头晕耳鸣、腰膝酸软等症状。如果存在肾阳虚，则会出现四肢不温、腰腹寒冷等表现。由于患者没有出现上述症状，因此存在肾阳虚的证据不足，由此推导出你的温肾治法并不贴切。

2.学生问难：对于该患者我仅仅想到使用中药内服治病，而老师除了内服之外，还选用食疗和外治疗法。老师是如何考虑的？

老师解答：血浆总蛋白低于60.0g/L，可以诊断为低蛋白血症。血浆蛋白维持血管内部的胶体渗透压，低蛋白血症是形成妊娠水肿的重要原因。对于低蛋白血症，单纯的药物治疗，效果是有限的，不足以迅速解决水肿问题，并且容易复发，最好能够通过食物补充的途径，提高其血浆总蛋白质的含量。因此，我选用了让她吃鲤鱼和喝豆浆的食疗方法。历代关于鲤鱼治疗水肿的内容非常丰富，而且卓有成效；近代饮用豆浆，补充植物蛋白的做法，也十分流行。

患者除了下肢水肿之外，外阴水肿是她非常典型的临床表现，很少有孕妇会出现如此严重的阴肿。妊娠水肿还有一种"水晶胎"的叫法，虽然没有更加具体的描述，大概表现也不过如此吧。外阴如此严重的水肿，是很难消退的。这种特殊的临床表现，需要采用一种比较特殊的、直接的方法来解决，这便是我选用局部外治法的原因。

3.学生问难：老师用的主方是经方——防己黄芪汤。原方用于治疗"风湿脉浮，身重，汗出恶风者"与"风水，脉浮身重，汗出恶风者"，老师如何会用它治疗妊娠水肿？防己的分量是否应该减少？

老师解答：虽然防己黄芪汤是治疗风湿和风水的方剂，但其体现的治疗原则是益气健脾利水，所以后世将此方作为治疗脾虚水肿的代表方药。由于证情相符，我就用它来治疗脾虚型的妊娠水肿。我在中华中医药杂志2015年第10期发表了"论经方在妇科领域的拓展应用"的文章。用治疗风湿、风水的防己黄芪汤来治疗妊娠水肿，属于经方的超范围使用。只有掌握了经方的超范围使用，才可以让经方具有更多的治疗适应证，也可以使许多问题迎刃而解。

防己原方是一两，但是四种药物合在一起研末，一次仅用五钱匕，防己的每次用量就不多了。我用防己每剂10g，属于常用剂量。有人折算过，如果防己黄芪汤原方都作为饮片水煎，防己的用量只有3g。但是使用这样的剂量，对于如此严重的患者来说，便会显得病重药轻，无济于事。所以在每种药物的用量上，还要根据具体病情有所变化，即守方守药，但不守用药分量。

4.学生问难：薏苡仁、茯苓皮健脾利湿较为常用，老师为何在此症中用这两味？对于滑利渗湿之品，孕期运用要注意什么吗？冬瓜皮利水消肿，我对这味药的使用较少，不太熟悉，老师能谈谈这味药的用法吗？

老师解答：薏苡仁、茯苓皮属于健脾利湿药物，自然也可以消肿。防己黄芪汤加用了这两味药物，意在增强健脾渗湿的功效。茯苓皮是五皮饮中的一味，其消肿功效是比较肯定的。薏苡仁消肿的功效也佳，但明清的许多本草书，如《本草述钩元》《本经逢原》《得配本草》《药鉴》《要药分剂》《本草利害》中均有记载，称孕妇不能服用。我曾治疗妊娠水肿消食一例，斗胆一次性用薏苡仁达120g（《马大正中医妇科医论医案集》），收效十分明显，却无分毫弊端，便觉上书有吹毛求疵之嫌。渗利之品在妊娠期间有慎用的说法，这要看是哪些药物，决不能一概而论。读《黄绳武妇科经验集》的妊娠腹泻案，按语说："方中党参、炒白术健脾益气止泻；不用茯苓，是因其淡渗下行，防其流产，代之以炒扁豆，既健脾止泻，又无渗利下行之弊。"罗元恺先生却说："但世人有谓其利水渗湿而不敢用于早期妊娠者，殊属误解。不知茯苓之能渗湿利水，是通过健脾运气之作用，属于补益之药，与木通、滑石、猪苓之通利者不同。"依我之管见，其实茯苓、滑石、猪苓均应不在妊娠禁忌之列。对于滑胎者，任何药物都要斟酌三思。

冬瓜皮是一味时令药物，夏天不用花钱就可以获得。冬瓜皮的药性是最最平和无碍的。冬瓜皮味甘，性微寒；归肺、脾、小肠经。功能清热利水，消肿。利水消肿的药物虽多，而冬瓜皮却是十分适用于治疗妊娠水肿的一味药物。

5.学生问难：甘松我通常用于胃脘疼痛，它具有甘温理气、健胃止痛作用。为何老师却外用治疗水肿，而且用法神奇，效果如响？玄明粉消肿，我院常用于手术刀疤肿痛，不知还可用于外阴水肿，我们常用硫酸镁针剂湿敷，原理应该类似吧？

老师解答：《本草求真》甘松条记载："若脚气膝肿，煎汤淋洗。"甘松煎汤外洗可以退肿，治疗严重的妊娠水肿时双管齐下，要比单纯服药效果要佳。有时单独内服药物，药力到达病所时，已是强弩之末。而药物直接作用局部，取效更好。

玄明粉的主要成分为无水硫酸钠，外用消肿的机理与硫酸镁湿敷相似。只是此例反映效果并不及甘松，便放弃再用了。

值得指出的是，你所开的方剂是白术散合真武汤加减。这提法不妥，没有附子这味主药，便成不了真武汤。这就和没有了柴胡，就称不了小柴胡汤是一样的道理。

（陈浩波）

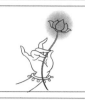

妊娠失寐

初诊：2014年11月27日。朱某，25岁。因"孕57天，失眠20余天"就诊。

患者孕57天，平素月经规律，周期24～28天，经期7天。末次月经10月2日来潮，量色如常。停经34天时，自测尿妊娠试验阳性，此后开始出现失眠。以往每夜可睡7～8小时，现每晚只睡1～2小时。曾因"荨麻疹"在我院门诊治疗，目前未愈。10余天前曾有少量阴道出血，未予治疗，2天后出血自净。11月21日B超检查：宫内妊娠，可见胎心管搏动，宫腔有少量积液。偶有恶心，纳欠，口渴能饮，口淡，有痰。生育史：1-0-0-1。舌淡红，苔薄白，脉细软。

学生诊断：妊娠失眠（心脾两虚型）。

治法：补益心脾，养血安神。

方药：归脾汤加减。党参15g，白术10g，当归6g，茯苓10g，炙黄芪15g，远志10g，炒酸枣仁15g，木香5g，炙甘草3g，防风10g，白鲜皮10g，生姜3片，大枣5个，7剂。

老师诊断：妊娠失眠（痰湿阻滞型）。

治法：祛痰和胃，交通心肾。

方药：半夏汤合交泰丸加味。半夏15g，秫米30g，肉桂1g，炒川连1g，竹茹10g，茯苓10g，菖蒲6g，远志6g，合欢花12g，5剂。

二诊：2014年12月2日。一夜可睡5小时，腰痛，舌脉如上。

方药：守上方，加白术10g，酸枣仁15g，6剂。

三诊：2014年12月8日。睡眠正常。

【释疑解惑】

1.学生问难：对妊娠失寐，老师是怎么辨证分型的？

老师解答：妊娠失寐的基本病机为阳盛阴衰，阴阳失交。为什么会阳盛阴衰？因为母血荫胎，阴血不足，阳气就相对偏盛。本病辨证要首分虚实。虚证多属阴血不足，心失所养；临床特点为体质瘦弱，面色无华，神疲懒言，心悸健忘。实证为邪热扰心；临床特点为心烦易怒，口苦咽干，便秘溲赤。次辨病位，病位主要在心。由于心神的失养或不安，神不守舍而不寐，且与肝胆脾胃肾相关。如急躁易怒而不寐，多为肝火内扰；脘闷嗳腐而不寐，多为胃腑宿食；心烦心悸，头晕健忘而不寐，多为阴虚火旺；面色少华，肢倦神疲而不寐，多属心脾两虚；心悸不寐，触事易惊，多属心胆气虚等。除了上述辨证之外，不同的孕期，还会因生理或病理的特定改变容易产生不同证型的失寐。如妊娠早期，恶阻严重者，常以痰湿型为多见；胎儿长大，索取过多营养，常以心脾两虚型为多见；临月腹隆，常以气机阻滞型为多见。以上的辨证并非孤立，而是可以互参的。

2.学生问难：患者妊娠失寐，口淡纳欠，舌淡红，苔薄白，脉细软。此乃脾虚，气血不足之征。老师为何不用益气补血，健脾养心之归脾汤治疗？

老师解答：归脾汤出自宋代严用和的《济生方》，主治心脾气血两虚之不寐。如果患者属于该证型的妊娠失寐，除了胃纳不佳之外，必定兼有神倦乏力、心悸健忘、面色少华、或大便溏软等其他心脾不足的症状，舌质也会偏淡一些。妊娠期间恶心纳欠往往是许多证型共有的症状，但是恶心、口渴能饮、口淡、有痰，这一组症状同时出现时，便构成了痰湿中阻，津液不能上承的独特证候群，这是用其他证型无法圆满解释的。无论在任何科别（如内科、妇科、儿科），也无论在任何时期（如经期、孕期、产后），痰湿中阻常常是导致失寐的主要原因之一，治疗的原则自然是化痰安神。对于痰湿阻滞者，使用补益心脾的归脾汤，一是方证不合，二是还有痰疾未去而先安内，有留寇之虞。

3.学生问难：老师是怎样拟定该案的治法和方药的？

老师解答：由于该案主要的发病机理是痰湿中阻，胃气不和。由此推导出祛痰化浊，和胃宁神的治疗原则。《素问·逆调论》中有"胃不和则卧不安"的论述，颇适合妊娠恶阻兼失寐的病机。《灵枢·邪客》中的半夏汤（后人亦有称其为半夏秫米汤），药虽仅两味，即半夏、秫米，但对痰湿引起的失寐具有很高的疗效。书中说："病新发者，覆杯则卧，汗出则已矣。久者，三饮而已也。"足见其疗效之神速。李时珍《本草纲目》称半夏除"目不得瞑"，即本于此。秫米除能调半夏之辛烈外，李时珍还说："《灵枢经》岐伯治阳盛阴虚，夜不得瞑，半夏汤中用之，取其益阴气而利大肠也，大肠利则阳不盛矣。"《吴鞠通医案》中治疗失寐，使用半夏汤者竟达12诊次。此外，半夏汤还是很好的治疗妊娠恶阻的方药。方中半夏化痰降逆，秫米养胃和气。在《钱伯煊妇科医案》中留下四则治疗妊娠恶阻的医案均用到该方，其中有几诊还是单独使用此方，而不做任何变化。半夏汤既可治失寐，又可疗恶阻，是一石二鸟，可作主方。除了痰湿之外，引起失寐的另一原因便是心肾失交。妊娠为人生一大喜之事，所以温州称恶阻为"贺喜病"。患者失寐发生于妊娠之后，是《素问·五运行大论》所谓的因"喜伤心"，是心火上炎，下吸肾阴所致，故选用明代韩懋《韩氏医通》的交泰丸治疗。方中黄连和肉桂调济水火，交通心肾。此外，菖蒲、远志亦为交通心肾，祛痰安神的药对；竹茹、茯苓为取自温胆汤化痰安神的药对；合欢花解郁去忧而安神，酸枣仁养肝宁心安神。药证合一，效奇如神。

4.学生问难："肉桂"能活血通经，为孕妇慎用之药，老师何以用之？腰痛老师为何加用白术？

老师解答：肉桂味辛、甘，性热；归肾、脾、心、肝经。功能补火助阳，引火归原，散寒止痛，温经通脉。由于通脉，通常中药著作均认为孕妇禁服。与桂枝相比，肉桂偏于温内，而桂枝偏于解外；肉桂偏于守，而桂枝偏于攻；肉桂偏于固，而桂枝偏于行。适量的桂枝，我尚且可以用于诸多妊娠疾病，更何况肉桂呢！失寐病机主要是阳盛阴衰，升降出入失调。心为阳，属火，居上焦；肾为阴，属水，居下焦，两脏之间关系密切。人体气机的升降是以肾水上升、心火下降为根本的。"水性润下""火性炎上"，肾水之

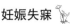

所以能上升，动力来自坎宫之火，肾水上济心阴，心阴充足，则心火自然敛降，心火下降则能温煦肾阳，此为阴阳互根之理。升降失常，水火不济，必然会产生心肾不交的病变。我用半夏汤祛痰和胃，解决中焦枢纽问题的同时，还需要交通心肾，药用肉桂与黄连，组成交济水火的交泰丸，适用于心肾不交引起的夜寐不宁等症。《中藏经》曰："火来坎户，水到离扃，阴阳相应，方乃和平。""水火通济，上下相寻，人能循此，永不湮沉。"《格致余论》曰："人之有生，心为火居上，肾为水居下，水能升而火有降，一升一降，无有穷已，故生意存焉。"黄连苦寒，入少阴心经，降心火，不使其炎上；肉桂辛热，入少阴肾经，暖水脏，不使其润下而上济；寒热并用，水火既济，交泰之象遂成，夜寐不宁等症便可自除。正如《本草新编》所说："黄连、肉桂寒热实相反，似乎不可并用，而实有并用而成功者，盖黄连入心，肉桂入肾也。……黄连与肉桂同用，则心肾交于顷刻，又何梦之不安乎？"心阳下降而交于肾阴，肾阴上升而济于心阳，从而使心肾两脏的阴阳、水火、升降关系处于平衡、相济、协调状态，以维持人体正常的生命活动。白术通常认为是健脾胃的药物，但是《别录》称白术"利腰脐间血"，《金匮要略》治疗肾着的甘姜苓术汤就有白术一味。因此，白术经常用于治疗腰痛之疾而屡建奇功。无论属于肾虚、湿热或寒湿，都可以在辨证论治基础上配伍白术使用。

5.学生问难：半夏汤中秫米应该为何物？

老师解答：对于秫米，古今有两种不同的认识。2005年人民卫生出版社出版的《中医大辞典》称：秫米，药名，出《名医别录》。又名小米、糯秫、糯粟、黄米，为禾本科植物粟Setaria italica（L.）Beauv.的种子之黏者。与此持不同意见者，如《汉典》解释：秫，黏高粱，可以做烧酒，有的地区泛指高粱。古代依前说者，可见于明代李时珍的《本草纲目》："秫即粱米、粟米之粘者。有赤、白、黄三色，皆可酿酒、熬糖、作餈糕食之。苏颂《图经》谓秫为黍之粘者，许慎《说文》谓秫为稷之粘者，崔豹《古今注》谓秫为稻之粘者，皆误也。惟苏恭以粟、秫分籼、糯，孙炎注《尔雅》谓秫为粘粟者，得之。"古代依后说者，可见于明代官修本草《本草品汇精要》引《图经》："秫乃粟之黏者也，其苗高丈许，有节如芦，茎中有瓤，类通脱木而小白，叶长一二尺，实生茎端作穗……然有二种，其黏者为秫，可以酿酒；不黏者为粟，但可作糜食耳。"通过上述植物特征的描述，可知秫米当为黏高粱米，而该书的插图正是高粱。宋代编撰《图经》的苏颂、掌禹锡与明代官修本草的众医家有相同的认识；清代吴鞠通在《温病条辨》中说："秫米……即俗所谓高粱是也，古人谓之稷，今或名为芦稷，如南方难得，则以薏仁代之。"民国张锡纯在《医学衷中参西录》中也称："秫米即芦稷之米（俗名高粱）"。我在临床中是以普通的小米作为秫米来使用的，原因是糯小米不易获得而不影响疗效。至于以高粱米作为秫米者，否！以薏苡仁取代秫米者，尤否！

（钱艳清）

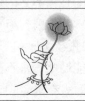

妊娠梦交

初诊：2020年1月10日。鲍某，25岁。因"孕9周余，阴道出血2天，梦交4次"就诊。

患者孕9周余，2019年12月16日晚，阴道少量褐色出血，伴下腹坠痛，予口服地屈孕酮片，3天血止，1月8日中午再次阴道出血、量中、色暗，腰酸痛，无腹痛，今少量出血。平素情绪急躁，莫名想哭，近期梦交4次，口干，渴饮不解，口臭，脘胀，鼻涕带血丝，晨起有痰，偶偏黄，大便稍难，每天1次。舌稍红，苔薄白，脉细。

学生诊断：胎动不安、妊娠梦交（阴虚脏躁型）。

治法：滋阴降火，养心安神。

方药：保阴煎合甘麦大枣汤加减。生地黄10g，熟地黄10g，生白芍10g，山药10g，续断15g，黄芩10g，黄柏10g，炙甘草5g，淮小麦30g，大枣5枚，龙骨30g，牡蛎30g，5剂。

老师诊断：胎动不安、妊娠梦交（肾阴不足，心火偏旺型）。

治法：滋肾清心，重镇安神。

方药：竹茹10g，炒栀子10g，淡豆豉10g，龟甲胶（烊冲）10g，苎麻根20g，生白芍12g，百合15g，旱莲草15g，女贞子10g，银镯（代水）一只，3剂。

二诊：2020年1月13日。阴道出血已净3天，药后梦交除，情绪正常。舌淡红，苔薄白，脉细。

【释疑解惑】

1.学生问难：妊娠期间出现梦交症状是否属于生理现象？

老师解答：现代医学认为，妊娠早期随着性激素水平的急剧变化，会刺激大脑中枢神经，导致偶发失眠多梦等现象。其实这里还有另外一层原因：国人认为，妊娠之后需要禁欲。由于骤然改变以前建立起来的性交规律，因欲而不能，就自然容易产生梦交了。

在中医最古老的经典著作《黄帝内经》中，就曾经对梦进行过分析。其中《灵枢·淫邪发梦》中将邪气所致的梦分为虚实，梦交则归类于虚，称"客于阴器，则梦接内"。清代医家何梦瑶《医碥》记载："梦交何也？曰：相火客于阴器也。"明确了邪气为相火。相火为阴虚而产生的火，当然属于虚火。因此，后人治疗梦交都遵循滋阴降火的原则来治疗。

妇女妊娠，肾精聚，气血凝，则胎成。精血因此相对不足，肾水偏亏而虚火易炎，故梦交生矣。由此可知，妊娠期偶然性的梦交属于生理现象。但是梦交的出现，常常引发孕妇的性高潮感，有人因此诱发频繁宫缩和阴道流血，这就属于疾病，需要积极治疗了。本例患者梦交之后伴有下腹坠痛以及阴道出血，所以属于疾病而需要治疗。

2.学生问难：老师怎样分析患者的胎动不安与梦交？

老师解答：患者为妊娠早期，胎动不安发生已近一月，而梦交才刚刚发生。因此，胎动不安和梦交是两个不同的疾病。

妊娠阴血养胎，故阴分相对不足，而阳气相对有余；胎漏日久，阴血越耗，加重了阴不足阳有余的局面。胚胎系于肾，故阴不足主要是肾阴不足，阳有余主要是相火偏旺。肾阴不足，便出现腰部酸痛；相火偏旺，便出现阴道出血，梦交；相火引发君火偏炽，扰乱心神，便出现情绪急躁、莫名想哭、口渴口臭、便难溏血、舌红。

3.学生问难：老师是怎样拟方治疗的？

老师解答：我的处方包括三个部分：滋养肾阴，凉血止血——药有生白芍、龟甲胶、旱莲草、女贞子；清心宣郁，凉血止血——炒栀子、淡豆豉、百合、竹茹、苎麻根；重镇安神，止血——银镯。其中，二至丸为滋补肾阴的名方；栀子豉汤是清心除烦的名方；生白芍养阴补血止血；百合滋心阴除烦；竹茹清虚热除烦止血；苎麻根清热凉血安胎；银器性寒，功能安神止血。古代经常用银来治疗妊娠出血，唐代昝殷的《经效产宝》中常有此用法。我用它来治疗梦交，屡屡获效。综合我的治疗原则，就是滋肾清火、重镇安神。

4.学生问难：我的处方是由三张合方组成的，治疗本病是否合适？

老师解答：在你的方药中，有用《景岳全书》的保阴煎治疗胎动不安；有用《金匮要略》的甘麦大枣汤治疗悲伤欲哭；有用桂枝龙骨牡蛎汤中的龙骨、牡蛎治疗"女子梦交"。初看并没有什么不妥，但中医的"合方"并非两首或两首以上方剂的简单叠加，而是针对疾病某一阶段所呈现的几个证或病机兼杂的状态而设的方剂组合。合方的原则仍离不开"辨证论治"的精神，也就是说，所有组合的方或药通常都要符合辨证论治的原则。譬如说该患者的胎动不安，你使用了保阴煎，而方中的黄芩、黄柏属于清泻实火的药物，显然与患者的阴虚火旺的现状并不符合；患者的烦躁欲哭，并非心失所养的脏躁虚证，而是心有郁火的实证，因而使用甘麦大枣汤也不贴切；对于梦交，你选用了桂枝加龙骨牡蛎汤中的龙骨、牡蛎两味，这是可以接受的，因为这两味药物既可以重镇安神，还可以收敛止血。

（高楚楚）

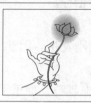

妊娠被迫害妄想症

初诊：2015年7月10日。何某，24岁。停经47天，1天前无明显诱因下出现胸闷不适，恶心或呕吐。舌淡红，苔薄白，脉细滑。

中医诊断：妊娠恶阻（痰气互结型）。

治法：化痰除满，理气和胃。

方药：半夏厚朴汤加味。半夏9g，厚朴5g，茯苓10g，生姜4片，苏梗6g，蔻仁（杵冲）3g，3剂。

二诊：2015年7月13日。胸闷除，偶觉恶心呕吐，近2天妄觉有人企图杀害自己而害怕不已，难以终日。舌脉如上。

学生诊断：妊娠被迫害妄想症（痰阻脾虚型）。

治法：豁痰定惊，健脾益气。

方药：温胆汤加味。半夏9g，竹茹9g，枳壳10g，陈皮6g，生甘草5g，茯苓10g，远志10g，石菖蒲10g，党参10g，7剂。

老师诊断：妊娠被迫害妄想症（痰气互结，心神不宁型）。

治法：豁痰定惊。

方药：守7月10日方，加银镯（煎汤代水）1只，5剂。

三诊：2015年7月18日。妄觉已除，恶阻消失，下腹微胀。舌脉如上。

方药：温胆汤加薤白10g，麦芽12g，5剂。

【释疑解惑】

1.学生问难：患者开始是妊娠恶阻，为何会出现被迫害妄想症？

老师解答：唐代孙思邈《备急千金要方》记载："凡妇人虚羸，血气不足，肾气又弱，或当风饮冷太过，心下有淡水者，欲有胎而喜病阻。"妊娠恶阻的病机为冲气上逆，胃失和降，多因胃虚、肝热、痰滞等因素引起。虽然患者初诊能够获得的四诊的资料很少，但是患者胸闷属于气阻，恶心呕吐是痰滞气逆，苔白是因痰湿。在诸多情志疾病中，痰湿阻滞，痰气上逆，痰蒙心窍是最常见的发病原因。一个痰气阻滞的恶阻患者，一旦出现痰气上逆，蒙蔽心窍，便容易出现情志疾病。中医认为，怪病多由痰作祟。该案从妊娠恶阻发展到被迫害妄想症，就是这样一个痰病发展演变的过程。

2.学生问难：半夏厚朴汤原来是治疗咽中如有炙脔的方药，老师为何会用此方治疗妊娠恶阻？

老师解答：半夏厚朴汤出自《金匮要略·妇人杂病》中，是一张治疗"咽中如有炙脔"的名方。咽中如有炙脔，就是咽喉部出现如有异物，咽之不下，吐之不出的症状。在当今被称为梅核气，现代医学称之为癔球。尤在泾说："此凝痰结气阻塞咽嗌之间。"可见是痰气互结之病。方中半夏化痰降逆，厚朴行气燥湿，茯苓健脾化痰，生姜温胃散结，干苏叶芳香行气解郁。该案妊娠恶阻是由痰气阻滞引起，所以正好可以使用半夏厚朴汤来治疗，增加蔻仁一味，可以增强芳香行气化湿的作用。

3.学生问难：患者从妊娠恶阻演变为妊娠被迫害妄想症，而老师的用方没有改变，仅仅在原方的基础上加一味银镯入煎，这是为什么？

老师解答：患者虽然已经从妊娠恶阻演变为妊娠被迫害妄想症，但是其病机却没有发生改变，仍然是在痰气上逆的基础上引起心神不宁。因此，治疗的重点仍然是豁痰理气，只要再加上镇惊安神之品即可以了。为什么加用银器呢？《本草纲目》称银："辛，寒，无毒。……主治：安五脏，定心神，止惊悸，除邪气，久服轻身长年……今人用银器饮食，遇毒则变黑；中毒死者，亦以银物探试之，则银之无毒可征矣。其入药，亦是平肝镇怯之义。"《中药大辞典》银箔条称其安神，镇惊；可治惊痫、癫狂，心悸恍惚，夜不安寐。内服：入丸、散。一般多作丸药。我在使用上仍遵循前人的方法，用银先煎代水，后入他药，照样有效。古代有时银的使用剂量很重，一次用到一斤，我则用量极轻，如一个银戒指，亦可以获效。其实金属在水中的溶出极其微量，就凭如此微量的溶出，仍然可以取得疗效。

4.学生问难：老师三诊所用方与我所用方均为温胆汤，是否能二诊就用该方治疗？用在不同的地方有什么区别？

老师解答：你的处方是在温胆汤的基础上减去生姜与大枣，增加党参、远志与石菖蒲，与《重订通俗伤寒论》的十味温胆汤相近，因此具有健脾化痰安神的作用。元代医家罗谦甫言温胆汤"以二陈治一切痰饮，加竹茹以清热，加生姜以止呕，加枳实以破逆，相济相须，虽不治胆而胆自和，盖所谓胆之痰热去故也。命名温者，乃温和之温，非温凉之温也"。温胆汤确实是一张治疗痰湿阻滞引起恶阻的好方，因而被临床广泛应用，但与半夏厚朴汤相比，行气之力不如，燥湿之功更逊，却兼有清化痰热之功。如果用你的方药治疗这位妊娠被迫害妄想症身上，尚缺乏重镇安神之品，痰或虽化，而神难安定，故疾不去。我在第三诊使用温胆汤治疗，是因为妊娠被迫害妄想症已经治愈，恶阻也已消失，唯有下腹微胀的症状，因此温胆汤的使用仅仅是起到善后作用，加薤白、麦芽则可以行气导滞。

（高楚楚）

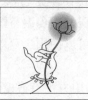

妊娠瘈疭

初诊：1998年3月2日。徐某，28岁。

孕27周，昨晚起不明原因地身体发生抽动，不能自禁，每一分钟发生近20次，就诊时症状尚未控制。发作时耸肩缩颈收腹弓腰，状如呃逆或抽泣但无声，也不影响呼吸。纳可，脘胀便秘，口干喜饮。西医妇科及神经科检查均未发现异常。舌淡红，苔薄白，脉细。

学生诊断：妊娠抽筋（血虚型）。

治法：补益肝肾，养血柔筋。

方药：炒白芍30g，炙甘草9g，桑寄生15g，竹茹10g，桑椹子20g，何首乌15g，山药30g，生白术30g，续断10g，煅牡蛎30g，木瓜10g，5剂。

老师诊断：妊娠瘈疭（虚风内动型）。

治法：滋阴养血息风。

方药：大定风珠合三物养血汤加减。炒白芍15g，龟甲胶（烊冲）10g，龙骨（先入）20g，牡蛎（先入）20g，鳖甲（先入）10g，鸡子黄（冲）1枚，桑寄生12g，丝瓜络10g，竹茹10g，3剂。

二诊：1998年3月5日。身体抽动消失，口干，便秘，自汗，自觉身热。舌淡红，苔薄白，脉细。

治法：滋阴潜阳，收敛止汗。

方药：三甲复脉汤加减。煅龙骨（先入）15g，牡蛎(先入)15g，麦门冬10g，鳖甲（先入）12g，生地黄12g，白芍10g，龟甲胶（烊冲）10g，浮小麦30g，五味子5g，白薇10g，3剂。

【释疑解惑】

1.学生问难：妊娠瘈疭与妊娠抽筋的病机上不同吗？

老师释疑：此案应诊断为妊娠瘈疭，明代陈自明的《妇人大全良方》中已罗列该病名。瘈为筋脉急而收缩，疭为筋脉缓而伸张。瘈疭与抽筋有所不同，瘈疭发作，肢体是抽动的，难以自禁；抽筋发作，肢体并不一定抽动，如下肢抽筋，有时仅仅是一种感觉，肢体并无抽动，或者发病中的动是一种自主性的。此外，还有一种痉挛抽搐，与瘈疭类似，如子痫发作，常伴意识丧失。从疾病的危重情况来说，痉挛抽搐最为危险，瘈疭次之，抽筋又次之。从发病机理分析，抽筋往往只是由于血不养筋，瘈疭则为阴虚阳亢，虚风内动，而痉挛抽搐常常是肝风内动，扰乱神明。

这里首先谈论一下平时读书面的问题。中医古籍多如浩海，不可胜读，这就需要选择性地阅读。无论从事哪一专科，读书的面都要相对广泛，也就是说除了读专科的书之外，还要读专科之外的代表著作，其中包括伤寒、温病、医史等方面的书。我从叶天士、薛生白、吴鞠通、王孟英的书中，学到许多妇科专著中没有的学问，虽然他们均是以温病学家著称于世，但是他们以独特的视角审视妇科，会有许多不同的见解，不落窠白。如叶天士对于奇经八脉的论述，薛生白对于妇科奇经八脉疾病的治疗，吴鞠通对于胎产病的探索，王孟英对于经产阴津的顾护，都给传统妇科注入新的活力。他们留下的医案中，更有许多精彩的妇科内容。我在临床中或取法于他们的理，或采用他们的法，或撷取他们的方，或选用他们的药，都有很好的效果。

2.学生问难：老师选用大定风珠，而弃阿胶未用，出于何种考虑？还有其他药物的加减，出于何因？

老师释疑：该案我诊断为妊娠瘛疭，采用滋阴养血息风的治疗原则，选用《温病条辨》的大定风珠为基本方。此方本为温病热邪久羁，热灼真阴；或因误用汗、下，重伤阴液，出现神倦瘛疭，时时欲脱而设。原方含有阿胶和龟甲两味药物，龟甲胶系从龟甲中熬炼而得，已取其精华所在，虽然潜降之力较龟甲稍逊，而滋阴之力尤宏；况龟为水中灵物，驴为陆上牲畜，龟甲胶与阿胶相比，滋阴息风更胜一筹自不待言，这便是我用一味龟甲胶取代阿胶和龟甲的原因。

该案不因发汗伤阴，故再去五味子、地黄、麦门冬、麻仁、炙甘草不用。全方以龟甲胶合鸡子黄养阴液以息风为主药，加龙骨，合鳖甲、牡蛎介类，以重镇、滋阴潜阳。桑寄生、丝瓜络、竹茹称为三物养血汤，是具有养血柔筋的效方。3剂之后，阴水充而阳炎抑，脉络柔而瘛疭消，再用滋阴潜阳息风的三甲复脉汤加减善后。

3.学生问难：三物养血汤是一张什么样的方药？木瓜、丝瓜络均有通经活络的作用，在此案是否可换用木瓜？

老师释疑：三物养血汤是一张名不见经传的方药。20世纪50年代流传于浙江省温州市中医院，作为一张协定处方入编院内的方剂小册子中。此方由桑寄生、丝瓜络、竹茹三味药物组成。其中桑寄生补肝肾通络，丝瓜络活血通络，竹茹化痰清热通络。从其功效来看，虽然可以用于血虚引起的经脉不利，但毕竟是以通络为主，为何以养血汤称之，不得而知，即使当初有错，也只能以讹传讹了。

木瓜和丝瓜络的功效略有不同，前者为舒筋活络、和胃化湿，多用于风湿引起者；后者为通经活络、解毒消肿，多用于瘀血阻滞者。前者以酸入肝，兼具养肝之功；而后者形同经络，以通为用。由此看来，两者还是同中有异的。丝瓜络是三物养血汤的三角组合之一，也可以视之为药对之一，而药对的组合往往具有不可替代性。因此，不主张用木瓜取代丝瓜络，以免影响疗效。

4.学生问难：请老师评论一下我的诊断与治疗上的失误？

老师释疑：疾病的诊断十分重要，临床医生常常忽视了这一点，认为中医疾病的诊断不如西医疾病的诊断那么严密。其实，中医疾病的诊断是源，辨证与治疗是流，一旦源头出现偏差，流的误差便会更大，正所谓差之毫厘，谬以千里。

你对该案的诊断是妊娠抽筋，由此推导出来的治疗原则是补肝肾和养血，选用的方药是芍药甘草汤加味，也可以说是环环相扣。你的诊断可以说是近似，但接下来导致的辨证与治疗就有较大的偏差。阴虚和血虚毕竟程度大不相同，阳亢风动和血不养筋也存在本质区别，这就是你在该案诊断和遣方用药所存在的不足。

（胡慧娟）

妊娠发热

初诊：2009年4月6日。沈某，34岁。妊娠40多天，外感2天，体温38.3℃，身冷酸楚，咳嗽少痰，口苦。舌淡红，苔薄腻，脉细数。

学生诊断：妊娠外感（风热型）。

治法：清热化痰，疏风解表。

方药：竹茹12g，石膏10g，杏仁10g，薄荷（后下）5g，桔梗6g，白薇10g，甘草5g，青蒿10g，3剂。

老师诊断：妊娠外感（风热型）。

治法：清透表热。

方药：羚羊角（调冲）2g，淡豆豉12g，桑叶12g，葱白4条g，苎麻根15g，葛根12g，牛蒡子10g，薄荷（后入）5g，2剂。

二诊：2009年4月8日。药后汗出，发热已退，喷嚏流涕，神倦，腰酸。舌淡红，苔薄白，脉细。

方药：淡豆豉10g，葱白4条g，玉竹12g，葛根12g，苎麻根15g，桑寄生15g，4剂。

【解惑释难】

1.学生问难：老师用羚羊角治疗妊娠外感，出乎意料，是取其清热息风之功吗？使用羚羊角会过于寒凉吗？是否会有催生、堕胎之嫌？

老师解答：羚羊角的功效，中药学教材上的记载已经十分明白，主要是平肝息风、清肝明目、凉血解毒。可以用于高热惊痫，神昏痉厥，子痫抽搐，癫痫发狂，头痛眩晕，目赤翳障，温毒发斑，痈肿疮毒等。通常在外感发热中不会使用它，用了似乎也会有风马牛不相及的感觉。用羚羊角治疗感冒是否过于寒凉？以及外感可否使用羚羊角？我们可以从民国张锡纯的《医学衷中参西录》中找到答案："羚羊角性近于平，不过微凉。最能清大热，兼能解热中之大毒。且既善清里，又善透表……所最异者，性善退热却不甚凉。"现代山东中泰药业有限公司生产一种治疗外感风热的羚羊感冒片，即基于上述观点，疗效很好，也曾风靡国内一时。

记得30多年前，农村流行麻疹，麻疹本身并不可怕，可以自愈。可怕的是，许多儿童并发肺部感染，虽然每天都在注射青霉素，但发热仍难以控制。奇怪的是，好多患童未继续就医，几天后就退热，经过打听后知道，他们都私下在服用羚羊角。从此，对羚羊角清热解毒、透表退热有了一番全新的认识。但凡风热表证而事关重大者，如妊娠、产后，大多可以服用羚羊角。妊娠发热，母如燔炭，子若探汤，伤母害子，退热宜早不宜晚。我处方中的羚羊角仅仅借其透表清热之功，如果患者出现高热痉厥，羚羊角也可发挥其清热息风的作用。至于羚羊角有催生、堕胎之嫌，此乃穿凿附会，捕风捉影，查古代本草百无一说，近代本草也只字未提及，而历代治疗子痫者，比比皆是，足以反证并无此害。

2.学生问难：淡豆豉、葱白、牛蒡子、薄荷、桑叶用于清热解表，易于理解，使用葛根是因为它有升阳、解肌热作用吗？苎麻根在此有安胎和清热解毒作用吗？

老师解答：葛根性平，功能升阳解肌、透疹止泻、除烦止渴的作用。以葛根命名疏解肌表的方药如葛根汤、葛根羌活汤、葛根解肌汤，疗效上乘，故葛根为解肌退热妙品。在此案仅取其解肌，而非冀其升阳。

苎麻根味甘，性寒。功能凉血止血，清热安胎。从《中华本草》收集的资料看，所治为诸多的血热出血症以及溲淋痈疮等。在明代缪希雍的《本草经疏》中引《日华子本草》称苎麻根可以治疗"天行热疾"，这是其他本草很少提及的。所谓天行者，即当今所称的流行性。可见，苎麻根可以治疗流行性发热疾病，譬如流行性感冒发热，当然就不拘于妊娠，但对于孕妇更加适合，因为它既可以解肌退热，又可以清热安胎。

3.学生问难：患者有咳嗽少痰，是否要加清肺止咳等药物？请老师评说一下我的治疗方药。

老师解答：咳嗽少痰对于这例外感风热患者来说并非主症，而是一个非常轻的兼症。在日常的治疗中，我们一定要紧抓主症不放，至于轻微的兼症，是无须"专注"的，掠以"余光"便可。余光者，一味牛蒡子可也。

你对该案的诊断并没有错，但在治疗原则与遣方用药方面出现了一些偏差。该案外感发热，咳嗽少痰，当以风热为本，咳痰为标；发热为重，咳嗽为轻。而你的治法是以清热化痰为主，疏风解表为次，这里就有标本、轻重颠倒之嫌。体现在用药方面，你对于咳嗽少痰选用了竹茹、杏仁、桔梗，而疏风解表仅选用一味薄荷，使得治疗的重心出现了失误。要退清38.3℃的体温，一味薄荷，便有杯水车薪之感。至于白薇与青蒿两味，均属清退虚热的药物，故加减葳蕤汤中用白薇，青蒿鳖甲散中也有青蒿。即使青蒿有清退暑热的作用，但患者发病在4月，而非暑天。方中石膏可以协助清热，但它的作用是在解表药物的基础上发挥出来的，就如麻杏甘石汤离不开麻黄一样。任何疾病的治疗，一旦重心出现失误，就会导致用药的偏颇，影响到治疗的效果。若患者风热之邪不除，清热化痰的药物即使用得再多，也会于事无补的。

（孙云）

妊娠伤暑

初诊：2007年7月28日。王某，26岁。

妊娠4个月，发热4天，体温38℃，前额及两侧颞部胀痛，畏寒，无汗，鼻塞，流清涕，咽喉疼痛，呛咳，恶心，呕吐涎沫，乏力，腰部酸痛明显，纳欠，口干，大便偏软。舌淡红，苔薄白，脉细数。

学生诊断：感冒（风热夹湿型）。

治法：疏风清热化湿，和胃止呕。

方药：金银花10g，连翘10g，牛蒡子6g，桔梗6g，荆芥6g，防风10g，芦根10g，杏仁10g，竹茹9g，陈皮6g，苏叶10g，香薷9g，扁豆10g，生甘草3g，3剂。

老师诊断：妊娠伤暑（暑湿夹热型）。

治法：祛暑化湿，清热解表。

方剂：香薷散加味。香薷6g，扁豆10g，厚朴6g，淡豆豉12g，炒栀子10g，桔梗5g，六一散12g，薄荷（后入）5g，蝉蜕5g，杏仁10g，石膏10g，荆芥9g，3剂。

二诊：2007年8月1日。进药一剂，发热即退，恶心亦除，胃纳已苏，阵咳无痰，咽痒，口干。舌边尖稍红，苔薄腻，脉细。

方药：川贝粉（吞）3g，木蝴蝶4g，枇杷叶10g，芦根15g，竹茹10g，桔梗5g，牛蒡子10g，前胡10g，生甘草5g，5剂。

【释疑解惑】

1.学生问难：老师用香薷散加味来解暑，化湿，清热，药到病除。虽然我的方中也使用香薷、扁豆，还请老师介绍一下香薷散。

老师解答：我给你选这医案，是因为看到你最近治疗妊娠发热的医案在用香薷一味。其实，香薷是一味时令性很强的药物，尤其对于发热性疾病，主要是用于暑病中的伤暑。所以有一句俗语说："夏月之用香薷，犹冬月之用麻黄。"在目前冬季治疗发热的处方中，普通发表退热药物便已足够，香薷通常是不用的。

香薷散出自宋代官修的《太平惠民和剂局方》。从药物组成来看，只有简单的香薷、扁豆、厚朴三味。其中香薷、厚朴性温，解暑燥湿；扁豆性平，健脾消暑化湿。因此，该方是一张偏于温性的方剂，治疗的暑症自然是偏于寒湿，如冒暑贪凉饮冷所致者。香薷散药味虽简，但疗效却异常高，只要对证，效如桴鼓。

2.学生问难：妊娠发热中风寒、风热常见，中暑、伤暑比较陌生。请老师做一介绍。

老师解答：暑为阳邪，其性炎热升散，极易耗气伤津。暑症古代称为中暍，张仲景的《金匮要略·痉湿暍病》中的"暍"就是暑病。他使用的方药是白虎加人参汤，主治"太阳中热者，暍是也，汗出恶寒，身热而渴"，这就是《素问·刺志论》所说的"气虚身热，得之伤暑"，后世经常用白虎加人参汤治疗中暑多汗、津伤气虚者。

白虎加桂枝汤也出自《金匮要略·疟病》，主治"温疟者，其脉如平，身无寒但热，骨节疼烦，时呕"。可见当时两方所治还是存在差异，虽然都是由白虎汤加味而来。经过后人发展，用白虎加桂枝汤治疗暑病无热多寒者。此外，《活人书》创制的原本治疗湿温病的白虎加苍术汤，后来也被用来治疗暑病而湿重者。

清代雷丰的《时病论》一书颇多建树，将伤暑分为"阴暑"和"阳暑"。前者静而得之，感受于风凉，发热而无汗；后者动而得之，感受于炎日，身蒸而多汗。以此为判，香薷散治阴暑，白虎汤、白虎加人参汤治阳暑，而加桂者用于夹寒，加术者用于夹湿。

3.学生问难：请老师将我与老师的诊断、治疗做一比较分析。

老师解答：先分析患者的症状，虽有发热但属低热，虽有咽痛但不红肿，舌不红，苔不黄，脉不浮数，溲便如常。因此，在诊断上认为妊娠风热夹暑湿入侵不恰当。相反，患者低热、颞胀、畏寒、无汗、鼻塞、流清涕、恶心、呕吐涎沫、大便偏软、脉细数等呈现一派外寒内湿之象。结合当时时令，该属妊娠伤暑，咽喉疼痛者，有逐渐化热之象。

再说一下你的处方。方中有金银花、连翘和香薷、扁豆，像是一张新加香薷饮，但又不是，因为新加香薷饮还有一味厚朴，不用扁豆，而是用扁豆花。方中另有牛蒡子、桔梗、荆芥、芦根，因此此方更加接近银翘散加味，也是符合你的疏风清热、化湿和胃的治法。

我用的是香薷散加味，与新加香薷饮是有区别的。前者药性偏温，主治暑令感寒夹湿之证；后者药性偏凉，主治暑温兼湿。除香薷散之外，我方中还有《伤寒直格》解暑清热的鸡苏散（六一散合薄荷）、有《伤寒论》清热透表的栀子豉汤（淡豆豉合炒栀子），再加蝉蜕、荆芥、石膏清疏风热，加杏仁、桔梗宣肺气利咽喉。

4.学生问难：一诊时止呕药物基本没有，而且滑石、石膏寒凉碍胃，不知当时老师是如何考虑的？

老师解答：香薷散本是辛温之剂，寒湿一化，胃气转舒，恶心、呕吐涎沫、乏力诸症自除。虽然滑石性甘淡，寒，但与甘草相伍，用量又少，并不碍胃。至于石膏，只要读过张锡纯的《医学衷中参西录》，便可以领悟。他将石膏放在"药物"内容的首条，可见他十分重视石膏这一味药。他说"要知产后无外感之热，石膏原不可用。若确有外感实热，他凉药或在所忌，而独不忌石膏，以石膏之性非大寒，乃微寒也。"

5.学生问难：老师的二诊方药为何发生变化？

老师解答：二诊时热退，恶心除，胃纳苏，说明暑令寒湿之邪已解，舌边尖稍红，为肺胃化热之兆，故阵咳无痰、咽痒、口干仍在。辛温之剂已不可再用，必须以清热润肺以善后。故去香薷散，改牛蒡子清疏风热，以枇杷叶、芦根、竹茹、桔梗、生甘草清肺胃之热，用川贝粉、木蝴蝶、前胡清热润肺止咳。

（孙云）

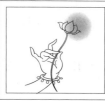

妊娠臖核

初诊：2007年10月15日。曹某，27岁。

妊娠122天，右侧颌下淋巴结肿痛4天，伴两侧少腹抽感。舌边尖红，苔薄白，脉细。

学生诊断：妊娠颈痈（火热型）。

治法：清热泻火。

方药：金银花10g，牛蒡子10g，珠儿参15g，生地黄10g，升麻10g，炒栀子10g，甘草6g，生白芍15g，苏梗6g，3剂。

老师诊断：妊娠臖核（血热型）。

治法：凉血柔筋。

方药：芍药甘草汤。生白芍15g，生甘草9g，5剂。

二诊：2007年10月17日。进药3剂，颌下淋巴结肿痛和少腹部抽感均消失。

三诊：2007年10月22日。妊娠129天，每晚胃脘隐痛3天，无泛酸。舌稍红，苔薄白，脉细滑。

学生诊断：妊娠胃痛（肝胃不和，阴虚胃热型）。

治法：疏肝健脾，清热养阴。

方药：绿梅花6g，蒲公英15g，预知子6g，佛手5g，石斛15g，茯苓10g，白术10g，3剂。

老师诊断：妊娠胃痛（肝气郁结型）。

治法：疏肝养肝。

方药：佛手10g，甘松10g，炒白芍10g，炙甘草6g，3剂。

四诊：2007年10月25日。药后胃脘痛除，余无不适，舌脉如上。

香砂六君子汤，5剂。

【释疑解惑】

1.学生问难：老师，什么叫臖核？它与痈有何不同？

老师解答：臖核，是指发生于下颌部、腋窝部或腹股沟等部位大小不等的硬结，按之作痛，即现代医学肿大的淋巴结。它通常继发于咽喉、肢体的皮肤破损并发感染。

痈为急性化脓性疾病的总称，生于体表的称为外痈。由于臖核并未化脓，因此不能称之为痈。

2.学生问难：芍药甘草汤是《伤寒论》中治疗腿脚挛急，或腹中疼痛的方药，老师用在颈部瘰核，是什么道理？

老师解答：芍药甘草汤是《伤寒论》一张酸苦养血，甘缓补中，治疗"两胫拘急""两胫挛"的方药。成无己说："脾不能为胃行其津液，以灌四旁，故挛急，用甘草以生阳明之津，芍药以和太阴之液，其脚即伸，此即用阴和阳之法也。"

用芍药甘草汤治疗两胫拘急，这是用之常；后人用此方治疗腹痛，是用之变。我用此方治疗颌下瘰核肿痛是变之又变，已经脱离了原方的治疗宗旨。

对于仲景方药的使用，我有个人的观点，就是通过变更方药组成或药物剂量，或者变化药物的炮制，就可以用来治疗不同的疾病。此案我已将炙甘草改为生甘草，将相等剂量的两味药改为生白芍15g和生甘草9g。白芍味苦、酸，性微寒，入肝、脾经。梁代陶弘景的《名医别录》称其"主通顺血脉，缓中，散恶血，逐贼血……消痈肿"。寒可清血中火热，通顺血脉，散恶血，逐贼血，可以消除痈肿，这便是我使用生白芍的依据。当然，此处白芍用生不用炒，以免折其寒凉之性。清代龙柏《脉药联珠药性考》称甘草"生用泻心，邪火急热，痈肿皆平。"而炙甘草主要是益气补中的作用，这是我改炙甘草为生甘草的原因。我曾用甘草汤（一味甘草组成）治疗妊娠咽痛，用的就是生甘草。

3. 学生问难：芍药和甘草的用量有讲究吗？原方中为各四量，您的方中用量挺轻的。

老师解答：芍药甘草汤原方的剂量是芍药与炙甘草均四两。有人考证，汉代的一两等于现在的15.625g，那么四两的用量就有现在的62.5g。如此的剂治疗两胫拘急的报道屡见不鲜。但是用于治疗妊娠颈部瘰核以及两侧少腹抽感，就无须如此重剂了。由于白芍性微寒，通血脉，散恶血，逐贼血，消痈肿，为主药，所以用量大于生甘草。

4. 学生问难：患者一诊服药后出现胃脘隐痛是否因为方药偏寒？改用炒白芍与炒甘草是为了纠正上述弊端？

老师解答：是的。虽然生白芍的用量只有原方的四分之一弱，生甘草的用量也只有原方的六分之一弱，但还是出现了药物偏凉导致的胃脘隐痛。这可能与妊娠这一特殊的时期有关，因为大多数孕妇常会出现脾胃偏于虚寒的状态，只是用药之前不曾发现而已。两味药物经过炒炙，改变了性状，同样可以起到补虚缓中止痛的疗效。

5. 学生问难：对于该案的胃脘隐痛，老师所用的药物和我所用的药物又大不相同，两方使用的结果又会怎样？

对于该案的胃脘隐痛，我仍然使用芍药甘草汤，只是将生白芍改为炒白芍，生甘草改为炙甘草，两味药物的剂量也做了相应的减少，以达到补虚缓中止痛的目的。然而仅此还显得不够，故再加佛手、甘松温中理气止痛，服药三剂，胃痛便除。有人可能会问，患者舌质稍红是否不该使用温法？我个人认为，妊娠期间舌红有两种情况，一种确实属火热，另一种则属假象，该医案便属后者。

你使用的是疏肝健脾，清热养阴的方法。前两法尚可使用，但是温中之品嫌其不足；后两法则不可取，患者因清热常致胃脘隐痛，养阴反可加重病情，不利于胃痛的消除。

（陈浩波）

妊娠带状疱疹

初诊：2010年12月20日。杨某，25岁。孕近6月，右侧颈项部出现带状疱疹疼痛4天。舌淡红，苔薄白，脉滑。

学生诊断：缠腰火丹（湿热内蕴型）。

治法：清热祛湿，理气止痛。

方药：除湿胃苓汤加减。苍术9g，厚朴10g，陈皮6g，猪苓10g，泽泻10g，茯苓10g，炒白术10g，滑石10g，防风10g，羌活6g，延胡索10g，生甘草5g，4剂。

老师诊断：缠腰火丹（热毒型）。

方药：大青叶20g，龙胆15g，水煎，冷湿敷，5剂。

二诊：2010年12月29日。症状好转。舌脉如上。

方药：守上方，水煎，冷湿敷，5剂。

三诊：2011年1月4日。皮损部结痂，疼痛轻微，瘙痒。舌脉如上。

方药：白鲜皮20g，地肤子20g，刺蒺藜15g，苍耳子10g，水煎，冷湿敷，5剂。

四诊：2011年1月10日。病损部脱屑，皮肤瘙痒。舌脉如上。

方药：徐长卿20g，蚕沙30g，苍耳子20g，薄荷10g，水煎，冷湿敷，7剂。

【释疑解惑】

1.学生问难：带状疱疹为什么会发作？孕期带状疱疹的治疗应该注意什么？

老师解答：皮肤上出现成簇水疱，沿身体单侧呈带状分布，如颈部、腰部及背部等，痛如火燎的急性疱疹性皮肤病，西医称为带状疱疹。该病由带状疱疹病毒引起，它存在于体内的神经细胞中，可以潜伏多年。当机体抵抗力下降时，可引起疾病。有人认为，它对胎儿大脑及神经系统发育有明显危害。中医称为缠腰火丹、蛇串疮、蛇丹、蜘蛛疮等，因其累累如串珠，排列呈带状而得名。《医宗金鉴》记载："缠腰火丹蛇串名，干湿红黄似珠形，肝心脾肺风热湿，缠腰已遍不能生。"言其病机有湿热两端：色红赤，起风粟，作痒发热者，属肝心二经风火，宜龙胆泻肝汤；色黄白，疼痛剧，作烂流水者，属脾肺二经湿热，宜除湿胃苓汤。当然，"缠腰已遍不能生"，是言过其实。亦有病久成瘀，刺痛益甚者，即本病的后遗神经痛，多以活血通络止痛为法，许多医家喜用虫药而屡有奇效。由于孕期发生带状疱疹，西医常规的抗病毒药物、糖皮质激素、止痛药多有胎儿致畸的风险，就连许多中药亦存在妊娠禁忌，故妊娠合并带状疱疹的诊治，需精确辨证，小心用药，难度更大。

2.学生问难：患者的四诊资料十分匮乏，老师是如何辨证的？

老师解答："有诸内者，必形诸外"是中医的一句名言。意思是说，人体内部的病变，必然会反映于体表。仅凭颈部带状疱疹，疼痛不适，舌脉无殊，是很难辨证的。但根据患者孕近六月，正值胎火旺盛之时，缠腰火丹又以实热之证居多，症状又见红肿热痛，故可以实热火毒之证论治。

3.学生问难：老师喜用外治之法，受启发于谁？对比我的内治方，老师的外治法更"简、便、廉、验"，但是中药清热解毒的药那么多，您又是如何选择的？

老师解答：我确实十分喜欢中医的外治法，这与我的学医经历相关。在接触中医开始之时，首先读到的是介绍草药与针灸的书籍，我对其中的药物外治法产生浓厚的兴趣，并都一一详细摘录。后来读到清代吴师机的《理瀹骈文》，该书为外治法之集大成，仰慕不已。为此，我于1996年出版《妇产科疾病中医治疗全书》，重点介绍妇产科疾病的外治疗法，颇受读者的欢迎，出版社反复重印。目前诊病时，我也时常使用外治疗法治疗妇产科疾病，尤其是对于发生在体表的疾病，药物作用最为直接，达到的浓度最大，起效特别迅速，疗效特别好。

带状疱疹的外治法，古籍中多有记载。《外科大成》治"缠腰火丹"用"内疏黄连汤清之，壮实者贵金丸下之，外以清凉膏涂之自愈"；《医宗金鉴》有"用线针穿破小疱，外用柏叶散敷之"；《疡科心得集》治"蜘蛛疮"，是"以犀角磨汁涂之，或以苎麻在疮上揉搓出水，用金黄散搽之；或以雄黄、枯矾等分研细，干渗亦可"。正如吴师机《理瀹骈文》所言："外治药中多奇方，学识未到，断不能悟。"外治一法亦有很多学问可以做。对于这个患者，首诊我用大青叶、龙胆水煎湿敷，目的是清热解毒燥湿。大青叶，性苦寒，无毒，入肝胃经，《别录》称："蓝叶汁，杀百药毒，解狼毒，射罔毒。"龙胆味苦，性寒；归肝、胆经。功能清热燥湿，泻肝定惊。生品用于清热燥湿。这两味均是大苦、大寒，又无毒。特别是龙胆的苦味仅次于马钱子，胜于黄连，居第二位，多服败胃，且不易入口，故用于外治极佳。其水煎湿敷，较直接捣汁外敷，略去了苦寒之性，对皮肤刺激较小。外敷十剂，症状好转，患处结痂，疼痛轻微，出现瘙痒，是向痊的表现，故换用白鲜皮、地肤子清热利湿，祛风止痒；《别录》称刺蒺藜"主身体风痒……可作摩粉"，擅治身体风痒，燥湿除痹；苍耳子，虽性温有毒，但消风止痒力强。

用药后患处脱屑、瘙痒，改蚕沙、徐长卿、薄荷外用。《圣惠方》用蚕沙一升，治疗"风瘙瘾疹，遍身皆痒，搔之成疮"。徐长卿有祛风止痒作用，薄荷更不需赘述，乃清凉油、痱子粉、驱蚊水的主要成分，均是用来除痒的佳品。针对妊娠期用药，尽量避开禁忌药内服，选用对症显效的药物外用，做到万无一失。

（高楚楚）

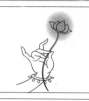

妊娠转胞

医案一

初诊：2016年10月10日，林某，32岁。因"停经3月，13天内发生尿潴留4次"就诊。

患者2016年9月28日因"先兆流产，急性尿潴留"至某医院住院保胎并导尿，治疗后小便顺畅，住院期间发生尿潴留3次，最终均使用导尿治疗才能缓解，3天前症状好转并出院。昨日早上9时，因尿潴留1夜，导出650mL尿液，现无腹痛，无阴道流血，纳寐可，大便正常。10月6日B超检查：中期妊娠，胎儿双顶径28mm，胎盘下段覆盖宫颈管内口。生育史：1-0-0-1。第一胎分娩后，第二天尿潴留住院至15天才拔除导尿管。舌淡红，苔薄白，脉细。

学生诊断治疗：转胞（肾虚气陷型）。

治法：补肾健脾，益气升阳。

方药：肾气丸加减。生地黄10g，山茱萸10g，泽泻10g，茯苓10g，桂枝6g，牡丹皮9g，山药10g，党参15g，黄芪15g，陈皮6g，升麻10g，4剂。

老师诊断：转胞（肾阴不足，气化不利型）。

治法：滋肾养阴，化气利尿。

方药：滋肾通关丸加味。肉桂（分吞）3g，知母10g，炒黄柏5g，车前子（包）10g，枳壳5g，生黄芪6g，茯苓10g，赤小豆15g，4剂。

二诊：2016年10月14日。患者因气味重而未服肉桂，但小便正常。舌脉如上。

方药：守上方，改用肉桂1.5g冲服，生黄芪10g，4剂。

三诊：2016年10月18日。小便正常，阴痒。舌脉如上。

方药：守上方，加冬葵子10g，6剂。

四诊：2016年10月24日。小便通畅，无不适。舌脉如上。

方药：守上方，续进5剂。

19天之后再随访，无殊。

【释疑解惑】

1.学生问难：患者孕期为何会反复出现小便不利？病机为何？

老师解答：张仲景《金匮要略·妇人杂病》曰："妇人病，饮食如故，烦热不得卧，而反倚息者，何也？师曰：此名转胞，不得溺也，以胞系了戾，故致此病，但利小便则愈，宜肾气丸主之。"《诸病源候论·小便病诸候》记载："胞屈辟不通，名为胞转。其病状，脐下急痛，小便不通是也。"这里的胞系是指膀胱及其相关的组织；了戾是萦回盘曲的样子。屈辟意同了戾。根据文义，转胞是因为与膀胱相关的组织发生扭曲而出现的小便不通。治疗的方法是利小便，所用的方剂是肾气丸。妇人转胞，其病有因火，因气虚，因痰滞，因血虚，因肾阳不足，因胎大压迫膀胱所致。

该患者仅孕三月，并非胎满压迫膀胱可证；然而，患者平时从不发生转胞，而只发生在妊娠初期，其中有必定的缘由。清代沈金鳌《妇科玉尺》卷四说："俗云，胎前一团火，产后一盆冰，理固然也。盖以胎前每多邪热，易至气血沸腾，故如火；产后真元大损，气血空虚，其如冰也必矣。"清代王旭高《王旭高临证医案》卷四称："谚云：胎前一把火，产后一块冰。虽未尽然，却也不差。盖胎前多实，实者多热；产后多虚，虚者多寒，理固然也。"正是由于胎前之火蓄于下焦，影响膀胱气化不利，致使尿不得出，导致转胞。

转胞即是现代医学的尿潴留。常因强忍小便，日久成疾；或惊怒恐惧，气迫膀胱；或年老肾虚，中气下陷；或妊娠胎大，压迫膀胱而致小便排出困难。对于孕晚期妇女的转胞，轻者令平卧床榻，脚端抬高，使胎不压胯，小便自通。转胞困危者，使用导尿法。其实，导尿法在元代即有，罗天益的《卫生宝鉴》卷十七胞痹门称："良法治小便不通，诸药不效或转胞至死危困，此法用之，小便自出而愈。用猪尿胞一个，底头出一小眼子，翎筒通过，放在眼儿内，根底以细线系定，翎筒子口细杖子观定，上用黄蜡封尿胞口，吹满气七分，系定了，再用手捻定翎筒根头，放了黄蜡，塞其翎筒，放在小便出里头，放开翎筒根头，手捻其气，透于里，小便即出，大有神效。"

2.学生问难：老师为何不用肾气丸，而用滋肾通关丸加减治疗呢？

老师解答：肾气丸出自仲景之手，从药味组成分析，由六味地黄丸加附子、桂枝而成，是一张温补肾阳的方药。对于肾阳不足引起的转胞，是最适合不过的方药，已经有许多治疗成功的报道。但对于因热所致者，肾气丸并非所宜。

滋肾通关丸的方名，出自《全国中药成药处方集》上海卷。它的方源来自李东垣的《兰室秘藏》卷下，没设方名。为什么叫作"通关"呢？《兰室秘藏》说："难经云：病有关有格。关则不得小便。"那么，通关便是通利小便。还说："关无出之谓，皆邪热为病也，分在气、在血而治之，以渴与不渴而辨之。如渴而小便不利者，是热在上焦肺之分，故渴而小便不利也。……如不渴而小便不通者，热在下焦血分，故不渴而大燥，小便不通也。热闭于下焦者，肾也，膀胱也，乃阴中之阴。阴受热邪，闭塞其流……《内经》云：无阳则阴无以生，无阴则阳无以化。若服淡渗之药，其性乃阳中之阴，非纯阳之剂，阳无以化，何能补重阴之不足也。须用感地之水运而生太苦之味，感天之寒药而生大寒之气，此气味俱阴，乃阴中之阴也。大寒之气，人禀之生，膀胱寒水之运，人感之生肾。此药能补肾与膀胱。受阳中之阳热火之邪而闭其下焦，使小便不通也。夫用大苦寒之药，治法当寒因热用。又云，必伏其所主，而先其所因，其始则气同，其终则气异也。"患者口不渴，故其热在下焦，这便是使用滋肾通关丸原理。方中加用车前子、茯苓、赤小豆，皆以通淋利水；加枳壳、生黄芪以升举阳气，助膀胱气化。

（高楚楚）

医案二

初诊：2017年7月22日。陈某，31岁。患者因"先兆流产、宫颈赘生物"在我院住院保胎治疗。7月17日B超检查提示早期妊娠（胎儿顶臀长22mm）；宫腔下段及宫颈管异常回声，子宫肌瘤，黏膜下肌瘤伴脱出？ 2017年7月21日下午3时在外院宫颈门诊行阴道镜检查，镜下见宫颈赘生物白色病变，异型血管。行赘生物活检，术中少许出血，术后阴道填塞纱布1块。返院后小便一直顺畅。今日凌晨突然出现排尿困难，点滴而出，小腹胀满，尿意明显，予滴水法示意诱导排尿无效。无腹痛，无发热，有少许阴道暗红色出血。B超检查，排尿后膀胱大小117mm×70mm×108mm，估测残余尿量约442mm，诊断尿潴留。舌淡红，苔薄白，脉细滑。

学生诊断：妊娠转胞（肾阳虚型）。

治法：温肾利水。

方药：肾气丸。熟地黄10g，茯苓10g，山药10g，山茱萸6g，牡丹皮9g，泽泻10g，桂枝6g，附子3g，3剂。

老师会诊：取葱白若干，捣烂后外敷神阙穴，隔葱局部艾灸。

患者在艾灸3壮之后，有热气入腹下窜，尿意更加强烈，在更换葱白等待续灸的间隙，患者提出排尿意愿，立即顺利排尿液约400mL。安返病房，其后排尿如常。

【释疑解惑】

1.学生问难：转胞一词出自哪里？都有哪些称呼？转胞多发生于妊娠的哪个时期？妊娠早期转胞如何发生？

老师解答：转胞，是指脐下结急疼痛，小便不通的一种疾病。转胞一词源自汉代张仲景《金匮要略·妇人杂病》中称："妇人病饮食如故，烦热不得卧，而反倚息者，何也……此名转胞，不得溺也，以胞系了戾，故致此病。但利小便则愈，宜肾气丸主之。"

转胞还可以称为妊娠尿难、妊娠小便难、妊娠小便不利、妊娠小便不通、转胎、转脬、胞转、胎压尿闭、胎压膀胱、脬转、胎前小便不通等。

转胞常因孕妇胞胎增大，胎气下坠压迫膀胱所引起，多见于妊娠末期。本病属于现代医学的妊娠合并尿潴留，发病机理是因胎盘、胎儿生长发育的需要，在卵巢、胎盘产生HCG、雌激素及孕激素作用下，使孕产妇的神经内分泌发生改变，母体的泌尿生殖系统也随之发生相应改变，使盆底肌的机械性与动力不足，排尿时不能排尽膀胱内全部尿液，出现膀胱余尿，逐渐增多的残余尿使膀胱失去收缩能力而发生尿潴留。

患者发生转胞的时间为妊娠3个月，属于妊娠早期。妊娠早期发生转胞，显然不能够用胞胎增大，压迫膀胱的机理来解释。我们重读张仲景描述转胞的源头条文可以发现，转胞并非只是发生在妊娠期间，因此，他将该病列入"妇人杂病"，而非放在"妇人妊娠病"之中。在没有妊娠的情况之下，发生转胞的机制是"胞系了戾"。但凡引起胞系了戾的情况，均可以导致转胞。所以，书中的处方就是具有温阳化气功效，达到利尿效果的肾气丸，而非升提过大胎儿下坠的方药。

该案发生转胞的机理有三：其一是妊娠，毕竟妊娠与非妊娠还是有所不同；其二是宫颈部位的手术，可能引起患者精神情绪方面的异常；其三是术后阴道内填塞纱布。三种因素综合在一起，导致妊娠早期转胞的发生。

2.学生问难：为什么老师不选用中药煎服治疗，而是选用隔葱灸法呢？

老师解答：治疗方法的选择，存在一个轻重缓急的问题。如果患者病情轻微，进展缓慢，我们可以考虑采用药物煎服的方法。但是，药物煎服需要一个购药、浸泡药物、煎药、凉药的时间；再从服药到产生疗效，更需要一个等待的时间。再说，如果服药没有效果，喝入的中药会较快地增加尿量，要增加患者的痛苦。对于病情紧急的患者来说，煎服药物就会有远水救不了近火的感觉，唯有隔葱艾灸法最最便捷，可以起到立竿见影的效果。

3.学生问难：为什么老师会用隔葱白灸神阙穴来治疗转胞？

老师解答：宋代薛辛著了一本《女科万金方》，书中治疗"产后小便不通，腹胀如鼓，用炒盐、麝香少许，填满脐中，将葱白十余茎作一束，切指厚之片，置盐上，用艾盖满葱饼，灸之。觉热入腹内难禁即便通。"由于疗效确切，历代对于产后小便不通的治疗，多提及此方法。方中艾叶味苦、辛，性温；有理气血，逐寒湿，安胎的功效。艾灸时，热力穿透穴位，可以直逼膀胱，达到治病的作用；使用盐填脐，可以达到热力均匀的传导作用，防止艾灸的烫伤；麝香味辛，性温，走窜之力大，在艾叶上部热力的作用下，可以向下部攻窜；葱白味辛，性温，具有通阳散寒、调气安胎的作用，在艾叶热力的驱使之下，其穿透作用虽然不及麝香，但也不能小觑。由于麝香具有堕胎作用，且药源奇缺，故孕妇禁用。因此，我单独选用了葱白。神阙穴是任脉的一个重要穴位，具有温通回阳的功能，位在膀胱上方，胚胎期间有脐尿管与膀胱相通。温灸该穴，可以通过经络传导，使热力达到膀胱，使小便顺利排出。

4.学生问难：转胞还有其他的治疗方法吗？

老师解答：现代医学治疗妊娠合并尿潴留，往往只能采用抬高臀部或者导尿处理，但前者效果欠佳，后者可能增加尿路感染和泌尿道损伤的风险。古今中医对于转胞一疾的治疗，除了灸法之外，还包括敷法、熨法、罨法、熏蒸法、溻浴法、嗅吹鼻法、针刺法、按摩法、拔罐法、灌肠法、磁疗法、注射法（穴位注射）等。此外，古书记载稳婆香油抹手，入产户托举其胎，孕妇小便自出的，属于手法治疗。元代罗天益在《卫生宝鉴》中记载："蕲有一妓，病转脬，小便不通，腹胀如鼓数月，垂死。一医用猪脬吹胀，以翎管安上，插入延孔，捻脬气吹入，即大尿而愈。"这便是最早的导尿术。丹溪治："一妇年四旬，孕九月，转胞小便闭三日矣……以参、术、归尾、芍药、带白陈皮、炙甘草、半夏、生姜，浓煎服四贴……探吐之，小便大通……"这是运用吐法治疗转胞。此外，还有："扶抱孕妇，倒竖片时，胎自牵起，轻轻放下平卧，尿自出。"该法大概当今无人再用了。

总而言之，转胞的中医治疗五花八门，名目繁多，疗效不错。就地取材，简捷方便，没有痛苦的，就算是灸法了。

（李婷、高楚楚）

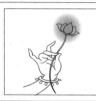

妊娠转筋

初诊：2007年8月8日。叶某，24岁。妊娠3个多月，左侧臀部筋掣吊疼痛，连及左侧少腹。舌稍红，苔薄白，脉细滑。

学生诊断：妊娠痹症，妊娠腹痛（气滞血瘀，经络阻滞，胞脉失养型）。

治法：行气活血，通络止痛，佐以养血安胎。

方药：当归芍药散加减。当归6g，芍药30g，川芎6g，茯苓10g，白术10g，橘络6g，黄芪10g，桑寄生10g，鸡血藤15g，菟丝子15g，甘草6g，7剂。

老师诊断：妊娠转筋（经络不通型）。

治法：凉血养筋。

方药：忍冬藤15g，木瓜10g，牡蛎20g，桑寄生15g，竹茹10g，3剂。

二诊：2007年8月14日。左侧臀部筋掣吊痛明显减轻，左侧少腹痛除，舌脉如上。

方药：守上方，续进3剂。

【释疑解惑】

1.学生问难：老师用药实在出乎意外，药味之少，疗效之好更难想象。忍冬藤具有清热解毒之功，我常用于湿热淋症、带下，老师为何用于此病？

老师解答：首先说一下该案的病名诊断。患者妊娠之后出现左侧臀部筋掣吊疼痛，这属于妊娠转筋。由于臀部筋吊疼痛连及左侧少腹疼痛，故腹痛仅仅是转筋症状的延伸，而不同于通常意义的妊娠腹痛。

忍冬藤即金银花之藤，味甘，性寒；入心、肺经。功能清热，解毒，凉血。在中医领域，藤类药物常常具有疏通筋络或养血通络的作用，与你处方所开的鸡血藤功效类似。这是一大类药物，使用非常广泛，因此不能忘记。温州民间有一张单方，就是用忍冬藤合猪脚蹄煎服，可以治疗肢体筋痛，疗效很好，非常流行，民间就认定忍冬藤具有凉血通络的功效。

2.学生问难：竹茹具有清化痰热作用，我经常用于热痰咳嗽、胃热呕吐，老师用于此症又是何义？还有木瓜、桑寄生的用药机理也请老师谈谈。

老师解答：竹茹味甘，性凉；入肺、胃、胆经。功能清热，凉血，化痰，止呕。竹茹系淡竹等去除外层青皮，将中间层刮成丝状而成，如丝的竹茹形同藤络，也具有清热通络或化痰通络的作用，我就经常使用竹茹来治疗妊娠期间肢体筋脉疼痛之类的疾病，疗效颇佳。

木瓜味酸、涩，性温；入肝、脾、胃经。功能舒筋活络，是历代治疗霍乱转筋的主要药物。《本草汇言》说："木瓜养筋药也。"桑寄生味苦、甘，性平；入肝、肾经。功能补肝肾，安胎，除风湿。《本草正》称桑寄生"去风热湿痹，腰膝疼痛"，该案用它，可以一举两得。

3.学生问难：老师使用牡蛎是否考虑患者妊娠期间缺钙？

老师解答：现代医学认为，牡蛎含有丰富的钙，而且它的钙也是最容易被吸收的。因此，对于一些缺钙引起的疾病，西医会吩咐患者吞服牡蛎粉，足见其疗效可靠。妊娠转筋常常是由于患者血钙过低引起的，除了辨证用药之外，直接补充含钙的药物，应该不失为有效的治疗方法。案中使用牡蛎，算是西为中用。

4.学生问难：请老师对我的治疗提出指正。

老师解答：患者妊娠三月出现左侧臀部筋掣吊疼痛，连及左侧少腹，舌稍红。分析病案，起病应该与妊娠期间阴血荫胎，下肢不得滋养有关，故常见下肢抽筋疼痛。阴不足，阳有余，血偏热，故舌体亦红。以此推导，该案的治疗原则应该是凉血养筋，而非行气活血、通络止痛。

你选用当归芍药散合芍药甘草汤为主方加味治疗，大方向没错，但是造成患者身体疼痛的因素还有血热，这是我特意选用忍冬藤和竹茹的原因。如果你坚持选用经方，白芍应该改为生品则更好一些，否则整张方中没有凉血药物，血热不除，灼阴疼痛还是难以消失。橘络、鸡血藤虽然也可以通络，但前者偏于治疗痰湿阻络，后者偏于治疗血虚失养引起的肢体疼痛。

（陈浩波）

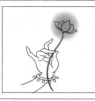

妊娠咽喉夜痛

初诊：2019年9月10日。李某，33岁。因"孕11^{+2}周，咽喉疼痛三月余"就诊。

患者末次月经6月25日来潮，曾住院保胎治疗，药用"免疫球蛋白、益赛普、达肝素钠针、羟氯喹、阿司匹林片、地屈孕酮片"。8月12日出院，近三月夜间咽干、咽痛较著，致使患者痛醒，一夜需饮水10余次。饮水后，咽痛稍有缓解，口水多，白天无上述症状。近10余天晨起咳脓痰、流脓涕，汗出怕冷，口腔溃疡10天，每日只能喝粥及吃较多水果，大便3～7天一次，成形，无腹胀，今大便溏1次。检查：咽喉部并无充血。生育史：1-0-4-1（2009年停经50多天因胚胎发育不良行无痛人流，2011年剖宫产，2014年停经60多天、2017年停经60多天均因胎停人流，2019年6月生化妊娠）。舌尖红，糜烂，苔薄白，脉软。

学生诊断：咽痛（阴虚火旺型）。

治法：清虚热，利咽喉。

方药：玄参10g，麦门冬9g，桔梗9g，生甘草6g ，浙贝母10g，石菖蒲10g，3剂。

老师诊断：妊娠咽痛（寒痰阻络型）。

治法：散寒开结，涤痰利咽。

方药：半夏散及汤加味。半夏6g，桂枝6g，炙甘草6g，制大黄6g，僵蚕10g，桔梗9g，4剂。

二诊：2019年9月14日。服药第2天，夜间咽部干痛完全消失，无须饮水，舌尖痛除。现晨起咳白痰，大便每日一解，昨天下半夜咽部微痛。舌淡红，苔薄白，脉软。

方药：守上方，加川贝粉（吞）3g，3剂。

三诊：2019年9月17日。无咽喉疼痛，咳嗽减少，痰白量少易咳，大便1～2天一次，正常，舌尖糜烂已愈。舌稍红，苔薄白，脉软。

方药：守上方，3剂。

【释疑解惑】

1.学生问难：老师是用经方治疗咽喉疼痛的。张仲景经方中有哪些治疗咽痛的方药？

老师解答：仲景的经方中有很多张治疗咽痛的方药。有"伤寒六七日，大下后，寸脉沉而迟……咽喉不利，唾脓血"的麻黄升麻汤；有"大逆上气，咽喉不利"的麦门冬汤；也有狐惑病、阴阳毒病的甘草泻心汤、升麻鳖甲汤。但最多的出自《伤寒论》的少阴病篇。由于少阴经脉"循喉咙，挟舌本"，基本都有咽痛的症状。若病势尚浅，如"少阴病二三日咽痛"，热邪客于咽喉，可用甘草汤或桔梗汤；若寒痰凝滞，见"咽中痛"，则用半夏散及汤；若"咽中伤，生疮，不能语言，声不出"，用苦酒汤。若病情进一步加重，出现"下利咽痛，胸满心烦"，则为下利津亏，虚火上炎，当以猪肤汤主之；若病情危重，出现"下利清谷，里寒外热，手足厥逆……身反不恶寒"之咽痛，则以通脉四逆汤主之。

咽喉疼痛有阴阳寒热之分。如升麻鳖甲汤所治，为阳热之证；通脉四逆汤所治，为阴寒之证。

2.学生问难：患者夜间咽痛3个月，需频频饮水，有脓痰脓涕，舌尖红，糜烂，大便疏，老师为何辨为阴寒之证而用温热之剂？

老师解答：一个咽痛的患者，医生通常会当作阳热之证治疗；一个夜间咽喉疼痛的患者，医生通常也会当作阴虚有火来论治。就像你所开具的处方一样，会选用玄参、麦门冬、桔梗、生甘草之类的药物。然而，该案通过仔细分析，却得出截然不同的辨证结果。

分析患者咽喉夜间疼痛3个月，若属阳热之证，当白昼尤痛，甚至发热、咽肿肉腐、浆水难下。而患者白天无苦，既没发热，亦无咽部充血，饮食无妨，可以排除阴虚火旺之证。若属阳热或阴虚火旺之证，大便当燥结坚硬，而患者大便虽3～7天一解，却成形不坚，反而或溏。若属阳热或阴虚火旺之证，饮水当如得甘霖，释然一时，然而患者仅仅稍有缓解；若属阳热或阴虚火旺之证，除舌尖红糜之外，其苔或黄燥或少苔，而患者苔薄白不燥；若属阳热或阴虚火旺之证，其脉必滑数或细数，而患者之脉却软，亦失常人妊娠之滑象。综上所述，患者的咽喉疼痛既非炎热，又非阴虚，而是一种如章虚谷《伤寒本旨》所说的"外邪入里，阳气不得伸，郁而化火，上灼咽痛"，属于少阴病。该案外证何在？咳脓痰，流脓涕，汗出怕冷是也。

3.学生问难：半夏散及汤是一张怎样的方？

老师解答：半夏散及汤出自《伤寒论·少阴篇》："少阴病，咽中痛，半夏散及汤主之。"章虚谷《伤寒本旨》称该方是："用辛温开达，使邪外解，则内火散，此推本而治也。若见咽痛而投寒凉，则反闭其邪，必致更重。如温病咽痛，脉证不同，治法亦异，此邪之来源，所当辨也。"患者不能服散剂者，就服用汤剂，这就是该方的命名由来。方中仅半夏、桂枝、炙甘草三药，半夏涤痰开结，桂枝疏风散寒，甘草和中止痛。尤在泾在《伤寒贯珠集》中说："少阴咽痛，甘不能缓者，必以辛散之；寒不能除者，必以温发之。盖少阴客邪，郁聚咽嗌之间，既不得出，复不得入。设以寒治则聚益甚，投以辛温则郁反通，《内经》微者逆之，甚者从之之意也。半夏散及汤，甘辛合用，而辛胜于甘，其气又温，不特能解客寒之气，亦能劫散咽喉怫郁之热也。"

4.学生问难：老师如何化裁使用半夏散及汤的？

老师解答：患者因感于风寒，不得发散，郁而化火，上灼咽喉而成咽痛，大便3～7天一次，理当通顺大便，加用大黄一味，配伍桂枝，仿大黄附子汤温通大便之意；加桔梗一味，配伍甘草，便成清利咽喉的桔梗汤；僵蚕是一味化痰利咽疗效极佳的药物，《本草求真》称可治"中风失音、头风齿痛、喉痹咽肿是皆风寒内入，结而为痰。"二诊时，因现晨起咳白痰，故以川贝粉另吞，润肺化痰。三诊诸症消，病得痊。

5.学生问难：患者舌尖红，糜烂症状与咽痛有何相关？

老师解答：舌尖红和糜烂，归根结底还是由于外邪入里，邪入少阴，阳气不得伸，郁而化热所致。舌为心之苗，舌尖部位归属于心，心火旺，舌尖必红，甚至糜烂。对于此热，无须专门苦寒泻火清热，只要宣郁散热，使得热有发散出路即可。

该案的治疗属于反治法，是热因热用的方法。反治法的运用，必须识证准确，否则遗误定多，往往酿成大害。这是必须记住的。

（高楚楚）

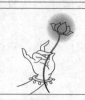

产后腹痛

初诊：2014年5月3日。黄某，30岁。因"产后18天，下腹一直疼痛"就诊。

2014年4月16日剖宫产后，出现两侧少腹阵发性隐痛，阴道排出血性恶露、粉红色，腰酸明显，口干、口苦，时觉乏力头晕，腹胀气，大便难、2天一解，纳寐均可。妊娠期间血糖过高，产后恢复正常。生育史：1-0-0-1。目前无哺乳。舌稍黯，苔腻，脉细。

学生诊断：产后腹痛（气滞血瘀兼气虚型）。

治法：调气和血，补气。

方药：四逆散加味。柴胡12g，枳壳10g，白芍10g，炙甘草5g，厚朴10g，当归9g，益母草15g，天花粉15g，川楝子10g，党参15g，生黄芪15g，陈皮6g，3剂。

老师诊断：产后腹痛（腑热不通，瘀血阻滞型）。

治法：泄热通便，和血理冲。

方药：大承气汤加味。炙大黄6g，枳壳10g，玄明粉（冲）6g，厚朴10g，益母草15g，川芎10g，当归10g，炙甘草6g，炒白芍15g，3剂。

二诊：2014年5月6日。两少腹痛除，阴道出血未净。昨日腹泻3～4次，脐腹隐痛2天。局部轻压痛，叩诊呈鼓音。口干，腰酸，舌脉如上。

治法：行气燥湿。

方药：赤小豆15g，槟榔10g，木香6g，天仙藤10g，炒莱菔子10g，麦芽15g，枳壳6g，乌药5g，神曲10g，3剂。

三诊：2014年5月9日。进药一剂，脐腹痛除，恶露全消。昨天下午起小腹隐痛，现已无痛，大便正常有矢气，腹部叩诊鼓音消失。舌脉如上。

方药：守上方，5剂。

四磨汤口服液1盒，每次2支，每日2次，口服。

四诊：2014年5月14日。上症悉除。

【释疑解惑】

1.学生问难：产后18天，应该算是新产吧？新产患者使用大承气汤，我会担心唯恐出错，请老师予以说明。

老师解答：你提出的"新产"一词，出自汉代张仲景的《金匮要略·妇人产后病》："新产妇人有三病：一者病痉，二者病郁冒，三者大便难。"严鸿志《女科证治约旨》卷四称："孕妇分娩之后，三候内，名曰新产。三候外，百日内，当属产后。"古代五日为

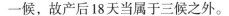

一候，故产后18天当属于三候之外。

在民间，产妇有进各式各样滋补的习俗，为了迎合这种习俗，医生也形成多用补药，少用攻伐的流弊。产后是多虚与多瘀的时期，用药必需不爽毫厘，若虚虚实实，易铸大错。至于大承气汤是否能用？在《金匮要略·妇人产后病》中就有答案。文中说："产后七八日，无太阳症，少腹坚痛，此恶露不尽。不大便，烦躁发热，切脉微实，再倍发热。日晡时烦躁者，不食，食则谵语，至夜即愈，宜大承气汤主之。热在里，结在膀胱也。"由此可见，大承气汤是否可用？关键并非在于是否属于产后，而是在于是否热结于内。先贤奥旨，明若洞烛。

诚然，大承气汤是治疗阳明腑实峻下热结的一张方剂，所以用于产后患者要注意以下两点：首先是热实腑证，体虚慎用；其次是中病即止，即大便通下后即考虑停用。

2.学生问难：患者口干、口苦、大便难，说明热盛伤津，老师为何以峻下的方式泄热，而不以清热生津的方式治疗？峻下法是否会引起进一步伤津？

老师解答：口干、口苦、大便难的主要原因在于热盛伤津，热盛是本，伤津是热盛造成的后果。对这样的结局治法有三种：其一是清热，其二是生津，其三是清热与生津并举。其中清热也有泄热与清火之别。泄热可以解决热盛与腑结的问题，而清火则难以解决腑结，两者譬犹釜底抽薪与扬汤止沸。我仅取泄热而于生津不顾，为何？理由是患者苔腻，多由产后进补，化而成浊所致，而非舌干苔焦的阴津枯竭。该患者一旦火热清泄，津液大多可望自复。再说，留瘀者养阴生津，常有留寇之弊。

古代有一种"急下存阴"，也称为"急下存津"的方法，用于热病过程中内热炽盛，腑气闭实，津液耗损，急需用泻下大便，去除实热，以保存津液的方法。正所谓邪去则正安，热去则津存。我使用大承气汤即本此意。

3.学生问难：患者由首诊的大便2天一解变成日泻3～4次，是否用药太过？患者由初诊的两侧少腹疼痛变为二诊的脐腹疼痛，这是一种怎样的变化？脐腹轻压痛，腹部叩诊呈鼓音为临床治疗提示了什么治疗依据？

老师解答：日泻3～4次是邪有去路的体现，使热邪尽从下窍而出；邪热去，腑气通，瘀血消，故患者原先的两侧少腹疼痛得除。二诊脐腹疼痛，说明病位已变，局部轻压痛，腹部叩诊呈鼓音，是湿浊气阻的表现，故二诊以行气燥湿作为治疗原则。

4.学生问难：患者并没有食积的现象，老师为何还是选用麦芽、莱菔子与神曲？

老师解答：麦芽、莱菔子、神曲通常归类于消食类药物的范畴。麦芽与莱菔子除消食的功效之外，还具有良好的除胀效果。《本草正》说，麦芽能"宽肠下气"。《滇南本草》记载，莱菔子具有"下气宽中，消膨胀……攻肠胃积滞"的功效。现代医学认为，莱菔子可以消除小肠的积气。神曲《本草纲目》中说"消食下气，除痰逆霍乱泻痢胀满诸气"，也具有下气、除胀、止泄的功效。因此，这三味药物皆取其行气而非用其消食。

5.学生问难：我的诊治存在哪些错误？如果设想是用我的方药来治疗，患者可能会出现怎样的结局？

老师解答：你是将腹胀气，大便难，2天一解，理解为气滞，而没有认为患者的口干、口苦，其实是腹胀气，大便难，2天一解，腑热燥实伤津的结果，这是诊断上的失误。此外，你将腰酸明显、乏力头晕的气虚证与气滞血瘀的实证同时治疗，又犯了治疗时不分先后、轻重、缓急的错误。

你的处方以行气为主（四逆散加厚朴、川楝子、陈皮），调和气血为辅（当归、益母草），还有补气（党参、生黄芪）和生津（天花粉）。此方有通下无力，泄热少功，生津难效，益气添壅的后果。

（米海霞）

产后腹痛腿麻

初诊：2015年12月30日。王某，39岁。因"剖宫产后44天，腹痛伴两侧腿酸麻"就诊。

患者2015年11月16日剖宫产一女婴，过程顺利，术后无明显诱因下出现两侧少腹抽痛，伴腰骶、两侧大腿酸麻至膝。产后30天内，每天大汗淋漓，恶露25～30天净，未哺乳。现有轻微鼻塞症状，纳可，便软，尚成形，一日一解，小便正常，夜间易醒难寐，口苦。生育史：1-0-0-1，剖宫产1次，现工具避孕。既往史：发现系统性红斑狼疮18年，每日服用地塞米松片12.5mg；纷乐片每次2片，每日2次；阿司匹林片每次100mg，每日1次，病情控制。孕期发现妊娠高血压综合征，曾服用代文片每日1片，血压控制在135～140/90～95mmHg。过敏史：磺胺类、解热镇痛类药物。舌稍红，苔浊腻，脉濡。

学生诊断：产后身痛（血虚湿阻型）。

治法：养血通络，祛风化湿。

方药：桑寄生15g，竹茹9g，丝瓜络15g，鸡血藤15g，当归9g，威灵仙15g，羌活6g，独活10g，泽泻10g，半夏10g，炒白芍15g，炙甘草6g，7剂。

老师诊断：产后身腹痛（风湿阻络型）。

治法：祛湿化浊，疏风舒筋。

方药：炒白芍50g，炙甘草9g，薏仁米30g，通草5g，丝瓜络10g，桑寄生15g，川楝子10g，豨莶草10g，苍术10g，佩兰6g，滑石10g，竹茹10g，7剂。

二诊：2016年1月6日。药后腹痛、腿麻消失，今仅有轻微不适。麻浅，下肢僵冷，腰背酸痛。舌淡红，苔薄腻，脉细。

方药：守上方，去通草、滑石、竹茹；加首乌藤15g，杜仲10g，络石藤15g，7剂。

【释疑解惑】

1.学生问难：产妇这种临床表现又称为什么疾病？

老师解答：根据产妇的临床症状，应属于"产后身痛"和"产后腹痛"的范畴。产后身痛又名产后遍身疼痛、产后关节痛、产后痹症、产后痛风，即俗称的"产后风"。它是指产妇在产褥期内，出现肢体或关节酸楚、疼痛、麻木、关节活动不利，甚者关节肿胀等症状，是妇女产后的常见病。产后腹痛则更为常见，即指产后以腹部疼痛为主要症状的疾病。

2.学生问难：患者出现上述症状的机理是什么？

老师解答：患者产后30天内，每天大汗淋漓，汗虽为体液，但离开身体，排出体外，停留于体表，便又可成为引起疾病的湿邪。大汗引起腠理大开，卫外空虚，湿邪外侵，脉络闭阻，筋脉失养，便导致两侧大腿酸麻至膝；恶露25～30天方净，阴血损耗，胞脉失养，以致两侧少腹抽痛。舌苔浊腻，脉濡为湿邪困脾之象；舌稍红则属内湿化热之兆。

3.学生问难：我的治疗是以养血通络，祛风化湿为主。而老师是以祛湿化浊，疏风舒筋为主。为何会出现如此的差别？

老师解答：我们治疗措施存在差别，在于对病机和舌脉认识的差异。我认为是大量出汗导致湿阻经脉和较长时间出血导致胞脉失养，且有湿邪化热之象；你认为是血虚和风寒湿阻络（虽然没有文字上提及寒，但是使用羌活、独活、威灵仙药物可以看出）。我们分歧的关键点是阴血不足，抑或是血虚？是湿阻，抑或是风寒湿入侵？是内部有热还是有寒？在此医案中，辨舌显得异常重要。患者舌质稍红（长期使用皮质激素，也是原因之一），便可以排除是否血虚和是否风寒。患者两侧大腿酸麻至膝，苔浊腻，脉濡，则属于湿阻经络之象，与疼痛游走不定的痹症亦不同。

再谈谈我们的用药。我们的处方均用到了芍药甘草汤，同时也都用到了桑寄生、丝瓜络和竹茹。说明你也已经掌握了老师的一些用药规律。有医家认为，芍药小剂量（20g以下）养阴活血，中等量（20～40g）治腹痛腹泻，大剂量（40g以上）可强力镇痛。我的处方炒白芍用50g，炙甘草9g；你的处方炒白芍用15g，炙甘草用6g。相比之下，你的处方治疗腹痛有"鞭长莫及"之感，力嫌不足。我用芍药甘草汤合川楝子，是为了养阴柔筋止痛；你芍药甘草汤加当归、鸡血藤是为了养血通络止痛。川楝子苦寒，而当归、鸡血藤其性均温，后者对于化热者，并非所宜。桑寄生、竹茹、丝瓜络又称为三物养血汤，是一张养血通络的方剂，药性平和，毫无伤正之虞。

你的处方遣用了威灵仙、羌活、独活（虽然也加用了泽泻渗湿，半夏化浊），偏重于治疗外湿，这些药物均属温性，虽可以治疗风寒痹痛，却不适宜内部有化热倾向的患者。我的处方选用四妙丸中的薏仁米、苍术，治疗内部湿浊，其中薏苡仁还有舒筋除痹镇痛的作用，目前市面销售的散结镇痛胶囊选用薏苡仁这味药物，就是基于这种意思。佩兰化中焦湿浊，通草、滑石渗下焦水湿。豨莶草是性味苦寒的祛风湿药物。纵观全方，只有渗湿除痹之功，并无温热化燥之弊。

4.学生问难：我的治疗会产生怎样的结果呢？

老师解答：你治疗的偏差主要在于外湿与内湿未分，使用风药过多，整体方药偏于温性。养阴不足，方药偏温，容易伤阴耗血；专除外湿，未理内湿，则经隧难通。腹痛或冀稍缓，而腿麻断难康复，以其湿未除又转化热矣！

（胡慧娟）

产后咳嗽

初诊：2015年8月5日。傅某，31岁。"产后45天，咳嗽1月余"就诊。

患者于2015年6月21日，剖宫产下一体重3650g胎儿，过程顺利。母乳喂养，至今阴道仍有少量褐色血性分泌物，无腹痛，产后10余天无明显诱因下出现咳嗽、干咳无痰、咽痒、口不渴、自觉乏力、纳寐可、二便调。既往人流3次，分娩1胎，均在没有外感症状前提下出现咳嗽难愈现象。舌淡红，苔薄白，脉细。

妇科检查：外阴无殊，阴道通畅，分泌物暗红色，量少，无异味，宫颈光滑，无举痛，子宫前位，质地中等，偏大，活动，无压痛，左侧附件压痛。

学生诊断：产后咳嗽（肺阴不足型）。

治法：润肺止咳。

方药：杏仁10g，川贝粉（吞）5g，桔梗6g，金沸草10g，百部10g，木蝴蝶6g，枇杷叶15g，侧柏10g，牛蒡子10g，5剂。

老师诊断：产后咳嗽（肺肾两虚型）。

治法：补益肺肾，润肺止咳。

方药：猪肺1只（煎汤代水），络石藤20g，川贝（吞服）3g，杏仁10g，百部10g，金沸草10g，5剂。

二诊：2015年8月13日。药后恶露及咳嗽停止已经2天，今咳嗽复发，舌脉如上。

方药：守上方，加紫菀10g，款冬花10g，5剂。

三诊：2015年8月18日。今日咳止，咽不利。

方药：守上方，加木蝴蝶5g，7剂。

【释疑解惑】

1.学生问难：咳嗽涉及的脏腑通常是肺，为何老师认为该患者还伤及肾，提出补益肺肾的治疗措施呢？

老师解答：肺为华盖，在上，主肃降，为娇脏，不容纤疴，喜润而恶燥。肾在下，藏精，主生殖，肾之阴升腾，濡润滋养全身。肺属金，肾属水，金水相生相济。肾与经、孕、胎、产关系最为密切，而所有的过程均发生在胞宫之中，故胞宫为行经、孕育、分娩排浊之处。《素问·奇病论》说："胞络者，系于肾，少阴之脉贯肾……"所以，胞宫与肾脏关系密不可分。经期、妊娠、分娩，阴血下聚胞宫，暗盗肾阴，肺阴由此相对不足，肺燥咳嗽由是便生。清代范和尚《妇科秘方》中称："经来咳嗽，此症喉中出血，乃肺燥金枯。即用茯苓汤（茯苓、前胡、半夏、紫苏梗、枳壳、陈皮、葛根各八分，当归、白芍、生地黄各一钱，人参、苏子各五分，甘草三分，桑皮六分，姜三片）去其咳嗽，须用鸡苏丸（萝卜子九升，川贝母四两。共为末，蜜为丸如桐子大，空心白滚水送五十丸）除根。"便是例证之一。

只有外感咳嗽，肺脏才首当其冲。而患者3次流产，2次分娩，均无外感症状而出现久咳不止，这是非常少见的个体现象，既非外感所因，必为内伤所致。起因于产，多虑及肾，恶露不绝，干咳无痰，损耗阴血。肾阴不足，肺失濡润，发为咳嗽。久嗽不已，更累及肾，又成子盗母气。金水同病，肺肾两虚，燥咳越加难愈。肾为原发之脏，肺为累及之脏，最终肺肾两病，故治疗要补益肺肾以治其本，止咳止嗽治其标。

2.学生问难：方中老师用猪肺、络石藤别开生面，但令人费解。

老师解答：猪肺配络石藤是一张民间药方，也可以视为一组药对，主要治疗肺肾两虚之久咳。此方来源于浙江青田县海口民间百姓之手，是一张效验之方。

猪肺目下民间已很少有人食用，通常更少入药。查《本草纲目》猪肺条称"甘，微寒，无毒……补肺。疗肺虚咳嗽，以一具，竹刀切片，麻油炒熟，同粥食。""瓜蒌，肺痿咳血，同乌梅、杏仁末，猪肺蘸食。"显而易见，这些都是以脏补脏的治疗方法，说明猪肺对于肺虚之久咳具有疗效。猪肺的这一作用，可以从现代医学的实验中得到证实：从猪肺灌洗液中可制取肺表面活性物质。动物试验和临床试验均表明，这种活性物质不仅对呼吸窘迫综合征有显著疗效，而且对机体有防御保护作用。

至于络石藤，查古代各种本草达数十种，均以解毒利咽、通络止痛为治，无一谈及能疗咳嗽者。《名医别录》则称其："养肾，治腰髋痛，坚筋骨，利关节。"此外，《浙南本草新编》认为有补肾止泻的功效，用来治疗肾虚泄泻、腰肌劳损，所以温州又称之为"拉屙肾"，以"肾"字表示其具有益肾之功。《新编常用中草药手册》治疗咳嗽喘息，用络石藤15～30g，水煎服或浸酒服。可见，单味络石藤也具有良好的止咳作用。猪肺补肺宁嗽，络石藤益肾止咳，肺肾同补，成为此方的主药。由于证属肺虚燥咳，故加川贝、百部润肺止咳，杏仁宣肺止咳，金沸草降气止咳。

3.学生问难：我在处方时加用侧柏一味，既止血，又治咳，为何老师在治疗过程中没有顾及恶露不绝的问题？

老师解答：产后45天阴道仍有少量褐色血性分泌物，已属于恶露不绝，但病势式微，已是强弩之末。疾病有时是互为因果的，分娩之初阴血下行，恶露不绝，肾阴不足，肺失濡润，导致咳嗽不止。久咳之后，子盗母气，肾虚不摄，恶露难净。此时只治咳嗽而不治恶露，肺肾两补，是治病必求其本的方法。一旦咳嗽停止，恶露自然消失。

4.学生问难：请老师谈谈我的药方有哪些欠缺的地方？

老师解答：你的药方中有疏散风热的牛蒡子，虽然该药有止咳作用，但加用这一味药物就说明你对患者的外感、内伤属性并未辨得十分清楚。润肺止咳原则不错，但是缺少补肺和益肾的药物。对于任何久病的患者，一定要分析所伤的脏腑。脏腑受伤，而治其外在表现的咳嗽，是舍其本而逐其末，恐怕少效、难效，甚至无效。

5.学生问难：请老师谈谈产后咳嗽的认识。

老师解答：产后咳嗽以外感者居多，痰湿者次之，阴虚肺燥者又次之，瘀血攻肺者最少，但属险恶之症。外感者有表证，容易辨别；痰湿者痰浊恶心，舌苔厚腻，也易识；

阴虚肺燥者，少痰呛咳，舌红少津，亦可定；唯瘀血攻肺者，应当提高警惕，注意鉴别。瘀血攻肺引起的咳嗽，兼见气急；或喘促难安，痰少稠黏，胸膈满闷。舌黯红，苔薄白，脉弦滑。治疗宜化瘀止嗽。方用佛手散，加桃仁、红花、杏仁、延胡索、贝母。

（胡慧娟）

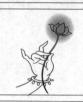

恶露不绝

初诊：2007年6月26日。谢某，26岁。

产后近3个月，恶露未净，今血量不多，色鲜红。B超检查未见胎物残留。哺乳，腰部酸楚，左侧少腹刺痛，头晕，四肢无力，纳可寐安，二便正常。舌淡红，苔薄腻，脉细软。

妇科检查：外阴无殊，阴道通畅，宫颈中度柱状细胞外移，宫颈口松弛，宫体后位，正常大小，活动，质软，压痛，两侧附件压痛。

学生诊断：恶露不绝（气血不足型）。

治法：益气养血，温经固冲。

方药：黄芪建中汤加味。炙黄芪20g，桂枝6g，炒白芍12g，炙甘草5g，炮姜5g，大枣5个，饴糖30g，阿胶（烊冲）10g，仙鹤草20g，海螵蛸20g，5剂。

老师诊治：恶露不绝（气虚型）。

治法：补益中气。

方药：补中益气汤加味。生黄芪30g，白术10g，党参15g，当归3g，升麻5g，柴胡5g，炙甘草6g，枳壳10g，阿胶（烊冲）10g，仙鹤草20g，贯众炭30g，地榆20g，4剂。

二诊：2007年6月30日。阴道出血已净，头微晕，舌脉如上。

方药：守上方，续进7剂。

三诊：2007年7月10日。今天劳累之后，阴道少量出血，短气，腰痛，纳便正常。舌淡红，苔薄根腻，脉细。

方药：守上方，生黄芪改为60g，仙鹤草改为60g，另加红枣6个，7剂。

四诊：2007年7月20日。药后阴道未再出血，诸症消失。

【释疑解惑】

1.学生问难：恶露不绝的妇科检查意义是什么？

老师解答：当今对于恶露不绝的患者，我们中医通常是不做妇科检查的。其实，妇科检查应该属于中医"望、闻、问、切"四诊中的"切"。中医学在宋代的《妇人大全良方》中就运用了类似阴道窥器的工具，明代张景岳在《类经附翼》中记载："子宫之下有一门，其在女者，可以手探得，俗人名为产门。"可见，当初就有过从阴道触摸子宫的事实，只是没有作为一种检查的手段提出而已。有时，科学只要前进一小步，就是人类科技历史前进的一大步。

现代的妇科检查，可以为我们临床提供许多重要的诊断线索。虽然患者B超检查无殊，通过妇科检查，发现宫颈口松弛，提示子宫缩复不良（因为B超检查已经排除了胎物残留的可能），同时还发现了患有慢性盆腔炎性疾病后遗症。子宫缩复不良的病机与阴挺有类似之处，常由分娩时过度努责，胎儿过大，时久不下；或产后劳累，耗伤中气所致。结合患者腰部酸楚、头晕、四肢无力、脉细软等症状，便可获得证实，它属于新疾。慢性盆腔炎性疾病后遗症因湿热蕴结胞宫，发病率极高，此为宿疾。患者新病旧疾，气虚夹湿热，治疗时看似掣肘，但仍然可以兼顾。《素问·标本病传》是一篇讨论疾病如何运用标本先后治疗原则的文章。如果以此医案为例，由于两种病因并没有因果关系，故新病为本，旧疾为标；从正虚和邪实来看，又以正虚为本，以邪实为标。因此，治疗时当以补虚为主，以清理湿热为辅，这样处方用药就比较妥当。

2.学生问难：老师用"补中益气汤加止血药"，而我选用的"黄芪建中汤加味"，两者的区别在哪里？我的处方是否偏温些？

老师解答：我选用补中益气汤的意图十分明确，就是补益患者已经衰弱的中气。补中益气汤是金代李东垣最著名的方剂，现在广泛用于子宫脱垂、脱肛、内脏下垂等疾病，利用其能够对平滑肌起到的增强收缩作用。我方中以枳壳取代陈皮，加强收缩平滑肌起到升提之功；加阿胶、仙鹤草，起到养血止血的目的；加贯众炭、地榆，以清湿热、止血，同时贯众也具有收缩子宫的功效。在众多清热止血药中，它的这一作用比较特殊。

你选用的方剂是黄芪建中汤，属于温补类方药，原方用于治疗"虚劳里急，诸不足"。虽然同样可以益气，但对于子宫缩复不良而言，促使收缩、升提的力量显得不足。此方更适合于卫阳不足，或者阳虚不摄者。虽然你加了阿胶、仙鹤草、海螵蛸止血药物，但全方温补为主，没有清理湿热的药物。这样的治疗也显得不够全面，还有可能因为一味温补，而加重了湿热，有可能导致出血迟迟不止。

3.学生问难：枳壳具有"破气、和血、升提等"作用，在此枳壳有什么妙用？

老师解答：《中药大辞典》记载，用三个不同产地（四川、江西、湖南）的枳壳和枳实煎液，对小鼠离体子宫（已孕及未孕）皆呈抑制作用；对兔在体和离体子宫（已孕及未孕）皆为兴奋。对兔子宫瘘亦证明能使子宫收缩有力，张力增加，甚至出现强直收缩。枳壳酊和枳壳流浸膏对兔子宫（在体和离体）也有兴奋作用，对小鼠子宫（离体）则抑制。自香橼枳壳和枸橘中分离出的一种生物碱样物质，对兔离体子宫也有一定收缩作用，尤以垂体后叶素兴奋过的子宫肌更显著；除去生物碱的部分，对兔离体子宫有松弛作用，经垂体后叶素兴奋后，子宫的弛缓作用更明显。人们正是利用枳壳的这一药理作用治疗诸多妇产科疾病。

古代一直认为，枳壳的破气作用并不适合于气虚疾病，因为"破"与"补"是两种截然相反的治疗作用，破气只能使气虚者更虚。但是枳壳对平滑肌引起的收缩作用正好符合补气法治疗某些疾病所要达到的目的。所以，当枳壳与补益中气的药物组合时，便大大提高了临床疗效而成为补益药物的一部分，有时还是不可或缺的。这便是一药两用。

4.学生问难：三诊中，老师加重黄芪和仙鹤草的用量，还配上大枣，是增强补气止血的疗效吗？黄芪和仙鹤草使用这样大的剂量会引起不适吗？

老师解答：初诊时，黄芪的用量为30g，仙鹤草为20g，服药之后阴道出血一度消失，但劳累之后，阴道立即有少量出血，短气、腰痛现象又出现，说明患者气虚并未因上述的治疗得到彻底康复，需要加大益气摄血的力度。《左传》中有"虽鞭之长，不及马腹"之语，后人借此指力所不能及。为此，我改生黄芪为60g，仙鹤草为60g，另加红枣6个。由于正气充盛，子宫提摄得力，恶露净而不再。

如果黄芪用炙，用量就会受到限制，因为甘令中满，通常用量12g左右，生黄芪则无此禁忌。只要患者没有湿阻、气滞的现象，是不会产生中满症状的。王清任的补阳还五汤是治疗气虚血瘀中风的名方，方中生黄芪用量达到四两，即当今的120g，并无其他禁忌。近代王渭川治疗气虚型月经先期、经量过多、崩漏，在补益气血的方药中，生黄芪用量多为60g，可见生黄芪应根据病情增大用量。仙鹤草本身是一味补益之品，又名"脱力草"，既可补益气血，又可止血，60g的用量临床也是经常可以见到的，不会因此出现异常不良的反应。

（卢亦彬）

人工流产后食道吞咽痛

初诊：2017年1月19日。李某，37岁。

2016年11月行人工流产术，术后阴道反复出血未净，无腹痛，无腰酸。末次月经12月22日来潮，2016年12月31日就诊时经血未止，服清带汤加味（败酱草10g，大血藤15g，樗根皮15g，半枝莲15g，土茯苓15g，蒲公英15g，大蓟15g，小蓟15g，草薢10g，地榆15g，槐花20g，贯众炭15g，阿胶10g），2剂后血止。2017年1月14日复诊时，诉自人工流产起就发生食道吞咽痛，予四逆清带汤（柴胡10g，枳壳10g，白芍10g，败酱草10g，大血藤15g，樗白皮15g，半枝莲15g，土茯苓15g，蒲公英15g，大蓟15g，小蓟15g，草薢15g，生甘草6g）加玄参10g，桔梗5g，木蝴蝶5g治疗。2017年1月19日就诊时，仍诉食道吞咽痛一个半月，进食时无疼痛，伴有泛酸。舌淡红，苔薄白，脉细。

学生诊断：喉痹（阴虚胃热型）。

治法：滋阴清热，降逆和胃。

方药：半夏9g，厚朴10g，茯苓10g，麦门冬9g，生地黄10g，生甘草5g，滑石10g，薄荷3g，木蝴蝶10g，4剂。

老师诊治：喉痹（肝气郁结型）。

治法：疏肝理气，清热利咽。

方药：柴胡10g，白芍10g，枳壳9g，炙甘草6g，僵蚕10g，桔梗5g，地龙10g，瓦楞子30g，7剂。

二诊：2017年2月2日。食道吞咽痛消失，无泛酸。末次月经1月27日来潮。舌脉如上。

方药：守上方，去瓦楞子，加海螵蛸20g，7剂。

【释疑解惑】

1.学生问难：患者既往并无食管反流病史，人流术后为何会出现食道吞咽痛？其病又该如何辨证治疗？

老师解答：患者人流术后食道吞咽痛，但进食时并不疼痛，可以排除食道器质性病变的可能。从症状来看，患者应当属于喉痹。《素问·阴阳别论》曰："一阴一阳结，谓之喉痹。"这里的一阴一阳，指的是厥阴和少阳。（谢华.黄帝内经.呼伦贝尔：内蒙古文化出版社，2005）清代尤乘《尤氏喉科秘书》称："喉痹属痰，属风，属热，皆应郁火而兼热毒，肿甚不仁，乃吮喝之重症。喉痹者，总名也。"由此可见，肝经郁火是导致该病的主要原因。

患者素无食道吞咽痛病史，发病于人工流产之后，故与人工流产直接相关。人工流产貌似一次极其普通的小手术，本吞咽食道痛与人工流产无关，然而由于涉及要中止一条生命，此时两胎政策刚刚放开，患者年龄已经偏大，因此在胎儿的取舍之间难以做出抉择。在进退两难，思绪纠结的时候，就产后了情绪郁结，郁而化火，上熏咽喉，便产生食道吞咽疼痛。

患者除了吞咽时食道疼痛之外，还有泛酸现象，这也是一种肝郁化火犯胃的症状。因此，治疗须从疏肝开郁，清热利咽入手。

2. 学生问难：本案例的食道吞咽痛和梅核气如何鉴别？

老师解答：《杂病源流犀烛》称："喉痹，痹者闭也，必肿甚，咽喉闭塞。"而《金匮要略》妇人篇中"咽中如有炙脔"的梅核气，是指以咽部异物感如梅核梗阻，咯之不出，咽之不下为主要特征的疾病。从病因分析，喉痹属于郁火上熏，而梅核气属于痰气阻滞，两者是截然不同的。

3. 学生问难：老师1月14号以四逆清带汤加味治疗，吞咽痛未缓解，19号改四逆汤加僵蚕、桔梗、地龙、瓦楞子，症状立刻消失，较之前方，药味更少，功效相似，玄机何在？

老师解答：四逆清带汤是我自拟的经验方，是在四逆散基础上加用败酱草、大血藤、樗白皮、半枝莲、土茯苓、蒲公英、大蓟、小蓟、萆薢而成，是一张治疗湿热气滞轻症、慢性盆腔炎性疾病后遗症的方剂。由于患者人工流产后不久，治疗的重心仍以防止发生盆腔炎症为主，仅加用玄参、桔梗、木蝴蝶清热利咽。1月19日就诊时，食道吞咽痛成为主诉，所以专门使用方药治疗咽喉疼痛。

四逆散出自《伤寒论》318条。原文称："少阴病四逆，其人或咳、或悸、或小便不利、或腹中痛、或泄利下重者，四逆散主之。"其治疗范围包括循环、呼吸、泌尿、消化系统，几乎是无所不包，但其功能则是透解郁热、疏肝理气。四逆散的功效正好满足了该案疏肝清热的要求，所以取来作主方。加用桔梗，与甘草合成桔梗汤，是治疗咽痛的名方；僵蚕味辛、咸，性平；归肝、肺、胃经。功能祛风止痉、化痰散结、解毒利咽，是治疗喉痹咽痛的妙药，《本经逢原》称："凡咽喉肿痛及喉痹用此，下咽立愈。"地龙味咸，性寒；归肝、肺、肾经。功能清热止痉，平肝息风，通经活络，平喘利尿。关于地龙治喉痹，缪希雍谓其大寒能祛热邪，除大热，咸能主下走，对口糜兼有咽红喉痛者，用之神妙；瓦楞子味甘、咸，性平；归肝、肺、胃经。功能消痰化瘀，软坚散结。在该患者用来制酸，减轻泛酸造成食道的损伤。

（高楚楚）

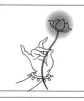

输卵管结扎术后下腹胀

初诊：2014年12月15日。翁某，41岁。

患者输卵管结扎术后下腹胀已6年，穿紧身裤即无法忍受，常需卧床，腰痛，多食胃部不适，怕冷，寐难易醒，记性差。平素月经规则，周期30天，经期4～7天，经量少，经色黑，每次行经仅用卫生巾2～3条。末次月经12月7日来潮。舌淡红，苔薄白，脉细。

生育史：2-0-2-2，已结扎。

妇科检查：外阴无殊，阴道通畅，分泌物多，凝乳状，宫颈光滑，子宫前位，正常大小，质地中等，压痛，活动，两侧附件无压痛。12月10日辅助检查：血 E_2 410pmol/L，FSH 5.5U/L，LH 2.96U/L，P 0.33nmol/L，T 1.26nmol/L，PRL 237.38mIU/L。

学生诊断：妇人腹痛（气滞血瘀型）。

治法：行气活血，化瘀止痛。

方药：牡丹散加味。当归6g，赤芍12g，牛膝10g，牡丹皮12g，三棱12g，莪术12g，延胡索12g，桂枝6g，茯苓10g，路路通10g，山楂12g，5剂。

老师诊断：妇人腹痛（气滞型）。

治法：行气导滞。

方药：大腹皮15g，枳壳10g，赤小豆30g，乌药10g，荔枝核10g，小茴香4g，川楝子10g，延胡索10g，麦芽30g，青皮10g，天仙藤10g，7剂。

二诊：2014年12月29日。下腹胀明显减轻。舌脉如上。

方药：守上方，加甘松10g，7剂。

三诊：2015年1月6日。月经1月5日来潮，量中等，色正常，倦怠，舌脉如上。

方药：四物汤加益母草15g，香附10g，青皮10g，路路通10g，荔枝核10g，大腹皮15g，7剂。

四诊：2015年1月13日。月经6天净，下腹胀续减。舌脉如上。

方药：守12月29日方，加香附10g，7剂。

五诊：2015年1月20日。晨起腰痛。舌脉如上。

方药：续上方，加槟榔15g，14剂。

此后随访半年，下腹胀症状未再发生。

【释疑解惑】

1.学生问难：输卵管结扎术后腹胀，我认为是气滞血瘀所致，老师却认为单纯的气滞导致。请老师做出分析！

老师解答：输卵管结扎后引起的腹胀，首先想到的是胞络受伤。胞络受伤，难免伤及气与血。因此，你认为是气滞血瘀所致，不无道理。但是，仔细分析患者的症状，唯有腹胀，而无腹痛；只有经少经黑，没有血块。由此可见，患者病在气滞，而不在血瘀。如果以为手术必定导致血瘀，似欠妥当。

2. 学生问难：老师所选的是哪一张成方？在一大队的行气药中，老师加了赤小豆和麦芽，有何用意？患者并无疼痛，为何要加延胡索？

老师解答：在通常的情况下，如果有成方可用，我会尽量选用成方。如果没有成方可以选用，我会根据临证组编新的方药使用。其实大多数成方也不是取来原封不动地使用的，常常需要经过化裁的。就像经过裁剪的布，方可以做成合身的衣服一样。清代吴仪洛著有一本《成方切用》，讲的就是这个道理。这里我所用的方药，便是自己选药组合而成的方剂，由于没有受到成方的约束，反而用药更加灵活，更加切合临床实际。

首诊集诸多行气破气的药物于一方，如大腹皮、枳壳破气，乌药、荔枝核、小茴香、青皮、天仙藤、川楝子理气调气，有直捣黄龙府的气势。其实，麦芽与赤小豆也属行气药物，只是它们的其他功效盖过了这些功效而没有引起应有的重视而已。明代张介宾的《本草正》称麦芽能"宽肠下气"，叶桂的《本草再新》称赤小豆能"宽肠理气"，我经常用这两味药物来治疗气滞腹胀，前者对兼有食积者尤为合拍，后者对兼有水肿者尤为适用。至于延胡索味辛、苦，性温，通常人们认为它是一味血分药物。民国张山雷的《本草正义》说："延胡，虽为破滞行血之品……而又兼能行气，不专于破瘀见长，故能治内外上下气血不宣之病，通滞散结，主一切肝胃胸腹诸痛，盖攻破通导中之冲和品也。"因此，延胡索是一味气血兼治的药物，用这样的药物乃治气未忘治血之意。

3. 学生问难：五诊时晨起腰痛，为何加槟榔？是加强下气导滞作用吗？

老师解答：宋代的官修方书《太平圣惠方》中有一张治疗"妊娠腰痛抢心，或有血下"的方药，仅用槟榔一两，捣细罗为散，每服不计时候，以水煮葱白浓汁，调下一钱。可见，腰痛一病并非一定都是肾虚，也并非一定都是血瘀，有可能是由于气滞。对于已知气滞为患的患者来说，这种气滞腰痛的可能性就更加大了，这就是我选用槟榔的意图。此外，民间也有一张治疗腰痛的单方，用槟榔为末，酒送服一钱，与上方有异曲同工之妙。

（池丽芳）

术后四逆

初诊：2018年8月18日。章某，28岁。患者2018年6月14日外院行"宫腔镜下子宫内膜息肉摘除术"后，出现四肢冷、出冷汗等症状。8月6日行"试管婴儿"失败1次，平素月经规律，周期28～30天，经期5～7天，经量中等，夹有血块，无痛经，有乳胀，白带微黄，二便调。生育史：0-0-2-0，2014年孕55天因胎停行药流1次，2016年孕80天因胎停行无痛人流1次。舌淡红，苔薄白，脉细。

学生诊断：手足厥冷（血虚寒厥型）。

治法：温经散寒，养血通脉。

方药：当归四逆汤。当归9g，桂枝6g，芍药10g，细辛3g，通草10g，大枣6枚，炙甘草6g，3剂。

老师诊断：四逆症（阳气郁阻型）。

治法：疏郁通阳，宣达气机。

方药：四逆散。柴胡15g，炒白芍12g，枳壳12g，炙甘草9g，7剂。

二诊：2018年8月25日。四肢冷除，已是常温，无出汗。末次月经8月23日来潮，量稍多，色暗。舌淡红，苔薄白，脉细。

方药：八珍汤加益母草12g，香附10g，7剂。

【释疑解惑】

1.学生问难：四逆散是一张什么样的方药？

老师解答：四逆散虽然向来归入少阴病里面讨论，而且条文开首就有"少阴病四逆"几字，但南京中医学院（现南京中医药大学）伤寒教研组编著的《伤寒论译释》称本条"少阴病"三字，不能拘泥地看作是有无热恶寒、脉微细、但欲寐的症状，而所以亦列入《少阴篇》的道理，只因本证也有四肢逆冷的关系。此说我觉得中肯。

那么，四逆散究竟是一张什么样的方药呢？

其实，四逆散并非治疗少阴证回阳救逆的方药，而是一张疏郁通阳、宣达气机的方药。方中柴胡疏肝解郁，枳实行气散结，白芍和营调肝脾，甘草缓急和中。

为何这样一张方药可以治疗"四逆，其人或咳，或悸，或小便不利，或腹中痛，或泄利下重"呢？那是由于肝气郁结，气机不通，阳气内郁，不能布达四肢，故而导致四逆；肝失条达，肝气横逆，上冲心肺，故而导致咳或悸；肝气侮脾，脾失健运，故而导致腹中痛或泄利下重。

2.学生问难：在《伤寒论》中同样用"四逆"命名的，有四逆散和当归四逆汤，两方所治的"四逆"有何不同？

老师解答：两方虽然均以四逆命名。但从病因来说，四逆散之四逆是外邪传经入里，气机郁结，阳气不达四末所致；当归四逆汤之四逆是血虚受寒，寒凝经脉，血行不畅所致。从病位来说，四逆散之四逆属于气分病，病位尚浅；当归四逆汤之四逆属于血分病，病位已深。从发病的时间来说，四逆散之四逆可以发生于一年当中的任何一个时节；而当归四逆汤之四逆往往发生于气候寒冷季节。从四逆的厥冷程度来说，四逆散之四逆程度要轻，如李中梓所云："此证虽云四逆，必不甚冷……乃阴中涵阳之证，惟气不宣通，是以逆冷。"而当归四逆汤之四逆程度较重，甚至出现四肢冰冷、皮色苍白的程度。前者治疗只需疏郁通阳，宣达气机，柴胡、枳壳、白芍、甘草足矣；后者治疗必须温经通脉，非当归、桂枝、细辛、通草不可。

3.学生问难：患者术后体虚，四肢发冷，为何不用当归四逆汤治疗？

老师解答：从患者发病的时间来看，是阳历6月份，气候已经温暖，这与当归四逆汤之四逆，发病季节不同；从发病原因来看，患者仅仅是宫腔镜下的子宫内膜息肉摘除，属于很小的手术，并没有引起大量出血，也不至于引起患者体虚；从临床表现来看，患者只是四肢冷，脉细，没有到了当归四逆汤证的"手足厥寒，脉细欲绝者"的程度；四逆汤证在肢冷的同时伴有汗出症状，该症状是内郁的阳气向外宣达的表现，在当归四逆汤证中则没有这种现象。正如《医宗金鉴》所称："凡少阴四逆，虽阴盛不能外温，然亦有阳为阴郁，不得宣达，而令四肢逆冷者。但四逆而无诸寒热证，是既无可温之寒，又无可下之热，惟宜疏畅其阳，故用四逆散主之。"

（高楚楚）

盆腔粘连腹痛

初诊：2008年9月9日。张某，25岁。

小腹胀痛反复发作5个月，明显加重3天，痛无定处，以右侧为重，局部触痛，肛门排气困难，大便不顺。2008年6月12日在他院行腹腔镜下探查，术中见右侧输卵管充血肿胀扭曲，与右侧卵巢及肠管粘连成团，左侧输卵管无殊。后改为开腹手术，行盆腔粘连松解+右侧输卵管造口术。术后半月，腹痛复发。2008年8月12日，上海复旦大学妇产科医院B超检查提示右侧混合性包块35mm×26mm×23mm，卵巢来源，两侧卵巢边界不清。9月6日B超检查提示右侧卵巢囊性厚壁包块4.2cm×3.7cm，腹部平片未见异常。末次月经8月3日来潮。舌淡红，苔薄白，脉涩。

生育史：0-0-0-0。

妇科检查：外阴无殊，阴道通畅，宫颈轻度柱状细胞外移，宫体平位，正常大小，活动度差，质地中等，压痛，两侧附件触及囊性包块，均压痛。

学生诊断：癥瘕（气滞血瘀型）。

治法：清热利湿，消癥止痛。

方药：消癥汤加味。半枝莲15g，白花蛇舌草15g，三棱10g，莪术10g，没药4g，乳香4g，橘核10g，皂角刺15g，海藻30g，牡蛎30g，石见穿15g，荔枝核10g，延胡索10g，7剂。

老师诊治：西医诊断为盆腔粘连、盆腔炎性疾病后遗症。中医诊断为腹痛、癥瘕（气阻腑滞，湿热互结型）。

治法：行气通腑，清利湿热。

方药：大柴胡汤加味。柴胡10g，炒黄芩10g，炒白芍10g，半夏10g，生姜5片，大枣6枚，枳实10g，制大黄10g，炒大腹皮20g，延胡索10g，川楝子10g，乌药10g，槟榔10g，大血藤20g，冬瓜子30g，4剂。

二诊：2008年9月13日。月经9月10日来潮，今量少，下腹痛减，舌脉如上。

方药：四逆清带汤加味（自拟方）。柴胡10g，枳壳10g，白芍10g，败酱草10g，大血藤15g，樗白皮15g，半枝莲15g，土茯苓15g，蒲公英15g，大蓟15g，小蓟15g，萆薢15g，生甘草6g，大腹皮10g，延胡索10g，5剂。

三诊：2008年9月18日。经净3天，腹胀，两侧少腹牵掣感，舌脉如上。

方药：大柴胡汤加大腹皮30g，乌药15g，蒲公英15g，大血藤20g，琥珀（分吞）5g，7剂。

四诊：2008年10月6日。两侧少腹隐痛，骶部酸，舌脉如上。

方药：大柴胡汤加大腹皮30g，乌药15g，蒲公英20g，大血藤20g，血竭（分吞）5g，延胡索10g，14剂。

五诊：2008年10月20日。小便之后小腹疼痛，舌脉如上。

方药：守上方加徐长卿15g，羌活10g，7剂。

六诊：2008年10月27日。月经10月24日来潮，今未净，下腹疼痛减轻，舌脉如上。

方药：守9月18日方加炮山甲10g，7剂。

七诊：2008年11月3日。小腹胀痛极其轻微，舌脉如上。

方药：守10月6日方，7剂。

八诊：2008年11月10日。昨天小腹胀，舌脉如上。

方药：守10月27日方，7剂。

九诊：2008年11月18日。11月13日大便溏薄，16日好转。近几天来下腹疼痛加剧，脐周及下腹均紧张，右侧尤甚；走路不能挺腰，咳嗽时加剧。推测可能为排卵期出现的刺激症状，今无不适，舌脉如上。

方药：守10月6日方，加徐长卿15g，7剂。

十诊：2008年11月26日。下腹偶觉隐痛，舌脉如上。

方药：守9月18日方加延胡索10g，川楝子10g，7剂。

十一诊：2008年12月4日。月经未转，无不适，舌脉如上。

方药：大柴胡汤加大血藤30g，蒲公英15g，败酱草15g，延胡索10g，徐长卿15g，14剂。

十二诊：2008年12月17日。月经12月4日来潮，无痛经，一周净。12月15日右侧少腹隐痛持续半天，大便稍软，B超检查未见异常。舌脉如上。

方药：守上方加神曲10g，炒谷芽10g，炒麦芽10g，7剂。

十三诊：2009年1月6日。12月28日下腹疼痛伴呕吐，一天缓解，舌脉如上。

方药：守12月4日方加血竭5g，川楝子10g，7剂。

十四诊：2009年1月14日。月经1月7日来潮，一周净，无腹痛，舌脉如上。

方药：守12月4日方，14剂。

十五诊：2009年2月3日。右侧少腹疼痛半月，泛酸水。舌淡红，苔薄白，脉细。

方药：大柴胡汤加制乳香5g，制没药5g，大血藤30g，蒲公英15g，败酱草20g，延胡索10g，大腹皮15g，7剂。

十六诊：2009年2月13日。月经未转，下腹稍胀，大便稍软，舌脉如上。

方药：守上方加槟榔10g，神曲10g，6剂。

十七诊：2009年2月28日。月经2月22日来潮，今将净，舌脉如上。

方药：守2月3日方，7剂。

十八诊：2009年3月14日。经水已净，下腹微痛，舌脉如上。

方药：守上方加炒莱菔子10g，14剂。

十九诊：2009年4月22日。下腹疼痛未发生。

二十诊：2009年8月22日。下腹疼痛未再发生，大便秘结如羊矢，舌淡红，苔薄白，脉细。

方药：大柴胡汤加蒲公英15g，大血藤15g，败酱草15g，延胡索10g，7剂。

2010年8月28日复诊，盆腔粘连腹痛症状未再发生。

【释疑解惑】

1.学生问难：我对患者的治疗为何与老师大相径庭？

老师解答：对这位患者的治疗，我与你的差别确实挺大，出现差别大的原因，是由于我们对疾病的诊断存在差异。任何治疗都是在诊断基础上才能做出的，一旦诊断有误，治疗随之就会出现偏差。

你的诊断是癥瘕，是将卵巢来源的右侧混合性包块（或者是右侧卵巢囊性厚壁包块）作为诊断的依据。其实，患者所受之苦和前来就诊的原因是因为腹痛，而非治疗卵巢囊性包块，它并不是引起腹痛的原因。病有轻重缓急，医生在治疗的时候就必须抓住重与急。因此，你单纯做出癥瘕的诊断是不妥的，正确的诊断首先应该是腹痛，其次才是癥瘕。由此推导出来的治疗措施，是首先解决腹痛问题，其次解决癥瘕，或者以解决腹痛为主，结合治疗癥瘕。

2.学生问难：老师的行气通腑，清利湿热的治疗原则是怎么确定出来的？我使用消癥汤还会有效吗？

患者具有盆腔粘连和盆腔炎性疾病后遗症两种疾病。通常情况下，盆腔炎性疾病后遗症是原发的，盆腔粘连则是继发的。也就是说，盆腔粘连是继发于盆腔炎性疾病后遗症的基础上。虽然两者均可以引起腹痛，但是临床症状还是大有区别，前者往往以腹痛或腹胀为主要临床表现，而后者往往以腹部胀痛、肛门排气困难、大便不顺为主要临床表现。有资料研究表明，腹腔内粘连率可以达到60%～69%，有26%的慢性盆腔疼痛患者是由盆腔粘连引起的。据此分析，患者的临床症状与盆腔粘连密切相关，也可能与盆腔炎性疾病后遗症存在联系，因此在治疗上必须从盆腔粘连入手。

盆腔粘连的主要症状是"痛"与"闭"。痛是由于粘连局部的血运障碍、充血、水肿所引起的；闭则是由于粘连导致肠管管径变窄或蠕动功能变差所引起，大便不顺与排气困难是其典型表现。这种痛与闭，可以用中医的"不通则痛"的理论十分完美地加以解释。因此，治疗的原则便是以通为治。这里的通，是通什么？由于患者存在排气困难、大便不顺的症状，肠腑以通为用，通自然是通气与通便。由于盆腔粘连的发生与盆腔炎性疾病后遗症相关，况且后者也可能导致腹痛的发生，所以治疗中还要辅以清利湿热。

你使用了老师创制的消癥汤经验方，此方是针对气血瘀阻，痰热气滞的妇科癥瘕积聚而设，有攻伐散坚之功，但缺通下大便之效，因此未中肯綮，不能有效解决患者的痛与闭的主要症结问题。

3.学生问难：老师为何选用大柴胡汤为主方呢？方中使用冬瓜子和吞服琥珀都含有什么意思？为何腹痛减轻时，又添一味穿山甲？

老师解答：大柴胡汤是仲景治疗"伤寒十余日，热结在里，复往来寒热"与"按之心下满痛者，此为实也，当下之"而用来和解少阳，清泻热结的方药。虽然本案与伤寒无涉，但此方具有行气、泻下、清热、和胃的功效，正符合该案病情。方中四逆散去甘草，加大腹皮、乌药、槟榔，可以调理气机；配伍大黄，可以行气导滞；黄芩、半夏和姜、枣，可以调理脾胃，以其久病，正气亦损之故；加大血藤、冬瓜子，可以清利湿热；

配伍延胡索、川楝子，可以和血止痛。

至于方中使用冬瓜子一味，是取其具有清热、消痈的功效。《本草述钩元》称该药"主腹内结聚，破溃脓血，凡肠胃内壅，最为要药。"《长沙药解》称其可以"润肠"。故《金匮要略》的大黄牡丹汤和《备急千金要方》的苇茎汤均用此药。冬瓜子与大黄配伍，泄热通下，取效尤捷。琥珀味甘性平，临床大多用于重镇安神。《药性论》用琥珀"治产后血瘀痛"，其散瘀止痛之功常常为我们忘记。我用琥珀末吞服，显然是取其散瘀镇痛的功效。穿山甲功能活血散结，后人时常用来治疗或预防腹腔粘连。我使用炮山甲，也是出于上述目的。只因价格昂贵，未敢多用，见其小腹胀痛极其轻微，使用一次便中止了。

4.学生问难：盆腔粘连属于外科治疗的范畴，多数需要手术解决，中医药治疗有何优势？

老师解答：盆腔粘连，传统上的确属于外科治疗的范畴，以往大都需要通过外科手术的途径来解决。20世纪50年代后期，国家曾大力支持中西医结合治疗急腹症。1972年，人民卫生出版社还出版过一本《中西医结合治疗急腹症》的书，使中医治疗急腹症上了一个新台阶。盆腔粘连虽然还不能称为急腹症，但常常导致急腹症的后续发生。盆腔粘连只要不造成局部组织的坏死和管腔的梗阻，非手术的治疗方法还是可以尝试的。譬如中药内服外敷、保留灌肠、针灸拔罐等方法，可以使60%的患者避免手术，既减轻了患者的痛苦，又节约了医疗成本。况且手术本身也可以是造成粘连的原因之一，目前还没有杜绝手术后发生盆腔粘连的灵丹妙药。因此，中医药治疗已经发生的盆腔粘连患者，仍不失为一种较好的选择方法。

（高楚楚）

慢性盆腔结缔组织炎

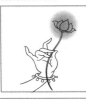

初诊：2012年9月6日。林某，42岁。因"反复腰骶部酸痛4年余"就诊。

患者曾求治于外院，予以中药治疗，症状未见明显缓解。现腰骶部酸痛，白带量稍多，如糊，无阴痒，小便正常，大便秘结，纳寐如常。平素月经尚规则，末次月经8月28日至9月1日。舌淡红，苔薄白，脉细。

生育史：1-0-2-1，顺产。

妇科检查：外阴无殊，阴道通畅，宫颈轻度柱状上皮外移，宫体前位，正常大小，质地中等，活动，无压痛，两侧附件无压痛。三合诊两侧子宫骶骨韧带触痛明显，可触及结节。

2012年9月6日B超检查未见异常。

学生诊断：腰痛（瘀热型）。

治法：清热、活血、消癥、止痛。

方药：消癥汤加味。半枝莲15g，白花蛇舌草15g，三棱10g，莪术10g，没药4g，乳香4g，橘核10g，皂角刺15g，海藻30g，牡蛎30g，石见穿15g，荔枝核10g，延胡索10g，何首乌15g，续断12g，7剂。

老师诊断：西医诊断为慢性盆腔结缔组织炎；子宫内膜异位症。中医诊断为腰痛（瘀热肾虚型）。

治法：攻下瘀热，佐以益肾。

方药：桃核承气汤加味。桃仁10g，制大黄9g，桂枝6g，玄明粉（冲）5g，炙甘草6g，野荞麦根20g，续断10g，蒲公英15g，大血藤20g，络石藤15g，7剂。

活血化瘀灌肠液，保留灌肠，每日一次50mL。

二诊：2012年9月13日。腰骶部酸痛较前明显好转，大便正常，舌脉如上。

方药：守上方，去玄明粉，7剂。

灌肠同上。

三诊：2012年9月20日。药后腰骶部酸痛消失。

【释疑解惑】

1.学生问难：慢性盆腔结缔组织炎的病名我比较生疏，请老师予以说明。

老师释疑：王淑贞主编的《实用妇产科学》曾做如下的介绍：盆腔结缔组织（又称纤维结缔组织）是腹膜外的组织，位于盆腔腹膜后方、子宫两侧以及膀胱前间隙等处。这些部位的结缔组织之间并无界限，盆腔腹膜后的结缔组织与整个腹膜后（上达肾周围）

的结缔组织相连，在阔韧带下方的宫旁组织（即呈韧带）及宫颈骶骨韧带中均含有较多的结缔组织兼有少许平滑肌细胞。盆腔结缔组织炎（又称蜂窝组织炎）多初发于宫旁结缔组织，然后播散至其他部位。如分娩或剖宫产时，宫颈或阴道上端的撕裂；困难的宫颈扩张术时，宫颈撕伤；经阴道的子宫全切除术时，阴道断端周围的血肿形成；以及人工流产术中误伤子宫及宫颈侧壁等情况时，细菌进入，发生感染。慢性盆腔结缔组织炎多由于急性盆腔结缔组织炎治疗不彻底，或患者体质较差，炎症迁延而成慢性。由于宫颈的淋巴管直接与盆腔结缔组织相通，故也可因慢性宫颈炎发展至盆腔结缔组织炎。轻度慢性盆腔结缔组织炎，一般多无症状；偶于身体劳累时有腰痛，下腹坠痛。病情发展后，重度者可有较严重的下腹坠痛，腰酸痛及性交痛。

2.学生问难：患者腰骶部酸痛，老师认为系瘀热互结兼肾虚所致，如何分析？对于瘀热互结型的盆腔炎结缔组织炎，老师为何不选用清热效果更佳的大黄牡丹汤治疗？

老师释疑：慢性盆腔结缔组织炎起因于感受湿热之邪，湿热之邪性质滋腻胶着，恋而难去，障碍血运，日久瘀血便生，并累及肾气。患者病发四载，经治不愈，不属新病，已属宿疾。故除湿热之外，已有瘀血滞着，日久累及肾气。通常人们对妇女腰骶疼痛的认识存在一个误区，往往认为不是肾虚，便属湿热作祟，常常采用补肾或清利湿热的方法治疗。该患者如果单纯补肾，则瘀血越重；一味清热，则阳气越伤。患者先前的治疗之所以未能奏效，或许正是走了这样的弯路。

大黄牡丹汤和桃核承气汤都含有大黄、桃仁和芒硝，组成了活血攻下的基本架构，但大黄牡丹汤还有牡丹皮和冬瓜仁两味药物，性均属寒凉，因此，大黄牡丹汤属于寒凉攻下方药；桃核承气汤则还有桂枝和甘草，性均属温热，因此，桃核承气汤属于清温并用的攻下方药。对于这样一位已用寒凉而久治不效的患者，两方比较，显然是桃核承气汤更加适合。从辨病论治来看，肠痈的选方常常是用大黄牡丹汤，慢性盆腔结缔组织炎则是一个现代医学的病名，还没有现成的方药可以沿用，但是通过我多年的探索，桃核承气汤是一张治疗该病的特效方药，也是我的首选方药。

3.学生问难：除了清热和活血的治法之外，为何老师还要选择下法来治疗？请老师评论一下我的方药是否正确？

老师释疑：下法是治疗下部实证的常用方法（当然也可以治疗上部疾病），以其药力能够直达病所之故，是祖国传统医学的重要治疗法宝之一。许多人认为，下法只是针对大便秘结，这就大错特错了。它可以达到驱逐痰饮，消除积滞，攻下瘀血，引下热邪等目的。现代医学研究认为，下法是通过肠道的腹泻充血，反射性地减轻周边其他部位的充血或渗出，以达到消炎、止痛的目的。患者腰骶部酸痛，大便秘结，属于下部疾病无疑；病因系感染湿热，瘀血阻结所致，属于实证也毋庸置疑，所以有必要使用下法来治疗。

你是用我创制的消癥汤加制何首乌和续断，该方的药物组成如上。方由六组药对组成，具有活血行气、清热散结的作用。虽然如此，毕竟不含泻下攻逐药物，故难有捷效。

4.学生问难：桃核承气汤中有温性药物桂枝一味，是否存在太过热性，加重大便干结的可能？

老师释疑：桃核承气汤中的桂枝虽然属于热性药，但全方中已有蒲公英、大血藤、野荞麦根寒凉药物的监制，便不会产生温热太过的弊端。方中有通下大便的大黄与玄明粉配伍，更无引起便秘的后顾之忧。况且温热药物与泻下药物配伍，两者之间的比率是可以调整的。古代早就有温下法治疗便秘，《金匮要略》的大黄附子汤便是代表方剂。

5.学生问难：补肾的药物有许多，老师如何会选用野荞麦根和络石藤？

老师释疑：补肾的药物固然很多，但多数性温，而既能够活血通络，又能够清热补肾的药物却不多。野荞麦根味甘、涩、微苦，性凉，功能清热解毒、活血散瘀，温州地区认为它还是一味补肾药物，因而又被称为花麦肾；络石藤味苦、辛，性微寒，功能通络止痛、清热凉血、解毒消肿，因其可以治疗肾虚泄泻，在温州又被称为拉屙肾，也有补肾作用。对于瘀热互结又夹肾虚者，既要清热，又要活血，又要补肾，这种补应该属于通补，而非腻滞之补，更非温补。所以，野荞麦根和络石藤应当是最适合的药物。

6.学生问难：老师选用清热解毒的蒲公英和大血藤，如果我用忍冬藤取代蒲公英，是否可以加强清热通络的效果？

老师释疑：对于湿热引起的盆腔炎性疾病后遗症或慢性盆腔结缔组织炎，一味地清热方法往往收效并不理想，而是运用活血清热、行气清热等综合方法才会取得较好的效果。在众多的清热药物中，其性质是有动静之分的。如大血藤、蒲公英、忍冬藤等，都属于清而动的药物；又如黄芩、黄柏、黄连等，则属于清而静的药物。当然，忍冬藤通络的功效比起蒲公英来要稍胜一筹，消痈的功效则稍逊一等，它的寒凉之性更加容易伤胃，这也是不可忽视的地方。我也时常使用忍冬藤治疗盆腔炎性疾病后遗症或慢性盆腔结缔组织炎，譬如用仙方活命饮时用忍冬藤取代金银花。对于肢体经络瘀热阻滞的疼痛，忍冬藤是当仁不让的首选药物。

（池丽芳）

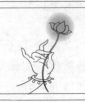

乳　积

初诊：2019年9月16日。陈某，29岁。因"哺乳期感右侧乳房肿块4天"就诊。

患者4天前自觉右侧乳房有肿块，无乳胀，无乳痛，无红肿，皮温正常，乳汁排泄不畅。2019年9月14日B超检查：两侧乳腺哺乳期改变。右乳外上象限见大片高回声区，范围约70mm×65mm×40mm；乳腺结节：左侧16mm×13mm×10mm，右侧12mm×12mm×12mm；乳腺囊肿：左侧4mm×4mm，右侧4mm×3mm。舌淡红，苔薄白，脉细。

学生诊断：乳积（痰气阻滞型）。

治法：豁痰散结，行气消肿。

方药：逍遥蒌贝散加减。柴胡10g，当归9g，赤芍10g，茯苓10g，炒白术10g，瓜蒌10g，浙贝母15g，半夏9g，制南星6g，生牡蛎30g，山慈菇20g，蒲公英15g，7剂。

老师诊断：乳积（水液停积）。

治法：温阳散寒通滞。

方药：阳和汤加味。熟地黄10g，肉桂3g，炒芥子6g，干姜6g，炙甘草6g，炙麻黄6g，鹿角胶（烊冲）10g，青皮10g，橘核10g，7剂。

二诊：2019年9月24日。B超检查：右乳外上象限肿块约70mm大小，右乳内侧新发现一肿块，约20mm大小。药后自觉肿块稍有减小。舌脉如上。

方药：守上方，加郁金10g，7剂。

三诊：2019年10月5日。9月24～9月25日感右乳疼痛，现无疼痛；皮肤无红，皮温正常，乳汁通畅量多。舌淡红，苔薄白，脉细。

方药：阳和汤加味。熟地黄10g，肉桂3g，炒芥子6g，干姜6g，炙甘草6g，炙麻黄6g，鹿角胶（烊冲）10g，橘叶14片，郁金10g，浙贝母10g，青皮10g，7剂。

局部隔姜灸。

四诊：2019年10月11日。乳汁正常，无胀痛。B超检查：右乳大片高回声区肿块消失。有左乳外下象限17mm×11mm×11mm、右乳内下象限11mm×9mm×10mm、右乳外上象限4.8mm×3.7mm的低回声结节伴包膜钙化，BI-RADS Ⅲ类；右乳外上象限15mm×9mm×11mm结节。

方药：守上方，7剂。

局部隔姜灸。

【释疑解惑】

1.学生问难：古人如何认识乳房？

老师解答：在古代，由于乳房仅仅作为一个哺乳器官，而非生育器官，所以没有像胞宫一样受到人们的重视。在《黄帝内经》中，乳房只是人体的一个器官或体表部位的标记，并没有涉及它的结构、功能及其与脏腑的内在联系。晋代葛洪提及"乳头"，南北朝姚僧垣提及"乳孔"（即乳腺导管的开口，又称乳窍），宋代陈自明称乳腺导管为"乳道"（后人称乳管），清代闫纯玺称乳晕为"乳顶黑晕"，清代张璐称乳腺叶为"乳囊"，清代高秉钧记载"妇人乳头有数孔，一孔又有一络，络于乳房"，对乳房内部的乳腺腺叶结构有进一步的介绍。对于乳房的经络分属，隋代巢元方认为与手太阳小肠经、手少阴心经、足阳明经关联。元代朱震亨认为"乳房阳明所经，乳头厥阴所属"。这是古代医籍中最早为乳房、乳头经络归属的精确定位。明代薛己说："乳房属足阳明胃经，乳头属足厥阴肝经。"但对于乳房的功能研究则十分浅表。

由于心、肝两经主宰一身之血，胃经主宰进入的水谷精微，因此，乳房可以获得非常丰富的血液和饮食精微，分娩之后，乳房就足以产生丰富的乳汁了。只不过进入乳房的是血，流出乳头的是水——乳汁。从这个意义来说，乳房也是一个水血转化之地。乳头也有渗血的时候，那是称为"乳衄"的疾病了。当乳汁的分泌过少，属于疾病；当乳汁的分泌与排泄保持平衡时，乳房不会患病；当乳汁分泌过多，而排泄过少时，同样会患病。

2.学生问难：乳积是怎样形成的？患者乳积的发病机理是什么？

老师解答：乳积通常是由于产乳过多，乳汁过稠，肝失疏泄，乳道欠畅，排泌困难；或者婴儿摄乳过少，或者没有哺乳（如产妇因素，或者婴儿因素），以致乳房中的乳汁残留过多所致。

该患者为哺乳期，由于肝脉疏泄不利，乳络欠通，乳汁排泄不畅，以致乳汁淤积。就诊时乳房无胀，无痛，无红，无热，应该属于疾病初起阶段。一旦乳汁越积越多，郁积化热，便会出现乳房红、肿、热、痛的现象，甚至身体寒热，进而就转变为乳痈，这时治疗起来就比较困难棘手。

乳房是一个水血转化之地，也就是说，进入乳房的是血，排泄出去的是水（乳汁）。患者乳房发生肿块，B超检查见70mm×65mm×40mm高回声区，说明有大量的乳汁郁积于内。乳汁的性质接近水或饮，遇热则流，遇寒则滞，故乳积之疾的治疗应与《金匮要略》的"病痰饮者，当以温药和之"同理，采用温化的方法。

3.学生问难：老师为何使用阳和汤治疗？

老师解答：首先，已经确立乳积需要采用温化的治疗原则。阳和汤是《外科全生集》记载的一首名方，有温阳补血、散寒通滞的效果，治阳虚寒凝而成之流注、阴疽、脱疽、鹤膝风、石疽、贴骨疽等漫肿无头，平塌白陷，皮色不变，酸痛无热，口不渴，舌淡苔白者。这与患者的发病机理以及临床症状十分合拍。方中熟地黄补营血，鹿角胶养血温阳，炮姜炭温中散寒，肉桂回阳通脉，白芥子温经散结，麻黄宣通气血，甘草解毒调和。本方用于阴寒之证，犹如离照当空，阴霾四散，故名"阳和汤"。我改炮姜炭为干姜，易生甘草为炙甘草，是为了改善患者产后虚寒的状态。添加青皮、橘核、橘叶疏肝理气药，入肝经而通乳络，引药归经，又防熟地黄、鹿角胶滋腻之滞。复诊酌加郁金，以活血散结。

4.学生问难：老师三诊为何要添加隔姜灸治疗？

老师解答：患者9月24日自觉肿块减小，乳汁通畅，但B超检查显示原病灶范围无明显缩小，且出现新发病灶，偶有疼痛感。说明虽然服用了温化的阳和汤，但其温散之力仍然不足以使得已经停积的乳汁温化开散，必须添加其他的方法协助治疗。艾灸是一种直接的局部加温的治疗方法，艾灸可以与病灶近距离接触，随着艾灸时间的延长，可以使得病灶局部达到足够高的温度，这是任何药物所达不到的温热效应。使用隔姜灸后，艾灸的热力透过生姜，将生姜的辛温发散功效传递到病灶，就会起到更加理想的温阳散结作用。

5.学生问难：请问老师，我所拟的逍遥蒌贝散治疗本病是否有效？

老师解答：逍遥蒌贝散是《中医外科学》教科书上治疗乳癖、瘰疬、乳癌初起的专方。其中的逍遥散疏肝健脾；瓜蒌、浙贝母、半夏、南星、生牡蛎清热，化痰，散结；山慈菇、蒲公英清热解毒散结。总而言之，这是一张偏于寒凉的清热化痰散结的方子。

对于乳积停滞，性质属寒的患者，使用寒凉的方药绝非合宜，其一是不能使病灶得到温化而散去，其二是可能加重病情，导致积乳越来越多，以致一朝化热，酿成乳痈。

（高楚楚）

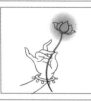

乳窒痛

初诊：2016年8月27日。夏某，27岁。因"产后32天，哺乳后乳房烧灼疼痛29天"就诊。

患者顺产后32天，母乳喂养。产后3天哺乳后，乳房开始烧灼样疼痛，呈阵发性、转移性，每次持续约10分钟，时轻时重。乳痛剧烈时，患者甚至在床上打滚。奶水充盈时，疼痛不明显。胃纳可，大小便调。既往史：妊娠糖尿病。生育史：1-0-0-1（剖宫产）。检查：两侧乳房皮色、皮温正常，未触及肿块，腋下未及淋巴结，左侧乳头皲裂。舌尖红，苔薄白，脉缓。

学生诊断：西医诊断为急性乳腺炎。中医诊断为外吹乳痈（气滞热蕴），乳头皲裂。

治法：疏肝清热，通乳止痛。

方药：蒲公英15g，全瓜蒌9g，牛蒡子15g，路路通10g，王不留行10g，赤芍9g，通草10g，金银花10g，郁金10g，延胡索10g，荔枝核10g，青皮9g，7剂。

另予鲜蒲公英50g，捣碎外敷患处。

老师诊断：西医诊断为乳腺导管痉挛，乳头皲裂。中医诊断为乳窒痛（阴虚络阻），乳头风（婴儿胃热）。

治法：养阴通乳。

方药：冬葵子30g，丝瓜络10g，浙贝母10g，竹茹10g，麦门冬10g，天花粉12g，白芍15g，炙甘草6g，山慈菇10g，3剂。

另：丁香10g研末，外敷左侧乳头。

二诊：2016年8月30日。乳房烧灼疼痛减半，舌脉如上。

方药：守上方，加北沙参15g，山海螺30g，生地黄10g，川楝子10g，4剂。

三诊：2016年9月3日。乳头皲裂已愈，自服鲫鱼汤生乳之后，乳房疼痛复发如前。

方药：冬葵子30g，丝瓜络10g，竹茹10g，麦门冬10g，天花粉15g，生白芍30g，炙甘草9g，山慈菇10g，通草9g，川楝子10g，预知子10g，7剂。

四诊：2016年9月14日。疼痛减轻，可以忍受。因乳头皲裂，9月7日起使用吸奶器之后乳房无疼痛，乳房内有痒感，未哺乳。9月12日恢复哺乳，乳房疼痛加重，当日晚上服用维生素$B_6$200mg，疼痛减轻。9月13日服用维生素$B_6$150mg，今疼痛轻微，舌脉如上。

方药：丝瓜络12g，冬葵子20g，天花粉15g，生白芍30g，炙甘草9g，通草5g，川楝子10g，僵蚕10g，全蝎6g，7剂。

五诊：2016年10月6日。电话访问：乳痛已愈。

【释疑解惑】

1.学生问难：乳头风、乳窒痛都有哪些类似的命名？记载于什么著作之中？

老师解答：乳头风现代医学又称为乳头皲裂，传统医学中又有奶花、奶头花、奶头裂、乳裂、乳头裂、乳头开花、乳头裂破等称谓。清代高秉钧《疡科心得集》卷中记载："乳头风，乳头干燥而裂，痛如刀刺，或揩之出血，或流黏水，或结黄脂。"

乳窒痛属于乳痛的范畴，其命名最早见于秦汉《神农本草经》"（地榆）主妇人乳窒痛"。但乳窒痛不同于一般的乳痛，是一种程度非常剧烈的疼痛，患者乳痛剧烈时甚至会在床上打滚，所以我采用了"乳窒痛"来命名。

2.学生问难：患者的乳头皲裂、乳房窒痛的病因病机是什么？

老师解答：乳头皲裂的发生，除了与产妇的内在因素有关之外，如肝经有热等，也与婴儿的体性有关。如果婴儿胃热，吮吸乳汁口含乳头时，就容易使损伤乳头，导致乳头皲裂。

乳房是妇女的重要器官，被称为第二性征。妊娠之后月经闭止，阴血上行，充养乳房，故乳房明显发育、乳晕随之加深；分娩之后，阴血化为乳汁，用来哺乳婴儿。在哺乳期间，一旦乳络不通，乳汁不出，就会出现乳房胀痛，甚至红肿、发热、化脓而成为乳痈，这是实证。乳房需要气血的濡养，气血也是化生乳汁的源泉。如果气血不足，乳房就得不到濡养，乳汁分泌也会减少；如果气血充足，乳房得到充分的濡养，乳汁也会丰沛。如果气血不足或气血充盛的程度超过人体的承受能力，就会出现乳房气血失养或乳房气血壅盛的状态，两者皆可以导致乳房疼痛。患者"奶水充盈时，疼痛不明显"和"自服鲫鱼汤催乳之后，乳房疼痛复发如前"，便是对上述病因的最好诠释。

3.学生问难：老师是如何辨证拟方治疗的？

老师解答：该案乳头皲裂考虑系婴儿胃热所致，所以就选用《妇人大全良方》中的以丁香为末，水调敷的方法治疗，疗效甚佳。

"通则不痛"，是治疗乳房窒痛过程中时刻把握的治疗原则。也就是说，疏通乳络应贯彻于治疗过程的始终。此外，便是在疏通乳络的同时，如何协调气血濡养的不足和过剩问题。

在我首诊的时候，患者提及"奶水充盈时，疼痛不明显"，说明她处于气血不足，乳汁相对较少的现状，这时需要通过补益气血的方法，濡养乳房，促进乳汁的分泌，缓解乳房疼痛。所以我除了使用冬葵子、丝瓜络、浙贝母、竹茹、山慈菇疏通乳络之外，还用了麦门冬、天花粉、白芍养阴血生乳汁的药物，并获得一诊而病痛减半的显著疗效。第二诊我续加用北沙参、山海螺以补气阴，生地黄养阴，川楝子疏肝止痛。第三诊患者为何病情反复，出现"乳房疼痛复发如前"呢？分析原因，是因为患者服用我的补益气血生乳的药物之外，又自加了"鲫鱼汤催乳"，致使气血过盛，乳汁过多，乳络壅阻的原因。故第三诊、第四诊去除北沙参、山海螺补益之品；加用通草、川楝子、预知子、僵蚕、全蝎以疏通乳络，解痉止痛。最终使患者乳房窒痛的症状得以控制。整个治疗过程体现了针对气血不及和太过的变化所做出的及时调整。

4.学生问难：我的治疗方法与老师不同，请老师提出指正？

　　老师解答：你对患者的诊断是外吹乳痈（急性乳腺炎），分型是气滞热蕴。虽然患者的乳房有烧灼疼痛的感觉，但乳房局部皮温、皮色不变，未触及肿块，也未触及腋下淋巴结，身体无畏寒发热，并不符合急性乳腺炎乳房红、肿、热、痛的诊断。依据你的诊断，处方自然是治疗乳痈的方药，以蒲公英、全瓜蒌、牛蒡子、金银花清热解毒为主，再结合路路通、王不留行、赤芍、通草、郁金、延胡索、荔枝核、青皮活血行气的药物。由于所有的药物治疗没有针对患者气血盛衰、乳汁多寡变化而产生的疼痛改变，一味地清热解毒和行气活血，因此难以达到应有的治疗效果。

（高楚楚）

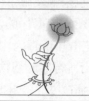

交接呕吐

初诊：1999年2月25日。郑某，26岁。

结婚6年，婚后每次性生活均感小腹疼痛，继后呕吐，痛苦不堪，由此发展至故意回避丈夫的局面。婚后一直未孕，口臭。末次月经2月1日来潮，经量不多。舌淡红，苔薄白，脉细。

妇科检查：外阴无殊，阴道通畅，子宫颈轻度柱状上皮外移，子宫体后位，活动，质地中等，压痛，两侧附件压痛，两侧子宫骶骨韧带触及痛性结节。

西医诊断：①原发不孕。②子宫偏小。③慢性盆腔炎性疾病后遗症。④子宫内膜异位症？

学生诊断：交接呕吐（湿热瘀结型）。

治法：清热祛湿，化瘀止痛。

方药：苍术10g，黄柏10g，当归9g，川芎9g，赤芍10g，蒲公英15g，大血藤15g，延胡索10g，制乳香4g，制没药4g，蒲黄10g，五灵脂10g，7剂。

老师诊断：交接呕吐（肝胃不和型）。

治法：清肝和胃，调气降逆。

方药：左金丸合温胆汤加味。黄连2g，吴茱萸5g，半夏20g，陈皮10g，枳壳10g，茯苓10g，竹茹10g，甘草5g，苏梗8g，藿香梗8g，沉香3g，代赭石20g，3剂。

二诊：1999年3月1日。药后性生活一次，未发生呕吐，舌脉如上。

方药：守上方，加旋覆花（包煎）10g，3剂。

三诊：1999年3月7日。末次经期3月2日来潮，经量中等，无血块，无痛经，今未净，舌脉如上。

治法：燥湿理气，和血调经。

方药：二陈汤合四物汤加味。陈皮10g，半夏20g，茯苓10g，炙甘草6g，熟地黄12g，当归6g，川芎5g，白芍10g，益母草12g，香附9g，3剂。

四诊：1999年3月13日。3天前性生活一次，没再发生呕吐，无不适，舌脉如上。

方药：守上方加沉香3g，吴茱萸2g，黄连2g，代赭石20g，3剂。

【释疑解惑】

1.学生问难：患者是腹痛导致性交呕吐，体检两侧附件压痛，子宫骶骨韧带均触及痛性结节，老师不用活血化瘀、清利湿热的药物，而重在和胃止呕，这是为何？

老师解答：引起性交呕吐的原因是比较复杂的，可能由于下腹的疼痛刺激引起的一种反射，同剧烈的痛经可以引起呕吐一样；也可能由于精神因素引起，如性交恐惧症。如果属于前者，解除性交疼痛是首要的；如果属于后者，直接控制呕吐，切断性交与呕吐之间的联系，就可以成功。盆腔炎性疾病后遗症和子宫内膜异位症确实是可以引起性交腹痛的，但患者并没有在非经期或行经期间出现剧烈的腹痛并发生呕吐，这可以说明两种疾病并非十分严重。通过妇科检查，子宫内膜异位症的病灶是在两侧子宫骶骨韧带，而非后穹窿，因此，性交引起小腹疼痛的程度十分有限，不足以引起患者发生性交呕吐。除此之外，很大的诱因还是与患者精神因素有关。因此，我排除了盆腔炎性疾病后遗症和子宫内膜异位症的诱发原因，将其作为性交恐惧症来处理。这便是我们之间存在治疗巨大差异的原因。

2.学生问难：老师为何将性交呕吐的病定位于胃与肝呢？

老师解答：脾主升，胃主降。如果胃失和降，呕吐便要发生。因此，呕吐离不开胃。那么为何会发生胃气不降呢？有胃本身的原因，如胃热、胃寒；有外邪犯胃的原因，如暑、湿；有饮食的原因，如多食停积、食物腐败；有外伤的原因，如跌仆损伤；有精神情志的原因，如想到、听到、遇到某些事情，便会重复发生的。由于患者的呕吐发生在性交，除了精神情志的原因之外，其他的原因均可以排除。与精神情志关系密切的脏腑是心与肝，在心肝两脏中，与胃关系密切的是肝。肝为木，脾属土，木盛便会侮土。肝性急，喜条达，一旦遇到不舒服的事情，肝气郁阻，冲而上逆，便会夹胃气上行，导致呕吐发生。这便是患者每次性交之后发生呕吐的机理。可能患者以前会有过不愉快的性交历史，而这些历史给她留下记忆，一触即发。至于这不愉快的性交，我没有去追问。

3.学生问难：为什么患者经过老师的治疗之后，数次性交均没有出现小腹疼痛的症状？

老师解答：这正可以佐证她是属于性交恐惧症，属于一种精神因素的疾病。这类患者是可以将性交引起的一些不适症状扩大化，从而除了呕吐之外，还可以出现许许多多、奇奇怪怪的症状。我曾经遇到一位妇女，她已经与她的丈夫生育3个子女，但是她后来出现了性交恐惧症，诉说每次性交，都有被强奸的感觉，难受至极。

4.学生问难：请老师谈谈对该案的辨证和用药。

老师解答：患者的发病在于肝与胃。口臭只是一种胃热的表现，除此之外，胃没有疾病。呕吐发生于性交时，是一种肝失疏泄，肝不条达，肝气犯胃，逆而上冲的表现，因此治疗的原则是疏肝与和胃。左金丸出于《丹溪心法》，是一张辛开苦降、清泻肝火、降逆止呕的方药。原方的比率，黄连为六，吴茱萸为一。我的方虽然也由这两味药物组成，但是比率改变了，黄连是二，吴茱萸是五。为何做出如此颠倒性改变，因为在此案中清热是次要的，疏肝降逆才是主要。温胆汤虽然历代对其名称有不同的解释，但其实它还是一张化痰和胃的方剂，与黄连相合，便是黄连温胆汤，使清肝的功效得到加强。方中的苏叶与黄连配伍，便是著名的连苏饮，改苏叶为苏梗，增强了调气宽中的功效。添加藿梗、沉香、代赭石，目的是增强理气、镇逆的功效。

5.学生问难：患者经首诊、复诊后，性交已不会出现呕吐症状，此后的治疗理应"缓则治其本"，用活血散瘀法治疗内异症，为何还用二陈汤合四物汤治疗？

老师解答：虽然经过两诊六剂药物的治疗，患者性交呕吐的症状已经消失，但是考虑到六载的宿疾，很难用六剂药物治愈。因此，在三诊行经期间用四物汤加益母草、香附和血调经，仍用二陈汤倍半夏，和胃降逆，巩固疗效。对于慢性疾病的治疗，需要一个守字；对于急性疾病的治疗，要注意一个变字。慢性疾病今天治疗有效，明天就改变方药，这叫朝令夕改，容易出现病情反复。急性疾病，今天的病情与昨天的病情可能已经发生变化，你还在使用昨天的方药，这叫墨守成规，也是治不好病的。在某种情况下，在抓住主病，其余的疾病是可以暂缓处理的，这叫作集中兵力打歼灭战。因此，发生在她身上的盆腔炎性疾病后遗症和子宫内膜异位症可以暂不处理，给治疗性交呕吐留下更多的治疗时间，带来更好的结局。

（高楚楚）

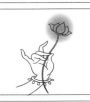

交接后淋证

初诊：2006年5月8日。王某，31岁。

小便频急热痛4年，屡治不愈，平均每1小时登圊一次，性生活之后发病尤甚，尿色黄。尿常规检查：红细胞（+）。白细胞4～6/HP。B超检查提示右肾小结石。月经周期基本规则，经量过多，经色鲜红，夹大量血块，有痛经，经前乳房胀痛，腰部酸痛，带下量多，偶有异味，夜寐欠安，纳便正常。末次月经4月8日来潮。舌淡红，苔薄白，脉细。

生育史：1–0–1–1。

妇科检查：外阴无殊，阴道通畅，宫颈光滑，宫体前位，正常大小，活动，质地中等，压痛，两侧附件压痛。

学生诊断：淋证（湿热下注型）。

治法：清热解毒，利湿通淋。

方药：八正散加减。通草10g，萹蓄10g，瞿麦10g，滑石15g，炒栀子10g，生甘草5g，车前子（包）15g，石韦10g，冬葵子10g，金钱草10g，藕节10g，益母草20g，7剂。

老师诊断：交接淋证（阴虚湿热型）。

治法：滋阴清热，利水通淋。

方药：百合滑石散合猪苓汤、栀子柏皮汤加减。百合20g，滑石15g，茯苓皮30g，猪苓10g，泽泻10g，阿胶（烊冲）10g，炒栀子15g，黄柏10g，炙甘草6g，白术10g，海金沙10g，4剂。

二诊：2006年5月13日。从开始进药以后，小便即觉舒服，尿量增多，小便次数减至正常。尿培养及药物敏感试验结果：金黄色葡萄球菌＞10000cfu/mL，左氧氟沙星敏感。月经5月11日来潮，经量较前明显减少，血块亦减，舌脉如上。未服用抗生素。

方药：守上方，续进7剂。

三诊：2006年5月20日。小便无不适，月经5月15日净，由于煎服药量过多，胃脘不适。嘱适量少服，舌脉如上。

方药：守上方，加佛手10g，7剂。

四诊：2006年5月27日。小便正常，胃脘已舒，背部游走性疼痛，舌脉如上。

方药：守上方，加桑寄生15g，五加皮10g，14剂。

五诊：2006年6月10日。无不适，舌脉如上。

方药：守5月8日方，续进14剂。

六诊：2006年7月22日。随访至今，小便不适症状未再出现。

【释疑解惑】

1.学生问难：老师的辨证为何是阴虚湿热？患者又何故久治不愈？

老师解答：患者小便频急热痛，屡治不愈，内有湿热，毋庸置疑。然而，湿有一定，热可以分。热有虚实之异，如何区分？通常，新病多实，久病多虚。为何久病多虚？其一，经过反复治疗，苦寒清利之品倾倒而下，滔天湿热之势已折，病未愈者，唯留余温而已；其二，病久消磨，正气亦虚。上面的论点，从患者的经多腰痛、性生活之后加重（房劳）、小便常规检查感染轻微，可以得到佐证。那么，患者为何又属阴虚呢？造成阴虚的原因是由于长期的使用渗利之品的缘故。渗利越久，阴分亦伤。因此，对多治不愈的患者，应有更多的分析，只有从阴虚湿热处入手，才可免重蹈覆辙。

至于为何患者以前久治不愈？这里就要考虑当初的辨证是否正确？用方是否对证？选药是否恰当？疗程有否过短？患者是否注意保养等有关问题。任何一个环节出错，便会导致治疗的失败和复发。

如何对待患者的肾结石和慢性盆腔炎性疾病后遗症？虽然两者均属湿热煎熬和久恋之症，只要暂时没有急性发作，是可以暂时搁置，不做重点处理的，只要在处方中有所照顾便可。

2.学生问难：老师为何选择使用百合滑石散合猪苓汤、栀子柏皮汤加减？

老师解答：既然患者的小便频急热痛归属于阴虚湿热，那么，治疗便要以养阴、清利湿热入手。百合病是《金匮要略·百合狐惑阴阳毒》提出的一种阴虚内热的疾病，书中云：“百合病者，百脉一宗，悉致其病也。意欲食复不能食，常默然，欲卧不能卧，欲行不能行，饮食或有美时，或有不用闻食臭时，如寒无寒，如热无热，口苦，小便赤，诸药不能治，得药则剧吐利，如有神灵者，身形如和，其脉微数。每溺时头痛者，六十日乃愈；若溺时头不痛，淅然者，四十日愈；若溺快然，但头眩者，二十日愈。其证或未病而预见，或病四五日而出，或病二十日或一月微见者，各随证治之。”虽然没有直接提到小便频急热痛，但涉及小便的地方多达四处，似乎百合病与小便的情况戚戚相关。文中有“若溺快然”，这是一个假设句，说明除此之外仍有“溺不快然”的情况。如果溺不快然，可能就是一种频急热痛的症状，应该也是可以从该章节中去寻找相应的方药的。而百合滑石散正好符合养阴与渗利湿热的要求，这便是我选用该方的原因。

猪苓汤是《金匮要略·消渴小便利淋病》治疗“脉浮发热，渴欲饮水，小便不利”的方剂，显然也是一张治疗阴虚湿热病变的方剂。方中猪苓、茯苓渗湿利水为君；滑石、泽泻通利小便为臣；佐以阿胶滋阴补血，利水而不伤阴。《伤寒论》中有“伤寒身黄发热，栀子柏皮汤主之”，原本是治疗湿热内郁，发热身黄的方剂，但从病机分析，以栀子泻三焦湿热，黄柏清下焦湿热，甘草调和二药，与治疗湿热淋症相符。甘草配伍滑石，组成六一散，清利湿热；猪苓汤去阿胶、滑石，加白术，便成为利水渗湿的四苓散；加海金沙淡渗利湿。诸药相伍，虚实兼顾，标本同治。

3.学生问难：患者小便培养及药物敏感试验结果：金黄色葡萄球菌＞10000cfu/mL，左氧氟沙星敏感。是否需要抗生素协同治疗？

老师解答：患者既往久治不愈，亦尝试用抗生素治疗，却依然反复发作。分析其原因，可能因为以前使用的药物并非感染细菌敏感的药物；体外小便培养及药敏试验并不一定与临床相符，即使运用药敏试验敏感的药物，临床效果也不一定就满意。从中医的理论来说，祛邪还需正气盛。如果正气受损，邪气便难去除。中医的辨证治疗，就是一种扶正祛邪的治病方法，是关注到病邪与人体正气的治病方法。因此，可以离开体外的小便培养及药敏试验，进行大胆的治疗。许多治疗的奇迹就是这样创造出来的。若依小便培养及药物敏感试验结果来开方用药，且罔论疗效如何，处方时必将举笔难下矣！

（高楚楚）

吊阴痛

初诊：2009年3月10日。叶某，40岁。

阴部阵发性抽痛3天，每日发生10次左右，令人坐立不安。平素月经周期规则，经量正常，经色黯，夹血块，经前一周乳房胀痛明显，带下量多色白，纳便正常，寐安。末次月经3月4日来潮。舌淡红，苔薄白，脉细。

生育史：2-0-1-2，两侧输卵管已结扎。

妇科检查：外阴无殊，阴道通畅，宫颈轻度柱状上皮外移，宫体前位，大小正常，质地中等，活动，无压痛，两侧附件无压痛。

学生诊断：阴痛（肝郁气滞型）。

治法：疏肝理气。

方药：逍遥散加味。柴胡6g，炒白芍12g，茯苓10g，白术10g，延胡索10g，青皮10g，川楝子10g，当归6g，乌药9g，香附12g，薄荷6g，生甘草5g，生姜4片，5剂。

老师诊断：吊阴痛（阴虚肝郁型）。

治法：滋阴疏肝，清利湿热。

方药：川楝子20g，郁金10g，刺蒺藜10g，车前子10g，川木通5g，预知子15g，麦门冬10g，北沙参12g，6剂。

二诊：2009年3月15日。阴痛已除，带多，色白，舌脉如上。

方药：守上方，7剂。

【释疑解惑】

1.学生问难：请问老师，阴痛与吊阴痛有何区别？

老师解答：凡是阴部感到疼痛的疾病，均属于阴痛的范畴。由此可见，吊阴痛也属于阴痛的范畴。然而，吊阴痛有自己的特点，即疼痛性质属于经脉或肌肉抽掣性的，时发时止。吊阴痛作为一种妇科疾病，记载的时间很晚，而且绝大多数妇科著作都未收录。清代的《验方新编》《宁坤秘笈》《女科秘要》和《竹林女科证治》中都有相关记载。《竹林女科证治》经来吊阴痛条下称："经来有两条筋从阴吊至两乳，痛不可忍，身上发热，宜服川楝汤，二剂即安。"从此，川楝汤便成为治疗经来吊阴痛的一张代表方，具体药物组成有川楝子（炒）、大茴、小茴、猪苓、泽泻、白术各一钱，蜜炙，乌药（炒）、槟榔、乳香（去油）、延胡索各八分，木香五分，麻黄六分，姜三片，葱一根，水煎服。当然，此方也非一定用于治疗经来发生的吊阴痛，在非经期发生的吊阴痛也是同样可以治疗的。1981年出版的《朱小南妇科经验选》中收录吊阴痛医案一则，其症状仅仅是

"阴内吊痛感"，并无痛及乳房，也无发热。从临床角度看，古代的吊阴痛与近代的吊阴痛已经发生变异，由于阴部吊痛同时吊及乳房，并伴发热的个案已经很少见到，我此处的吊阴痛则本于朱氏之说。

2.学生问难：通常吊阴痛的病位、病机、治疗原则和方药是什么？

老师解答：吊阴痛的病位是在肝经，肝经起始于大脚趾上丛毛的边际，向上沿着脚背上距内踝一寸处，再由内踝上八寸交出于足太阴脾经的后面，上向腘窝内侧处，沿着大腿内侧进入阴毛中，绕过阴部，到达小腹……既然称为吊阴痛，其症状就是一种抽吊紧缩而疼痛的感觉。依我的临床观察，吊阴痛的病机大致有两种：一种是寒凝肝经，经脉短绌拘急而发生疼痛。《素问·举痛论》云："寒气客于脉外则脉寒，脉寒则缩蜷，缩蜷则脉绌急，绌急则外引小络，故卒然而痛、得炅则痛立止。"此话非但说明了寒气导致疼痛的原理，还指明了治疗的方向——温热散寒法。对于此类患者，我通常使用暖肝理气的吴茱萸、荔枝核、橘核、小茴香、乌药、青皮、香附、延胡索等药物治疗，取效迅捷。另一种是肝阴不足，筋脉失养引起的阴部抽掣疼痛。对于此类的患者，我通常使用养阴疏肝法，采用的方剂是一贯煎合芍药甘草汤加减。为何两者均需要疏理肝气，因为筋脉挛缩拘紧是一种肝失疏泄的表现，肝气必须条达。所异者，前者是温而通之，后者是清而疏之。

3.学生问难：寒凝肝经与肝阴不足引起的吊阴痛临床有何区别？

老师解答：寒凝肝经引起的吊阴痛经常发生在寒冷的季节，或者由于患者久坐寒冷地方引起，疼痛比较严重，遇到寒冷便会加剧，得到温暖便会缓解；肝阴不足引起的吊阴痛，通常发生在阴血不足的经血方净或阴液耗散之后，疼痛比较缓和，当阴血充足之时，疼痛便可以缓解。我在临床治疗上采取了排除法，即排除了寒凝肝经引起的因素与症状，确定其属于肝阴不足所引起，这也是一种诊断手法。

4.学生问难：老师用川楝子、郁金、刺蒺藜、预知子疏肝理气，未用延胡索、乌药、香附理气止痛，却收到很好的止痛疗效。两者如何选择？

老师解答：疏肝理气的药物可以大体分为两类，一类属于性凉或性平，一类属于性温或性热。前者除了我处方中的川楝子、郁金、刺蒺藜、预知子外，还有薄荷、木蝴蝶、合欢花、麦芽等，后者除了你提及的延胡索、乌药、香附之外，还有小茴香、木香、甘松、玫瑰花、荔枝核、橘核、川芎等。从药物的总体性质来说，偏于温热者性多动，偏于寒凉者性多静，故疏肝药物大多数属于前者。除此之外，每一种药物的功效都有所偏。所谓的有所偏，也就是有所长。如川楝子可以杀虫；郁金可以活血、清心；预知子可以散结；薄荷可以疏表；木蝴蝶可以清音；合欢花可以安神；麦芽可以消食等。如果吊阴痛属于寒凝经脉所致，就要选用温热疏肝类药物；如果属于肝阴不足，经脉失养引起，就要选用清凉疏肝药物。否则温热疏肝的药物会使阴血越发灼伤，寒凉疏肝的药物会使经血越发凝滞。这便成为《申鉴·杂言下》中的"适楚而北辕者"了。

5.学生问难：老师方中车前子、川木通是针对带下症状吗？患者的湿热症状并不明显，而车前子、木通的通利作用，会不会影响到肝阴的不足？此外，木通具有肾毒性，老师怎样看待这个问题？

老师解答：方中的车前子、川木通这两味药物取自龙胆泻肝汤，作用有二：其一，可以清利下焦湿热，治疗带下；其二，木通有通利血脉的作用，《本草纲目》称木通"治遍身拘痛"，其中也包括吊阴痛。肝阴不足与肝经湿热并存的现象是不足为奇的，阴不足常使阳有余，有余之阳与湿结合常易成湿热。带下在这位患者身上是需要治疗的，因为带也是一种阴液，带下过多同样会加重阴分的损失，使吊阴痛难以治愈。方中使用了麦门冬和北沙参，如果孤立地看，或许难以得出使用的意图，但是与川楝子结合，就不难看出此组方是取《柳州医话》一贯煎养阴疏肝之意了。在养阴的前提下，加用车前子和木通，并不会加重肝阴不足，因为这是养阴与控制阴液流失并举。当然在治疗时，两者有主次之分，不可僭越。

2000年版的《中国药典》分别收载了关木通和川木通两个品种，关木通为马兜铃科植物东北马兜铃的干燥藤茎；川木通为毛茛科植物小木通或绣球藤的干燥藤茎。木通有损肾之嫌，即现代医学的"肾毒"作用，其元凶是所含的马兜铃酸。这一研究意义十分重大，使以前中药无毒的认识从无知中惊醒过来。古代所用的木通，即当今的川木通；关木通仅仅是川木通的代用品，以后竟然越疱代俎而一统天下，它属于马兜铃科马兜铃属植物，含有马兜铃酸。国内学者认为，急性马兜铃酸肾病主要是服大剂量关木通煎剂引起，而慢性马兜铃酸肾病及肾小管酸中毒功能障碍型马兜铃酸肾病则主要是由服用含关木通、广防己或青木香的中成药所致。我的处方中使用的是川木通，也就是木通的正品，故无伤肾之虞。

（傅珂）

阴　燥

初诊：2007年10月23日。徐某，40岁。

外阴干燥半个月，伴轻微瘙痒，带下不多，月经正常，今经净已经4天。舌淡红，苔薄白，脉细。

学生诊断：阴干症（精血不足型）？

治法：填精养血。

方药：熟地黄15g，枸杞子10g，肉苁蓉10g，何首乌10g，当归10g，山茱萸10g，菟丝子15g，淫羊藿10g，5剂。

老师诊断：阴燥（肝肾不足型）。

方药：桑叶50g，首乌藤50g，7剂。

每次加水1000mL，煎取500mL，连煎3次，合药液，凉后坐浴，不拘次数，每次15分钟。

二诊：2007年10月30日。外阴干燥已经消失。

三诊：2007年11月17日。外阴瘙痒未再发生。

四诊：2008年4月30日。外阴干燥瘙痒均未再发生。

【释疑解惑】

1.学生问难：我称该病为阴干症，不知对否？该病中医妇科文献中称为什么病？

老师解答：在日本丹波康赖《医心方》卷二十一引晋代葛洪方有："妇人阴燥痛者方：煮甘草、地榆，及热，以洗之。"这里描述的是阴燥与阴痛两种不同症状复合而成的病名。由此可见，对于外阴干燥疾病的称呼，古已有之。我编著的《中医妇产科辞典》收录"阴燥"条目，条目下有如下解释：以女性外阴皮肤和黏膜不同程度变白、粗糙，甚至逐渐萎缩为主要表现的妇科疾病，又称阴燥痛。阴燥为中华人民共和国国家标准《GB/T16751.1-1997中医临床诊疗术语—疾病部分》标准病名。当然，该案仅仅表现为外阴干燥，并没有造成外阴皮肤和黏膜不同程度变白、粗糙，甚至逐渐萎缩的表现，因此不能完全等同于上述的国家标准，但可以将其归纳于其中。

2.学生问难：为何老师只是单纯采用外治法而没有结合内治法？

老师解答：对于普通的体表疾病，外治法是最佳的选择，原因很简单，因为药物可以直接到达病所，不需要通过药物的口服、吸收与输送。根据用药的方法与次数的不同，药物在局部维持的时间可以最久，达到的浓度也可以最大，因此获得的疗效也会最好。

一种由内在因素引起的体表疾病，譬如更年期以后，随着体内雌性激素水平下降引起的外阴干燥，它的治疗则离不开内治，因为内环境的改善才是治疗的根本，否则都是治标。该案患者方入"不惑之年"，发病才半月，月经正常，没有任何更年期特征性的临床表现，因此可以排除体内雌性激素水平下降引起外阴干燥的可能。这便是我单纯采用外治法的原因。

3.学生问难：如果该案再添加内治法，我的方药合适吗？

老师解答：在《说文解字》"燥"字之下有这么样的解说："易曰：水流湿，火就燥，从火。"翻译成今文：易经说，水向湿的地方流，火往干燥的地方烧。这字属火字边旁。反过来看这句话，湿的地方常有水流进，燥的地方常易着火。湿与水、燥与火的气质是十分相近的。因此，我们可以说燥是接近于火的。

对于外阴干燥的疾病，责其精血不足无误。精与血均属阴，阴不足，阳有余，犹雨水不足，日光有余。对于燥病的治疗，要偏重于补阴，或略微清火，避免补阳。不足于补阴，有余于补阳，则会加重病情。《素问·至真要大论》的"燥者润之"与"热者寒之"，成为治疗燥病的大法。

分析你的处方：熟地黄味甘，性温；枸杞子味甘，性平；肉苁蓉味甘，咸，性温；何首乌味苦，甘，涩，性微温；当归味甘、辛，性温；山茱萸味酸，性微温；菟丝子味辛甘，性平；淫羊藿味辛，甘，性温。八味药中性平者，仅枸杞子与菟丝子两味，其余六味都属性温，这样的治疗原则有悖于《内经》的宗旨，显然不妥。如在滋阴清火的方药中添加几味温补肝肾的药物，这是允许的。

4.学生问难：桑叶祛风清热，凉血明目，用在外阴干燥方面未曾见过，老师为何使用这味药？

老师解答：桑叶味甘、苦，性寒，大多作为一味辛凉解表的药物出现。清代吴仪洛的《本草从新》认为，桑叶可"滋燥"。至于桑叶是否有滋肾作用呢？清代董西园的《医级》中有一张称为桑麻丸的药方（桑叶加黑芝麻），用来治肝阴不足，眼目昏花。方中的桑叶当然并非取其疏风作用，而是取其滋肾作用了。清代傅山的《傅青主女科》在治疗年老血崩时，对桑叶推崇备至。他说，桑叶"所以滋肾之阴，又有收敛之妙"，同样佐证桑叶的滋肾功效。以前妇女有用桑叶水煎洗头用来乌发的风俗，发为血之余，由肾所主，这也旁证桑叶的滋肾作用。明白桑叶的清疏风热与滋肾功效，使用它外洗治疗外阴干燥瘙痒就不奇怪了。

5.学生问难：首乌藤我常用于治疗失眠，为何会出现在治疗外阴干燥的方药中？

老师解答：首乌藤味甘，微苦，性平，人们大多用于安神，治疗失眠，因为它是何首乌的藤，所以也具有一定的补益肝肾的作用。《饮片新参》即称首乌藤能"养肝肾"。明代李时珍的《本草纲目》记载首乌藤："风疮疥癣作痒，煎汤洗浴。"这种用法至今仍然十分流行。可见首乌藤是一味既可以补益肝肾，又可以治疗瘙痒的良药。对于因肝肾不足引起的外阴干燥和轻微瘙痒，首乌藤水煎外洗就十分适合。既然两药均可以滋补肝肾，又可以治疗瘙痒，相互配伍之后，疗效就会倍增。当然，如果这两味药改为水煎口服，效果肯定不如局部直接用药那么理想。

6.学生问难：中药水煎外洗法，发明于什么年代？会改善患者阴道的黏液吗？因为这样的患者阴道分泌物往往很少。

　　老师解答：中药水煎外洗的方法，在战国时期便已经产生。《素问·至真要大论》中有"摩之浴之"，其中的"浴之"，即是外洗法。

　　该患者表现的是外阴干燥微痒，阴道分泌物则没有异常，没有必要特意增加她的阴道分泌物。如果患者同时出现阴道干涩的现象，我可能会选择使用女贞子、天门冬、黄精之类的药物，水煎冲洗阴道和坐浴浸泡外阴，同时配合内服药物。

（陈浩波）

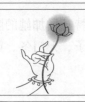

遗 尿

初诊：2013年10月23日。章某，51岁。

停经4个月，今阴道少量出血，咖啡色；张力性尿失禁4年，近4个月尿频，尿不尽感，无尿急尿痛；腰酸，目眶发黑，纳食可，寐差多梦，大便3天一行。既往有"慢性盆腔炎"10年。生育史：3-0-5-3，输卵管已结扎。舌淡红，苔薄白，脉细。

学生诊断：西医诊断为张力性尿失禁。中医诊断为小便不禁（肾气亏虚型）。

方药：补中益气汤合六味地黄丸。黄芪20g，党参10g，当归6g，橘皮6g，升麻3g，柴胡3g，白术10g，熟地黄10g，山药10g，山茱萸9g，茯苓10g，泽泻10g，牡丹皮9g，炙甘草6g，7剂。

老师诊断：遗溺（肾虚型）。

治法：固肾固涩。

方药：猪脬1个，胡桃肉30g，桑螵蛸15g，五味子5g，补骨脂10g，益智仁10g，鸡内金10g，潼蒺藜10g，菟丝子10g，7剂。

二诊：2013年11月4日。尿失禁已控制，乳房胀痛3天，舌脉如上。

守上方，加预知子15g，7剂。

【释疑解惑】

1.学生问难：张力性尿失禁是如何发病的？中医如何辨病辨证？

老师解答：张力性尿失禁是指患者的腹腔内压力突然增加时，尿液即不由自主地由尿道口流出。其程度可以分为三种：轻度仅在咳嗽或打喷嚏时，发生不自主排尿；中度是指在日常活动后发生；重度则是在站姿就会出现。中医称为"遗溺"。有因为多胎多产、盆腔手术破坏盆底结构，导致盆底肌肉松弛引起者；也有绝经后盆底血液供应减少，以致盆底肌肉萎缩引起者；还有比较少见的原因，例如巨大子宫肌瘤或卵巢囊肿压迫，持续增加腹压，导致韧带及筋膜松弛引起者。

《素问·宣明五气》曰："膀胱不利为癃，不约为遗溺。"《素问·脉要精微论》又曰："水泉不止者，是膀胱不藏也。"不利为癃，多属气滞不行，多实；不约不止，多属肾虚不摄，多虚。该患者多产屡堕，输卵管结扎，肾气斫伤在先；年逾五旬，天癸近绝，肾气渐衰在后，肾司膀胱开阖。肾气伤，膀胱开而难阖，故见小便频数、尿意不尽、遗尿不禁。腰为肾腑，肾虚，故腰酸；黑为肾之本色，肾虚，故目眶泛黑。诸症合参，一派肾气虚衰之象尽现。

2.学生问难：我用补中益气汤合六味地黄汤治疗，是否可行？

老师解答：要回答你的问题，首先要了解患者是否属于脾肾两虚？因为补中益气汤属于健脾补气之方。患者肾气虚已无须再言，而脾气虚则需要探讨。脾在中焦，脾气虚则常出现中气不足、短气懒言、不足以息的症状；脾主四肢，脾气虚则常出现四肢疲软的症状；脾主运化，脾气虚则常出现胃纳不振、大便松软的现象。而患者均没有见到上述任何症状，故脾气虚可以排除。无是证而用是药，故补中益气汤属于无的放矢之方。至于肾虚使用六味地黄丸是否合适呢？虽然六味地黄丸归类于补肾之剂，然而此方三补、三泻，补泻平分，绝非纯补之方，故其力不峻而缓，难以胜任遗尿四载患者，有"虽鞭之长，不及马腹"之憾。总而言之，你的处方并非十分恰当。

3.老师是如何拟定处方的？为何选用猪脬为药引？

老师解答：对于该患者，我的治疗原则当然是补肾为主。补肾的药物有许多种，要选用哪些药物呢？一个原则，最好是选用又补肾，又收敛的药物。为什么要又收敛呢？因为患者是肾气虚衰的基础上的失约、无收、不敛。只有当补肾与收敛药物双管齐下时，才能达到最佳的治疗效果。

下面逐味分析我使用药物的功效。

猪脬，即猪膀胱（为了避嫌，又称猪小肚），是本方的主药。其味甘、咸，性平；归膀胱经。功能止渴，缩尿，除湿。《本草纲目》记载："梦中遗溺：用猪脬洗炙食之。"（《千金》）产后遗尿：猪胞、猪肚各一个，糯米半升，入脬内，更以脬入肚内，同五味煮食。（《医林集要》）《备急千金要方》记载治小便失禁，"取羊胞盛水满中，炭火烧之尽熟，空腹服，不过四五度瘥。"《景岳全书》记载，薛立斋曰："产育收生不谨，损破尿胞者，参术补胞汤加猪羊胞煎之。"大凡家畜的膀胱，是可以用来治疗小便失禁的。使用猪脬治疗小便失禁，属于中医"以脏补脏"的治疗方法，旨在借助猪脬的补益作用来治疗虚衰的膀胱不摄。温州民间有一张单方，就是使用独味猪脬来治疗小便失禁的。

胡桃仁，味甘、涩，性温。归肾、肝、肺经。功能补肾益精，温肺定喘，润肠通便。《医学衷中参西录》称："胡桃，为滋补肝肾、强健筋骨之要药……为其能补肾，故能固齿牙，乌须发，治……小便频数，女子崩带诸证。"由于胡桃仁是一种果仁，味美而不同于药，对于肾气虚衰的遗尿，我是最喜欢使用的。

桑螵蛸，味甘、咸，性平。归肝、肾、膀胱经。功能固精缩尿，补肾助阳。《药性论》称桑螵蛸"虚而小便利，加而用之"，可见是针对小便频数十分有效的药物。由于该药属于动物药，近乎血肉有情之品，性质平和，所以也是我治疗小便失禁时十分喜欢使用的药物。

五味子，味酸，性温。归肺、心、肾经。功能收敛固涩，益气生津，宁心安神。五味子为何具有上述功效，归根结底还是由于它具有补肾和酸味收敛的缘故。所以五子衍宗丸用以补肾，六味地黄丸加一味五味子，便成为具有既补肾，又收敛的七味都气丸。

补骨脂，味辛、苦，性温。归肾、脾经。功能补肾助阳，纳气平喘，温脾止泻。《本草经读》称补骨脂"此药温补脾肾，所以大有固胎之功"。《本草备要》称其能"缩小便"，而其平喘、止泻作用，无一不是它收敛功效的体现。

益智仁，味辛，性温。归脾、肾经。功能温脾止泻摄涎，暖肾缩尿固精。它是名副其实的缩尿妙品，与乌药、山药配伍，便成为著名的缩泉丸。

鸡内金，味甘，性平。归脾、胃、肾、膀胱经。功能健脾消食，止遗消癥。它是方中唯一不具补肾功效的药物。然而《别录》称鸡内金"主小便利，遗尿"。《本草便读》也认为鸡内金能够止遗，而"以鸡无小便"立论。

　　沙苑蒺藜，是黄芪的种子，味甘、微苦，性温。归肝、肾经。功能补肾固精，益肝明目。《本草汇言》称其可"止小便遗沥"。

　　菟丝子味辛、甘，性平。归肝、肾、脾经。功能补肾益精，养肝明目，固胎止泻。《本草经疏》称其"暖而能补肾中阳气，故主……溺有余沥"。

　　总而言之，我的药方仅用九味药物，药味不多，但功效专一，因此可以取得十分良好的疗效。

（高楚楚）

惊恓腹痛

初诊：2013年7月23日。朱某，33岁。

脐周疼痛1周。平素胆怯，如背后有人呼她，不意受惊恓腹痛，持续3～4小时方缓解。平素月经尚规则，周期30～37天，经期8天，末次月经6月25日，量中等，色暗红，无血块；经前乳房胀痛，经期腰酸腹痛乏力，恶心欲吐；带少色白，无异味。易倦，纳可寐浅，二便调。肩麻3天。舌淡红，苔薄白，脉细。

生育史：2-0-0-2，均为剖宫产。

妇科检查：外阴无殊，阴道通畅，阴道分泌物量中等，呈白色豆渣样，宫颈轻度柱状上皮外移，宫体前位，质地中等，饱满，活动好，无压痛，两侧附件无压痛。

诊断：腹痛（肾虚气滞型）。

治法：益肾调气。

方药：五肾汤（民间单方）加味。野荞麦根（花麦肾）20g，仙鹤草（肾草）30g，络石藤（对叶肾）15g，湖广草（荔枝肾）15g，扶芳藤（对叶肾）15g，乌药6g，沉香3g，黑豆30g，7剂。

二诊：2013年7月31日。腹痛已除。口苦3天，大便日解而干。月经未转。在询病时，趁其不备，击掌使惊，未见腹痛。舌脉如上。

方药：守上方加枸杞子20g，何首乌20g，7剂。

三诊：2013年8月14日。末次月经8月2～11日，伴腰痛，无腹痛。问诊时倏然猛击掌，她虽受惊，但亦未腹痛。夜寐差，夜尿频。舌脉如上。

方药：十味温胆汤加益智仁10g，桑螵蛸12g，6剂。

【释疑解惑】

1. 学生问难：患者以腹痛就诊，老师不用理气活血、清利湿热常规用药，而是补肾之药治疗，这是为何？

老师解答：中医学有惊则恐，恐则气下之说。五志中的恐在五脏中对应的是肾，故惊恐常伤及肾气。肾主脐位，肾气伤而抟结于脐，故惊而脐周疼痛。结合现代妇科检查，已排除盆腔炎性疾病引起的腹痛，故摒弃惯性的理气活血、清利湿热常规用药。患者经期腰酸腹痛，均支持肾气虚，故诊断为肾虚气滞引起的腹痛，予以补肾治疗。

2. 学生问难：五肾汤出自哪里？是哪"五肾"？五肾汤有何功效？

老师解答：五肾汤是以温州民间验方七肾汤（红对叶肾、白对叶肾、龙芽肾、菜头肾、荔枝肾、棉花肾、花麦肾）化裁而来，由湖广草（又名蔓茎鼠尾草，温州俗称荔枝肾）、络石藤（温州俗称对叶肾）、仙鹤草（温州俗称肾草）、扶芳藤（温州俗称白对叶肾）、野荞麦根（温州俗称花麦肾）组成。五肾汤的功效是补肾健脾，通络止痛。原方主要用于肾虚所致的腰背酸痛、腰部扭伤、腰肌劳损、遗精盗汗、冲任不固等。我运用五肾汤治疗惊恐引起的腹痛，是根据中医理论发挥后的使用。

3.学生问难：老师为何在方中加用乌药、沉香、黑豆，其功效是什么？

老师解答：肾有肾精与肾气之别。患者惊后腹痛，所病在气不在精，属肾气之虚，肾气之滞。气虚宜补，气滞宜行，故治疗原则为补肾调气。乌药温肾，行气止痛。《药鉴》称："乌药，用于风药能疏风，用于胀满能降气，用于气阻能发阻，用于腹痛能止痛。又主肾间冷气攻冲，此又为足少阴药也。"李时珍曰："乌药，下通少阴肾经，上理脾胃元气。"乌药具有行气和血，气行则血和是其特点。《雷公炮制药性解》称："沉香属阳而性沉，多功于下部，命肾之所由入也。"《本草新编》称："沉香，温肾而又通心。"《药品化义》称沉香："气雄横行，故有通天彻地之功……疏通经络，血随气行，痰随气转，凡属痛痒，无不悉愈。"沉香行气止痛，又可温中降逆，还可治疗患者的恶心欲呕。《本草求真》说："按豆形象似肾，本为肾谷，而黑色则尤通肾。故书有言，服此令人泽肌补骨，止渴生津，非其补肾之力欤？"黑大豆具有"调中下气，通经脉"的作用。妇科理论之一，是"若预通之，必先充之"。黑豆的通经脉作用就是在其补肾的前提下实现的。

4.学生问难：老师一诊已使患者腹痛顿瘥，何为再使惊吓？竟无旧恙复发之忌？

老师解答：让我们先学习金代张从正《儒门事亲》一书中的一段记载：卫德新之妻，旅中宿于楼上，夜值盗劫人烧舍，惊坠床下，自后每闻有响，则惊倒不知人，家人辈蹑足而行，莫敢冒触有声，岁余不痊。诸医作心病治之，人参、珍珠及定志丸皆无效。戴人见而断之曰：惊者为阳，从外入也；恐者为阴，从内出也。惊者，为自不知故也；恐者，自知也。足少阳胆经属肝木。胆者，敢也。惊怕则胆伤矣。乃命二侍女执其两手，按高椅之上，当面前，下置一小几。戴人曰：娘子当视此。一木猛击之，其妇人大惊。戴人曰：我以木击几，何以惊乎？伺少定击之，惊也缓。又斯须，连击三五次；又以杖击门，又暗遣人画背后之窗，徐徐惊定而笑曰：是何治法？戴人曰：《内经》云惊者平之。平者，常也。平常见之必无惊。是夜使人击其门窗，自夕达曙。夫惊者，神上越也。从下击几，使之下视，所以收神也。一二日，虽闻雷而不惊。德新素不喜戴人，至是终身厌服，如有言戴人不知医者，执戈以逐之。

此案的治疗，我受启发于张子和的验案。惊者使惊而不再惊，属于一种心理的干预治疗，逐渐加重刺激量，与现代医学的脱敏疗法几近。当然，这种治疗是在已经补益肾气和调理肾气的基础上进行的。也就是说，在不会使患者再次肾气受伤的前提下选用的，因此达到了预期的目的。如果没有掌握好治疗的时机和分寸，或许会适得其反。

（胡慧娟）

左少腹疼痛

初诊：2018年7月23日。惠某，63岁，陕西人。因"左少腹疼痛30年，加重2个月"就诊。

患者近30年来常发左少腹疼痛，2个月前因食冷饮后出现左少腹疼痛伴阴道出血，至今左少腹仍疼痛伴局部皮肤烧灼感，热敷后疼痛缓解。在某医院就诊，予外用药加口服药（具体不详）后疼痛减轻。自诉平素接触冷物后，即出现左少腹疼痛。胃纳可，夜寐安，二便调。既往史：血压偏高；左肾切除术后，有腹腔深静脉血栓史。舌淡红，苔薄白，脉细。

生育史：3-0-3-3。

妇科检查：外阴正常，阴道通畅，分泌物量多呈黑黄色，宫颈萎缩，宫体前位，萎缩，活动正常，无压痛，两侧附件无压痛。2018年5月3日B超检查：子宫及两侧附件未见明显异常。2018年5月10日宫颈病理检查：子宫颈4、6、12点局部鳞状上皮改变。2018年5月9日电子阴道镜检查：阴道炎，慢性宫颈炎，低度CIN病变。2018年7月23日白带常规检查：白细胞5～10/HP。

学生诊断：腹痛（肾阳虚型）。

治法：温阳止痛。

方药：肾气丸加减。熟地黄15g，山药10g，山茱萸10g，茯苓10g，泽泻10g，牡丹皮9g，桂枝6g，淡附片6g，乌药10g，郁金10g，7剂。

老师诊断：腹痛（寒热虚实错杂型）。

治法：温经散寒，祛瘀止痛。

方药：温经汤。吴茱萸3g，桂枝3g，党参10g，川芎6g，生姜3片，甘草6g，半夏9g，当归9g，炒白芍10g，麦门冬9g，牡丹皮9g，阿胶（烊冲）10g，3剂。

二诊：2018年7月26日。药后左少腹疼痛缓解，无烧灼感。舌淡红，苔薄白，脉细。

方药：吴茱萸5g，桂枝5g，党参10g，川芎6g，生姜3片，甘草6g，半夏9g，当归9g，炒白芍10g，麦门冬9g，牡丹皮9g，阿胶（烊冲）10g，7剂。

三诊：2018年8月2日。左乳胀，一直有少许溢乳（末次生育后曾持续哺乳3年），晚上口水多。舌脉如上。

方药：吴茱萸6g，桂枝6g，党参10g，川芎6g，生姜3片，甘草6g，半夏9g，当归9g，炒白芍10g，麦门冬9g，牡丹皮9g，阿胶（烊冲）10g，益智仁10g，7剂。

四诊：2018年8月9日。测催乳素317.4μg/L（正常范围）。B超检查：双侧乳腺未见明显异常。因受凉，左少腹曾疼痛一天后缓解。舌脉如上。

方药：吴茱萸9g，桂枝9g，党参10g，川芎6g，生姜3片，甘草6g，半夏9g，当归9g，炒白芍10g，麦门冬9g，牡丹皮9g，阿胶（烊冲）10g，肉豆蔻10g，7剂。

五诊：2018年8月17日。昨日生气之后，左少腹疼痛，现已缓解。患者要求带药返家，舌脉如上。

方药：吴茱萸9g，桂枝10g，党参10g，川芎6g，生姜3片，甘草6g，半夏9g，当归9g，炒白芍10g，麦门冬9g，牡丹皮9g，阿胶（烊冲）10g，肉豆蔻10g，14剂。

2018年9月11日电话咨询，左少腹疼痛未再复发，她说将永世记住马医师！

【释疑解惑】

1.学生问难：患者左少腹疼痛每每感寒而发，热证又不明显，为何老师辨证为寒热虚实错杂型？

老师解答：该案为左少腹疼痛30年痼疾患者，又年逾花甲，左肾切除，脉细，从病程、年龄、手术史、脉象看，已具虚象；腹腔深静脉血栓，系实证；食冷饮、接触冷物即发生腹痛，为寒证；局部皮肤烧灼感，虽疼痛程度不严重，但为热证。虽为寒热虚实错杂证型，但是四者程度各不相同。虚与实相比，虚象更重；寒与热相较，寒重热轻，两者也有霄壤之别。

2.学生问难：温经汤是一张什么样的方药？老师为何会选择温经汤？

老师解答：温经汤出自《金匮要略·妇人杂病》之中。条文称："问：妇人年五十所，病下利数十日不止，暮即发热，少腹里急，腹满，手掌烦热，唇口干燥，何也？师曰：此病属带下。何以故？曾经半产，瘀血在少腹不去。何以知之？其证唇口干燥，故知之，当以温经汤主之。"翻译成现在的话来说："问：妇人的年龄大约五十岁了，阴道出血数十天未止。每到晚上就发热，少腹部胀痛，两手掌很热，口干舌燥。这是什么原因呢？老师说：这是属于妇科方面的疾病。为什么呢？因为患者曾经小产，小产以后，少腹部的瘀血还没有去尽的缘故。怎么知道瘀血还没有去尽呢？因为患者口干唇燥，所以知道。应当用温经汤主治。"从条文的描述来看，偏重于瘀和热，虚、寒之象只能从年龄和出血时间来体会了。

温经汤所含的药物有：吴茱萸、当归、川芎、芍药、人参、桂枝、阿胶、牡丹皮、生姜、甘草、半夏、麦门冬。其中吴茱萸、桂枝、生姜温经散寒；当归、川芎活血化瘀；芍药、牡丹皮凉血活血；人参、阿胶、甘草补益气血；半夏化痰；麦门冬养阴。综合全方，是一张温清并用，攻补兼施的方药。

将本案患者的病情与条文对照，其中的年龄仿佛；有少腹疼痛，有腹腔深静脉血栓史，存在瘀血，两者相符；患者热在少腹，原文热在手掌，大同小异。为何发热？瘀血可以发热。由于病机、症状近似，故选用温经汤治疗甚是合拍。至于虚实寒热程度差异之处，是可以通过药物分量的变化，以达到满足临床实际的需要。

3.学生问难：老师在治疗之中一直守方，很少加减，是如何权衡方中寒热虚实的程度？

老师解答：通常只要自己认为辨证准确，就不要轻易改变治疗原则和选方，除非是发现自己的辨证出错了。至于辨证是否准确，选方是否恰当，是要通过临床出现的疗效获得验证的。如果经过治疗之后，主要症状改善，次要症状缓解，就可以证明自己的辨证准确，遣方无误，对于尚未改善的症状，只要稍做药物调整即可。如果经过治疗，主要症状并未得到改善，甚至加剧，往往提示辨证有误，治法不当，遣方偏谬，应该推翻以前的辨证用药，改弦易辙。

我在患者的复诊过程中，主要症状均见改善，但仍有间断反复，发现是因为温热药物的用量尚未最合理的缘故。而对于年迈的患者，大热或大寒的药物用量应当慎重，最好不要一步到位，要留有逐渐增减的空间，也让患者有一个逐渐接受适应的过程。这就是我使用吴茱萸和桂枝用量从3g逐渐加量至9g、10g的缘故。

4.学生问难：我使用肾气丸加味，患者能否奏效？

老师解答：你使用肾气丸，是益肾为主，虽然也含有桂枝与淡附片，但正如《医宗金鉴》所云："此肾气丸纳桂、附于滋阴剂中十倍之一，意不在补火，而在微微生火，即生肾气也。"在大队滋肾药物中加桂、附"微微生火"，与温经汤中用桂、附、生姜温经散寒是不可同日而语的。这也说明，即使相同的药物出现在不同的方药当中，也会具有不同的方义一样。此外，你的方药之中补虚养正、去实却瘀和养阴清热的药物显得不够，不足以覆盖患者的病情，加用的乌药、郁金也不十分对症，因此可能难收良效。

（高楚楚）

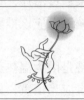

神经性厌食症

初诊：朱某，18岁，学生。

节食2年，体重从100多斤减至73斤。停经10个月未转，瘦骨嶙峋，手上青筋暴露，面色苍白无华，表情目滞呆板，言语少而懒动，毛发不荣，记忆力减，毫无食欲，进食后饱胀，大便燥结。舌淡红，苔薄白，脉沉细无力。

学生诊断：厌食（脾阴虚型）。

方药：党参15g，茯苓10g，白术10g，炙甘草5g，石斛15g，麦门冬10g，木香5g，佛手10g，桑椹10g，7剂。

老师诊断：厌食（脾阴不足型）；虚劳（气血两虚型）。

治法：健脾助运，补益气血。

方药：在开始药物治疗之前，要对患者进行思想疏导，使她认识到盲目减肥的弊端，树立正确的审美和健康观念。

先服用参苓白术散加减一段时间，待食欲慢慢改善之后，续以八珍汤或十全大补汤加减，同时配合食疗增肥。经治半年，食欲逐渐恢复正常，体重增加至100斤，气色转为红润，体能、记忆力恢复，表情活泼，大便通畅，月经连续4个月按期来潮，经量正常而康复。

【释疑解惑】

1.学生问难：什么是神经性厌食症？

老师解答：神经性厌食（AN）指个体通过节食等手段，有意造成并维持体重明显低于正常标准为特征的一种进食障碍，属于精神科领域中"与心理因素相关的生理障碍"一类。其主要特征是以强烈害怕体重增加和发胖为特点，对体重和体型的极度关注，盲目追求苗条，体重显著减轻，常有营养不良、代谢和内分泌紊乱，女性常常出现闭经。有研究认为，神经性厌食症患者中至少有15%的患者死亡，大多数患者有持续饮食紊乱的症状，仅不到1/5的患者完全恢复。

患者当初是以闭经前来接受治疗的，并没有意识到闭经仅仅是发生于她身上的神经性厌食症的一种症状。神经性厌食症与闭经，前者是本，后者是标。此类闭经不同于其他类型的闭经，属于下丘脑性闭经，是闭经当中比较严重难治的一种。

2.在老师的医案里，治病的同时还要疏导患者的思想是很少见到。为何神经性厌食症的治疗需要思想疏导？

老师解答：神经性厌食症往往起因于患者盲目地、过度地节食、减肥，这种主动的

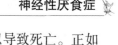

节食行为，最终导致患者丧失食欲而厌食。极度的营养不良，最终可以导致死亡。正如《素问·平人气象论》所说："人以水谷为本，故人绝水谷则死，脉无胃气亦死。"节食、减肥行为的产生，是由于患者不正确的审美和健康观念所导致的。因此，树立正确的审美和健康观念，摒弃盲目节食、减肥，主动接受正常进食，甚至接受增肥，成为治疗神经性厌食症成败的关键所在。这就是俗话所说的，心病还须心药医。

3.学生问难：对于该患者的治疗，老师似乎分成不同的层次？

老师解答：神经性厌食症的治疗，是一个相当漫长的过程，不能一蹴而就，这与一口吃不成胖子是一个道理。

我认为，对于这位神经性厌食症患者的治疗，可以分为三步完成。第一步是解决其思想问题；第二步是解决其食欲问题；第三步才考虑解决增加体重问题。

4.为什么老师开始会选用参苓白术散，而不是补益气血的方药治疗？同时添加些疏肝解郁醒脾的药物会不会更好呢？

老师解答：很多神经性厌食症的患者少食或不食，甚至没有饥饿感，在少量进食之后立即出现胃脘饱胀不适的感觉。在中医领域，这属于胃不受纳，脾失健运的表现，应归结于脾胃虚弱，而非肝失疏泄。正因为如此，治疗开始必以健脾胃为主。由于进食后脘胀，故需少佐醒脾调气之品。健脾胃的方药很多，譬如四君子汤、六君子汤、香砂六君子汤等。患者大便燥结，提示还存在脾胃阴津不足，肠槁乏液的机理，必须选择健脾胃、养脾阴的方药。清代费伯雄的《医方论》称参苓白术散为"健脾和胃之正药也"。方中的白扁豆、白术、莲子、山药、薏苡仁均用生品，便是一张最佳的养脾胃之阴的方剂。如果生白术、生山药用至30g以上，大枣用至10枚，或辅佐顺时针按摩腹部，常常可以使便秘症状逐渐得到缓解。

你的方剂使用四君子汤健脾胃，用石斛、麦门冬滋养胃阴，用木香、佛手调胃气，思路与参苓白术散相近，但石斛、麦门冬的滋胃阴与生扁豆、生白术、生莲子、生山药、生薏苡仁的健脾阴显然不同，前者滋腻，后者健运。

治疗开始就使用补益气血的方药治疗，对于胃气未甦的患者来说，非但不能增加其食欲，浓烈的药味反而难醒胃气，徒增痞满壅堵，导致绝谷。这就是我们日常所说的欲速则不达。要在我的处方中再添加疏肝解郁醒脾的药物，也是不提倡的。原因之一是，参苓白术散中已经有陈皮和砂仁两味，功效已备；原因之二是，此类药物大多香燥耗阴，过多使用有损于脾阴不足者。

5.学生问难：既然已经健脾助运治疗，脾运得复，饮食得入，体重即可增加。为什么老师还要同时配合增肥治疗？

老师解答：神经性厌食症的治疗应该采用综合性措施，除了心理治疗、药物治疗，还应包括支持治疗，以纠正水、电解质的代谢紊乱和酸碱平衡失常，给予足够维持生命的能量；补充营养可以恢复患者正常的体重与体能，起到药物治疗无法替代的效果。体重的恢复是该病治疗是否成功的重要标志，因为恰当的体重，是保证正常激素代谢的前提，这一点必须引起重视。我们常说"民以食为天"，这是最浅显的道理。

6.患者闭经10个月，老师竟然始终不使用调经药物，这是何故？

患者的闭经，属于血枯经闭之候。明代张介宾在《景岳全书》中说："欲其不枯，无如养营；欲以通之，无如充之。但使雪消则春水自来，血盈则经脉自至，源泉混混，又孰有能阻之者？"因此，对于神经性厌食症引起闭经，治疗应该"风物长宜放眼量"。必待其脾运渐甦，饮食稍增，气血旺盛，胞宫满盈，则经水不通自来。其实一切血枯的闭经，均应遵此旨意治疗。

该患者使用数月的参苓白术散，食欲得以恢复之后，再换用八珍汤或十全大补汤为基本方连续治疗，结合营养支持，最终体重增加，气色红润，体能、记忆力恢复，大便通畅，月经周期、经量正常，整个疗程长达半年之久。随后结婚、生子，如同常人。

（米海霞）

癔症性呼吸困难

初诊：2002年4月3日。何某，46岁。

阵发性呼吸困难4天，倦怠，寐差，烦躁不安，身体颤抖，口渴，尿急，纳呆，月经正常，放置宫内节育环。曾经诊断为忧郁症，已经服用百忧解、黛安神片无效。舌尖稍红，苔薄腻，脉细。

学生诊断：郁病（痰热内结型）。

治法：清热化痰，行气开郁。

方药：半夏厚朴汤加减。半夏9g，厚朴10g，苏子10g，茯苓10g，生姜3片，黄连3g，竹茹9g，薄荷6g，合欢皮9g，生甘草5g，4剂。

老师诊断：西医诊断：癔症。中医诊断：郁病（气郁型）。

治法：疏肝开郁，安神。

方药：菖蒲8g，木蝴蝶4g，佛手10g，厚朴6g，远志8g，枳壳6g，绿梅花5g，茯苓12g，龙齿30g，首乌藤20g，合欢花12g，酸枣仁20g，3剂。

速效枣仁安神胶囊，每次2粒，睡前吞服。

二诊：2002年4月6日。除寐差之外，其余症状均消失。舌淡红，苔薄白，脉细。

治法：芳香疏肝，开郁安神。

方药：黛玉疏肝汤（自拟方）加减。木蝴蝶4g，玫瑰花4g，绿梅花5g，合欢花12g，刺蒺藜15g，佛手10g，菖蒲8g，首乌藤20g，酸枣仁12g，郁金10g，太子参12g，3剂。

【释疑解惑】

1.学生问难：患者为何会出现阵发性呼吸困难的症状？

老师解答：这是因为她患有癔症的关系，所以要从癔症说起。癔症，顾名思义，是臆想出来的症状，又称歇斯底里，是一类由精神因素作用于易患个体引起的精神障碍。主要表现为各种各样的躯体症状，选择性遗忘或精神暴发等精神症状，但无相应的器质性疾病。青春期或更年期的女性，处于神经格外敏感、躯体及精神变化均较大的时期，较一般人更易发生癔症。该患者的主诉症状多而复杂，带有很强的主观色彩，呼吸困难的发生多与情绪波动相关，既往又有精神病史，所以诊断为癔症应该是正确的。当患者情绪起伏较大时，常常自觉呼吸困难，开始大口呼吸，从而出现过度通气的状态，反而导致了阵发性的呼吸困难；而患者身体颤抖，也是由于过度换气导致血液中二氧化碳减少的结果，严重时可以发生四肢痉挛或抽搐。

2.学生问难：癔症应属于中医什么疾病的范畴？如何辨证分型？

老师解答：癔症听来是很费解的病名，但其实质应是精神分裂症的一种。从中医辨病的角度来看，如果患者以精神症状为主，应属于情志病的范畴；如果患者以躯体或其他症状为主，则可以根据不同的症状，给予多种不同的诊断，如癔症引起的瘫痪、失语等。对于情志类疾病，根据病情的轻重，神志是否清楚，语言表达是否清晰，行为是否可控，可分为癫、狂、郁等多种疾病。

因患者主要表现为阵发性呼吸困难，还有寐差、烦躁不安，但神志清楚，言语有序，行为得当，应属于郁病，即五郁之中的气郁。气郁，最多的是指肝气的郁结。肝脉分布于胸胁，主疏泄，喜条达。肺主气，喜肃降。肝气郁结，肝郁化火，故见烦躁不安、寐差、口渴、舌尖稍红；肝失疏泄，肺气不降，故见呼吸困难；木郁土壅，故见纳呆；肝不养筋，故见身体颤抖。虽然所病累及肝、肺、脾三脏，而起病之源，实为肝气之郁。

3.学生问难：郁症的治疗原则是什么？患者阵发性呼吸困难，似气道有阻，我联想到梅核气，故用半夏厚朴汤加味治疗，原方偏治寒痰，我加黄连、竹茹清热化痰，不知用于本病能否取效？

老师解答：《素问·六元正纪大论》说："木郁达之，火郁发之，土郁夺之，金郁泄之，水郁折之。"这一论述可以成为郁症治疗的原则。

半夏厚朴汤出自汉代张仲景的《金匮要略》，是治疗"妇人咽中如有炙脔"的方药。宋代陈自明的《妇人大全良方》记载四七汤，称"喜、怒、悲、思、忧、恐、惊之气结成痰涎，状如破絮，或如梅核在咽喉之间，咯不出，咽不下，此七气所为也"，方即半夏厚朴汤去生姜。因此，半夏厚朴汤也是一张治疗七情郁结，痰气阻滞的方药。现代有人称这种咽部如有炙脔的梅核气为"癔球"，因此，半夏厚朴汤经常用来治疗与癔症相关的疾病，并且卓有成效。

由于你对该案的辨证是痰热内结，所以治疗原则是清热化痰、行气开郁，选用的方剂是半夏厚朴汤。改苏叶为苏子，以增强化痰之功；加黄连、竹茹，清化痰热；薄荷散郁，合欢皮安神，甘草调和诸药。其实仔细分析该案，患者阵发性呼吸困难是气病为主，而非痰病为主，因此辨证以气郁或气滞为是。其次是是否存在痰积？由于患者并无诸如咳痰、胸痞、呼吸有痰鸣之声等现象，痰积的证据也不足。由于你辨证上的偏差，导致行气的药物仅有厚朴一味，而化痰的药物却有半夏、苏子、茯苓、生姜、黄连、竹茹，使治疗的重心变为清化痰热为主，行气为辅了。毕竟疏肝开郁与清热化痰、行气开郁之间存在差异，因此会影响疗效。

4.学生问难：请老师解释一下您的方义。患者口渴、舌红、尿频，应有热证，老师的凉药却不多，这是为何？

老师解答：由于病起因于肝气郁结，所以我的治疗原则是疏肝开郁安神。方中木蝴蝶、佛手、厚朴、枳壳、绿梅花、合欢花，均是轻疏肝气以开郁的药物；菖蒲配伍远志交通心肾以安神，茯苓配伍龙齿宁心安神，酸枣仁配伍首乌藤养心安神。全方共奏疏肝开郁安神之效。

患者出现烦躁、口渴、舌尖稍红、尿急，固然属于热象，但此热起于久郁，其势尚浅，未成燎原。对于轻微的郁热，疏之可息，譬如灰中星火，拔灰可使火灭，无须滂沱水浇。如果对于轻微郁热过用寒凉，反易成外寒内热的郁火之势，难以化解，或者由郁热证变为内寒证。复诊是用我的经验方黛玉疏肝散加减，这是一张以花类药物为主组成的疏肝解郁的轻剂，沿承前方风格。因花类药物芳香开郁，女子见花闻香辄心欢，对于身羸体弱者，尤其合适。

（高楚楚）

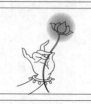

胚胎移植后精神紧张烦躁不安

初诊：2012年7月24日。项某，33岁。

未避孕未孕5年。2012年1月、4月、6月连续三次行体外受精-胚胎移植术均失败，事后精神紧张、烦躁不安已5个月。舌淡红，苔薄白，脉细。

学生诊断：不孕（肝郁型）。

治法：疏肝解郁，调和心脾。

方药：栀子豉汤加味。炒栀子10g，淡豆豉10g，郁金10g，合欢花9g，厚朴花10g，佛手花10g，玫瑰花10g，月季花9g，大枣10枚，龙眼肉10g，7剂。

老师诊断：西医诊断：焦虑症。中医辨证：心神不宁，心火偏旺型。

治法：镇心清热安神。

方药：风引汤加减。制大黄6g，龙骨20g，牡蛎20g，桂枝3g，甘草6g，寒水石20g，赤石脂10g，紫石英30g，石膏10g，酸枣仁30g，7剂。

二诊：2012年8月2日。精神紧张、烦躁不安消失，自觉气短。

治法：益气血，补肝肾。

方药：八珍汤加味。党参15g，炒白术10g，茯苓10g，炙甘草6g，熟地黄12g，炒白芍10g，当归6g，川芎5g，枸杞子20g，菟丝子15g，巴戟肉12g，阿胶（烊冲）10g，炙黄芪15g，7剂。

三诊：2012年8月23日。月经今日来潮，量可，色红；精神紧张、烦躁不安均未再现。

治法：养血健脾，疏肝清热。

方药：丹栀逍遥散加益母草10g，生地黄15g，7剂。

【释疑解惑】

1.学生问难：患者移植后为何会出现烦躁不安？甚至长达5个月之久？

老师解答：《大生要旨》说："种子求嗣，毋伤于思虑，毋耗其心神，毋意驰于外而内虚，毋志伤于内而外驭……"妇人若情志不遂，就会阻碍受孕；同样，受孕未遂，也常常会引起情志抑郁。胚胎移植的患者与自然妊娠的患者相比，投入的费用更高，接受手术所带来的痛苦更多，因为付出过多而期待成功结局的欲望就倍加强烈。尤其是多次体外受精-胚胎移植失败的患者，情绪在屡次期待和失落中跌宕起伏，出现情志疾患的概率更大，甚至有人产生绝望情绪。通常轻微的精神紧张或者情绪沮丧，可以通过多种方式得以疏解。如果听之任之，或者得不到疏解，便会发展为精神紧张，烦躁不安，长达数月之久。正如《养性延命录》所言："喜怒无常，过之为害。"对于这种病理状态，是需要使用药物来干预治疗的。

2.学生问难：患者除了胚胎移植后精神紧张、烦躁不安之外，并无他症，应该如何辨治？

老师解答：首先需要说明的是，患者出现的精神紧张、烦躁不安只属于中医临床上的一种症状，现代医学称为"焦虑症"。

《灵枢·本神》是一篇中医历代讨论"神"的范本。篇中称："血、脉、营、气、精神，此五脏之所藏也。至其淫泆离脏则精失、魂魄飞扬、志意恍乱、智虑去身。"就是说，血、脉、营、气、精、神，这些都属五脏所藏的维持生命活动的物质和动力。如果七情过度，使其与内脏分离，那么精气就随之而散失，魂魄不定而飞扬，志意无主而恍乱，思考决断能力丧失。文章还说"所以任物者谓之心""心藏脉，脉舍神"。任，就是任受的意思。说明接受外来事物而发生思维活动的过程，是由心来完成的。因此，外界变化影响情志，心是首当其冲的。心主宰血脉，而神藏于血脉之中。此外，文章还说："心怵惕思虑则伤神，神伤则恐惧自失。"意思是心因恐惧和思虑太过而伤及所藏之神，神伤便会时时恐惧，不能自主。

患者出现的精神紧张属于心志不宁，为何又会出现烦躁不安呢？金代刘完素的《素问玄机原病式》中有："五志过极，皆为热甚故也！"这就是中医著名的"五志化火"的理论。五志化火，通常是长期精神活动亢奋造成的结果。

有鉴于此，患者的辨证应当为心神不宁、心火偏旺。治疗的原则，也应当是镇心清热安神。

3.学生问难：风引汤属于治疗热瘫痫名方，老师为何选用此方治疗该疾？

老师解答：风引汤出自《金匮要略·中风历节病》，原文称"风引汤除热瘫痫"。什么叫作风引？顾名思义，风引是指因风邪而出现掣引牵动的症状。那么，风引汤是用来治疗因热引起中风偏瘫与惊痫的方药。其下有小字注释："治大人风引，少小惊痫瘛疭，日数十发，医所不疗，除热方。"方由寒水石、滑石、赤石脂、白石脂、紫石英、石膏、牡蛎、龙骨、大黄、干姜、桂枝、甘草组成。我摈弃燥热干姜不用，留下的药物大致可以分为三类。其一：属于石介重镇类，如寒水石、滑石、赤石脂、白石脂、紫石英、石膏、牡蛎、龙骨；其二：属于清热类，如寒水石、滑石、石膏、大黄、甘草；其三：属于温里类，如桂枝。总而言之，药物以重镇为主，清热次之，温里又次之。我在《中华中医药杂志》2015年第10期上发表了一篇题为"论经方在妇科领域的拓展应用"的论文，认为仲景方药除了传统的继承式（即依照原文）使用之外，还要离开原文，重新解读后使用的方法，即分析方剂药物的功效来选用。该案的选方，便属于后者。前两类药物的使用出于重镇安神与清热的需要，是可以不言而喻的，至于为何还用一味温药桂枝？因为桂枝与甘草配伍，便是《伤寒论》中的桂枝甘草汤，是一张治疗"发汗过多，其人又手自冒心，心下悸欲得按"的方药，可以温通心阳，镇惊安神。况且，桂枝在整张方中还可以起到监制过多寒凉药物所带来的副作用。

4.学生问难：请老师分析一下我的方药可否起到疗效？

老师解答：栀子豉汤是《伤寒论》治疗"身热不去""虚烦不得眠""心中懊侬"等

症的方药。方中栀子配香豉，清泄胸膈郁热，可使心烦懊恼顿消。你加用合欢花、厚朴花、佛手花、玫瑰花、月季花等，与我创制的黛玉疏肝散颇有类似之处，是取花类药物芳香开郁，治疗女子情志怫郁，怏怏忧烦者；配伍大枣、龙眼肉，补血养心，调和肝脾。总而言之，这是一张调气开郁、清热除烦的方药，所治在肝。这样的方药缺乏镇心安神的功效，也无力解决心志化火的病情，恐怕达不到立竿见影的满意疗效。

（高楚楚）

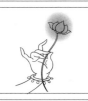

顽固性头痛

初诊：2014年10月21日。叶某，45岁。

头痛延绵20余年，并逐渐加重，呈抽掣胀痛，连及双目，或伴呕吐；痛甚时不欲生，以头撞门碰墙以求略减，冷热、劳累均可使头痛加重。2008年，因子宫肌瘤行子宫全切术后反复出现左侧少腹坠痛，每次持续数天。今头痛不著，胃痛纳呆；大便秘结，四五日一解，状如羊矢，常用开塞露；小便稍多，尿常规检查正常。有糜烂性胃炎、十二指肠炎、肝囊肿等病史。舌淡红，苔薄白，脉涩。

生育史：2-0-0-2。

妇科检查：外阴无殊，阴道通畅，宫颈、宫体缺如，盆腔内无压痛，经阴道后壁触及直肠内粪块坚硬如石。

学生诊断：头痛（肝热血瘀型）。

治法：行气活血，清热平肝。

方药：川芎20g，乌药9g，钩藤（后入）15g，珍珠母（先入）30g，决明子30g，地龙10g，僵蚕10g，玄明粉（冲服）5g，蔓荆子10g，4剂。

老师诊断：头痛（血瘀腑热型）。

治法：活血通腑。

方药：桃核承气汤加减。桃仁20g，制大黄10g，玄明粉（冲服）10g，胡桃（连壳）5个，决明子30g，羌活10g，茺蔚子10g，炒白芍15g，蔓荆子10g，4剂。

二诊：2014年10月25日。服药期间大便已解5～6次，质软；肠鸣伴轻微腹痛，头痛消失4天，胃脘不适，舌脉如上。

方药：守上方，制大黄、玄明粉均减至5g，加陈皮10g，5剂。

三诊：2014年10月30日。寐浅，胃脘不适，昨天吃南瓜后，大便日解4次，舌脉如上。

方药：守上方，去玄明粉；加茯苓10g，半夏10g，7剂。

四诊：2014年11月6日。10月31日头颅磁共振检查报告：未见异常。头痛轻微，偶有小腹胀痛、恶心，胃部刺痛；大便仍干结，未呈羊屎状，一二日一行。舌淡红，苔薄白，脉细。

方药：桃仁20g，制大黄10g，玄明粉（冲服）5g，胡桃壳5个，全蝎6g，地龙10g，僵蚕10g，白芷10g，川芎12g，蜈蚣（研粉吞服）3条，蔓荆子10g，乌药10g，7剂。

五诊：2014年11月20日。口腔溃疡，头仅沉重感，无头痛；大便6天未解时，用开塞露解大便两次，量不多，羊屎状，今已5日未解大便；小便频，夜尿4～5次；饭后胃胀痛，20分钟后缓解。舌脉如上。

方药：守上方，去蜈蚣，加决明子15g，7剂。

【释疑解惑】

1.学生问难：老师对该案的辨证思路如何？

老师解答：头痛是该病案的主症。头痛病的治疗，首先要区分其性质——外感头痛抑或内伤头痛。外感头痛起病多急，虽或程度剧烈，但病程常常较短，具有风行性速的特性。根据外邪风、寒、暑、湿、燥、热之异，又有各自不同的临床表现；内伤头痛起病虽缓，但病程往往较长，缠绵淹蹇，轻重不时。根据气虚、血虚、肾虚、肝火、痰浊、瘀血的不同病因而表现各殊。通常外感属实，内伤有虚有实。新病表现重痛、胀痛、掣痛、跳痛、灼痛、刺痛，痛势剧烈者属实；久病表现昏痛、隐痛、空痛，疲劳时疼痛、按头痛减者属虚。

叶某罹疾廿载，属痼病宿疾无疑；抽掣胀痛，连及双目，痛不欲生，绝无虚证表现。如此顽固性头痛疾病，就是《内经》中的"头痛巅疾"。头痛碰门撞墙以求缓解者，唯有瘀血内阻，方有如此表现。以瘀血阻滞，经脉不通，拍打撞击之后可以略微疏解之故。在头痛疾病中，属于瘀血引起的相当少见，除了头部外伤、颅脑手术引起外，"久痛多瘀""久痛入络"是重要的成因。患者虽舌不青紫，脉不沉涩，但仍执以祛瘀而治者，舍舌脉而从症也。

2.学生问难：活血化瘀之方众多，老师为何偏偏选用桃核承气汤为主方呢？

老师解答：活血化瘀之方数以万计，然而既可以祛除瘀血，又可以通泻大便者，唯有桃核承气汤正合我意。桃核承气汤虽然是《伤寒论》治疗"太阳病不解，热结膀胱，其人如狂"的方剂，但也是一张变通之后可以治疗其他瘀血阻滞的方剂，是大便秘结十分灵验的方剂。我通过化裁此方，可以治疗经期过长、月经后期、闭经、盆腔结缔组织炎、癥瘕等疾病，无不桴鼓相应。

3.学生问难：对于这样一位头痛撞墙、便秘的患者，老师为何抓住便秘不放呢？

老师解答：头痛治疗便秘，貌似不分上下、轻重、缓急，好像挠痒抓错了地方。其实此案通下积粪已成当务之急，非同小觑。头痛虽为瘀作祟，然大腑不通，陈莝未去，浊气上熏，大有为虎作伥之害。瘀血非一日能去，而积粪可一荡先清。故《灵枢·病本》有云："大小便不利，治其标；大小便利，治其本。"我使用核承气汤，未全遵《灵枢》之意，而是标本同治，希图瘀血逐动，污滞排出，清阳上升，浊阴下降，绝对有利于头痛的消除，此亦上病下治之法。

清代王清任是一位擅用活血化瘀方法的大家，我事后翻阅他的《医林改错》，在血府逐瘀汤所治之症目下竟有"头痛有外感，必有发热、恶寒之表症，发散可愈；有积热，必舌干、口渴，用承气可愈……查头痛者，无表症，无里症，无气虚、痰饮等症，忽犯忽好，百方不效，用此方（血府逐瘀汤）一剂而愈。"可见，攻下与活血化瘀均是他治疗头痛的拿手方法。我用的桃核承气汤实则是综合王氏提倡的二法兼而行之，故亦不失古旨。

4.学生问难：老师首诊使用胡桃有何涵义？为何四诊又改为胡桃壳？

老师解答：首诊使用的胡桃，是指连壳带肉的胡桃。我使用胡桃的目的，主要在其壳，而不在其肉。胡桃壳是胡桃成熟果实的内果皮，通常很少入药。《中华本草》记载其功能是止血；止痢；散结消痈；杀虫止痒。主治妇女崩漏；痛经；久痢；疟母；乳痈；疥癣；鹅掌风等。1992年，我收到福建福鼎汪济美先生寄赠的著作《医林一介》，书中谈及使用胡桃壳治疗"头颠久痛"的经验，使我不能忘怀。书中称："民间认为其果肉皱痕极似脑纹，用治头部顶颠痛有一定效果。"因此，我所用的方除了活血化瘀、清热通腑之外，胡桃壳是治疗头痛标症的主要药物。胡桃仁具有多脂润肠的作用，可以协同承气汤通润肠腑。四诊弃仁用壳，是因为宿便已去之故。

5.学生问难：请老师谈谈方中其他几味药有何特殊用意？

老师解答：中药中的子、仁类大多富含油脂，每每具有润便作用，其中的决明子、蔓荆子还兼具清火之功，对于肝热头痛疗效尤佳。至于羌活，原本就是治疗头痛的一味引经良药，所以川芎茶调散中有此一味。但人们很少了解，随着配伍的不同，它还具有通便的作用，我常用它治疗妊娠便秘，当然它也可以治疗湿邪腹泻。白芍平肝清热，治疗头痛，更是路人皆知。茺蔚子是益母草的种子，味甘、辛，性微寒，有小毒，归肝经；功能活血调经，清肝明目；常用于治疗妇科血证。后人很少知其有清利头目之功。但该药过量使用会引起瞳孔散大，孕妇也禁服。

6.学生问难：四诊老师对药味做了调整，未知老师有何用意？

老师解答：四诊还是以桃核承气汤加胡桃壳为主来巩固疗效。下面是添加的药物：白芷单味，又称都梁丸，是宋代治疗头痛的良方，曾经风靡一时；川芎配伍乌药，又称芎乌散，是《妇人大全良方》治疗产后头痛的方药，从药物的组成看，具有行气活血之功；虫类药物全蝎、地龙、僵蚕、蜈蚣均具有活血搜风剔络的功效，镇痛功效良好，用之有祛风祛瘀必尽之意。

（胡慧娟）

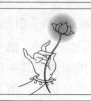

头颅空虚感

初诊：2019年10月18日。余某，27岁。因"睡前头颅空虚感三月"就诊。

患者晚上睡前头脑空虚感近3个月，需用双手压住头顶或用枕头顶住头部才能入睡，白天无头晕、耳鸣、头颅空虚感。纳便正常，血压106/70mmHg。舌淡红，苔薄白，脉细。

学生诊断：头空痛（肾精亏虚型）。

治法：补肾益精。

方药：大补元煎加味。党参15g，当归9g，枸杞子15g，山药15g，山茱萸10g，炙甘草6g，熟地黄15g，盐杜仲15g，藁本10g，升麻10g，5剂。

老师诊断：头脑空虚（清阳不升型）。

治法：益气升清。

方药：益气聪明汤加味。党参30g，黄芪30g，蔓荆子10g，升麻5g，葛根10g，炒白芍10g，炙甘草6g，炒枳壳15g，川芎30g，熟地黄15g，藁本9g，白芷6g，7剂。

二诊：2019年10月31日。头颅空虚感减轻，无须压住头顶即可入睡。血压102/66mmHg，心率82次/分。舌脉如上。

方药：守上方，去熟地黄；加防风10g，羌活5g；蔓荆子加至10g，7剂。

三诊：2019年11月7日。头颅空虚感消除，睡眠前无须用手压头；末次月经11月4日来潮，量不多。舌脉如上。

方药：党参10g，黄芪15g，蔓荆子10g，升麻6g，葛根10g，炒黄柏5g，炒白芍10g，炙甘草6g，川芎10g，藁本6g，7剂。

四诊：2019年11月14日。头颅空虚感未再复发。

【释疑解惑】

1.学生问难：头颅空虚感在古籍中记载较少，是不是属于头痛的一种？如何判断该类病的虚实？

老师解答：头颅空虚感在以往的古籍里面少有记载。《孙真人海上方》中有"头空痛"一病，这与头颅空虚感不尽相同，头空痛是一个复合的症状，即头痛与头空的感觉同时存在，但是它仍归类在头痛之中，是头痛发病时兼见头颅空虚的感觉。所以，头颅空虚感不同于头痛一病。

大凡患者临床症状出现空虚感者，以虚证为多；出现胀、痛、满症状者，以实证为多。喜按、喜压者，以虚证为多；拒按、拒压者，以实证为多。喜轻揉、轻按者，以虚

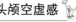

证为多；喜重压、欲碰撞者，以实证为多。

清代王清任《医林改错》中记载："一女二十二岁，夜卧令仆妇坐于胸方睡，已经二年，余亦用此方，三副而愈。"该案以重压方舒，为实证。用此方者，即血府逐瘀汤。

2.学生问难：为何睡前出现头颅空虚症状？并要压迫头部才能入睡？

老师解答：由于患者出现的感觉是头颅空虚，仅仅需要双手压住头顶，或用枕头顶住头顶即舒服，属于虚证而非实证。究竟属于哪一部分虚呢？这里必须进一步分析。

《灵枢·海论》称"脑为髓之海"，《素问·五藏生成》称"诸髓者，皆属于脑"。从以上的条文看，诸多头部的疾病都会与"髓"发生联系。《素问·阴阳应象大论》称："肾生骨髓，髓生肝，肾主耳。"五脏中的肾主宰骨髓的生长，如果髓生不足，多是由于肾精亏虚之故。肾又主管耳朵的听力功能，一旦肾精不足，便会出现失聪、耳鸣、重听、头晕等症状。患者头颅空虚的同时，却没有发生两耳失聪、耳鸣头晕、腰膝酸软等肾精不足、髓海空虚的一系列症状，故与肾虚无关。

头颅为一身之颠，所以会有颠顶之称。也就是说，头颅是身体之中的最高部位。《灵枢·卫气》说："气在头者，止之于脑。"就是说，体内气的运行到了脑部就为止了。也就是说，脑部是人体气输送的极限位置。当人体的气旺盛充足时，可以使大脑获得充分的气，这便是《灵枢·海论》所谓的"髓海有余"；一旦气虚不足，或者气虚下陷，大脑就不能获得充足的气，就造成"髓海不足"。患者的血压偏低、脉细也说明了这一点。当髓海不足时，出现头颅空虚的感觉，便不足为奇了。因此，该患者头颅空虚的症状应该归因于气虚。

为何头颅空虚的症状会出现在睡前呢？因为患者原本就是一个元气并不充裕的人，一天辛勤的上班、家务会消耗大量的元气，到了晚上睡觉的时候，也就是神疲气乏的时候。此时大脑不能获得充足的气，便出现髓海不足的头颅空虚感。

《素问·调经论》云："寒湿之伤人……按之则气足以温之，故快然而不痛。"这里讲的虽然是寒湿伤人之病，但说明按压人体是可以引导气到达的，所以会使人产生快然舒服的感觉。这就是患者需要用双手压住头顶，或用枕头顶住头顶能舒服入睡的原因。

3.学生问难：老师为何用益气聪明汤治疗？我的方药存在什么不足之处？

益气聪明汤出自《东垣试效方》卷五，药由黄芪、甘草、人参、升麻、葛根、蔓荆子、芍药、黄柏组成。有益气升阳，聪耳明目之功。原来用于治疗脾胃气虚，清阳不升所致的内障、目糊、复视、耳聋、耳鸣等。所谓的益气升阳，就是通过补气的办法，引导清阳上升至头面。初诊时，益气聪明汤去除黄柏，加大党参、黄芪的药量各至30g，突出了益气的功效；另添藁本、白芷风药，升提清阳至头面；枳壳与补气药物相佐，亦具有益气升提的协同作用，还可以升高血压；川芎是一味行走头面的活血药物，用大剂量30g，可以使大脑获得更多的气血。添加熟地黄，意在益气之时勿忘补血，因为"血为气母"。

你的方药选用补肾益精的大补元煎加味，这是一张脾肾两补的方药，貌似用药全面，不会遗漏，但也正是因为其"全面"，却显露出补肾的多余和益气升阳不足的弊端来。

（高楚楚）

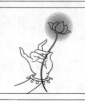

眩 晕

会诊一：2019年10月31日。罗某，51岁。因"梅尼埃病反复发作3年"就诊。

患者容光焕发，体格健壮。近3年来梅尼埃病反复发作，发作时恶心、眩晕、耳鸣，有身体摆动感，无视物旋转，伴腹泻，需卧床平躺。在医院住院半月，治疗无效出院，听力下降，高压氧舱治疗后听力无改善。3年来，每日饮水总量2000mL，晨起眼胞肿、口淡。近期早晚阵发性头眩，稍倦，后脑微痛、发紧。纳寐可，二便无殊。2017年8月颅脑CT检查正常，核磁共振增强检查：考虑内耳淋巴液增多。舌淡红，苔薄白，脉缓，右脉沉细弦。

学生诊断：眩晕（阳虚水泛型）。

治法：补肾助阳，利水定眩。

方药：肾气丸加味。生地黄30g，山药15g，山茱萸10g，茯苓10g，泽泻10g，牡丹皮9g，桂枝12g，淡附片10g，天麻10g，刺蒺藜15g，5剂。

老师诊断：眩晕（脾虚湿停，清阳不升型）。

治法：健脾利水，提升清阳。

方药：泽泻汤合苓桂术甘汤加味。泽泻30g，炒白术12g，茯苓20g，桂枝6g，炙甘草6g，黄芪12g，天麻10g，僵蚕10g，川芎12g，7剂。

嘱每日减少饮水量。

会诊二：2019年11月7日。无阵发性眩晕发生，后脑痛、发紧未再出现，口淡，日饮水量减至1000～1200mL。舌淡红，苔薄白，脉缓。

方药：守上方，茯苓改茯苓皮20g，7剂。

会诊三：2019年11月14日。日饮水量减至800mL，无阵发性眩晕发生，无后脑发紧，晨起眼泡肿，经咨询之后发现，长期以来喜用薄枕头，习惯趴着睡觉，夜尿3次。舌淡红，苔薄白，脉缓。

方药：守上方，茯苓皮加至50g，加益母草30g，7剂。

嘱增高枕头，改换睡姿。

会诊四：2019年11月21日。阵发性眩晕、后脑发紧症状均未再发生，月经未转，舌脉如上。

方药：守11月7日方续进7剂。

【释疑解惑】

1.学生问难：患者反复眩晕的病因病机为何？

老师解答：梅尼埃病是以反复发作性眩晕、听觉障碍、耳鸣和耳胀满感为典型特征的特发性内耳疾病，属内耳性眩晕范畴。近年来的研究，一致认为其基本病理改变是耳淋巴生成过多或吸收障碍所致的膜迷路淋巴水肿。

患者反复眩晕，伴耳鸣及听力障碍，与体位相关，且核磁共振检查考虑内耳淋巴液增多，诊断梅尼埃病已经明确。结合患者饮水多、晨起眼胞肿、口淡、后脑发紧等症状，中医辨证属于水湿内停，蒙蔽清空的征象，印证了中医"无湿不成晕"的理论。

患者的水湿从何而来？通过仔细的问诊得知，一度国外宣传每天需要饮用8杯水，才能保持身体健康，于是饮水保健除病，风靡全球，患者据此跟进，连续3年来，每日饮水总量达2000mL。

人体对水的摄入具有一定的要求，即摄入的水与排出的水必须保持相对平衡，这种平衡称为水平衡。当机体摄入的水量大大超过了排出的水量，致使水在体内潴留，引起血浆渗透压下降和循环血量增多，称为"水中毒"，又称"稀释性低钠血症"。低钠血症出现的症状有头晕、头痛、恶心、呕吐、烦躁、抽搐、意识丧失、昏迷，甚至死亡。根据进水过多的速度和程度，可将水中毒分为急性和慢性两类，患者属于慢性水中毒。

2.学生问难：该患者老师为何从脾论治，而非从肾入手？

老师解答：其一，从发病原因分析，患者51岁，是一位医务人员，容光焕发，身格健壮，生活安逸，并无房劳。在外观上，就可以排除了虚证。若从肾论治，其证必虚，因为肾无实证，故不能从肾论治。其二，追问病因，唯独发现连续3年饮水过量的原因。水饮是一种外来之邪，脾主水湿运化，肾主化气排尿。饮水过量，脾脏受伤，首当其冲，患者并无小便不利的现象，故其病在脾不在肾。其三，从临床症状来看，患者除眩晕耳鸣之外，恶心、腹泻，分明还是一种脾胃湿困的症状，后脑痛发紧，与湿阻头重如蒙属于类似的症状。虽然肾虚同样可以出现眩晕耳鸣，但肾虚的眩晕是一种髓海空虚的感觉，况且患者并无腰膝酸软、足跟疼痛等相应表现。综上所述，患者应该从脾论治，而非从肾论治。

3.学生问难：老师为何使用泽泻汤及苓桂术甘汤的合方治疗本案？

老师解答：患者的眩晕属于《素问·评热病论》中的"水病"，也即后人所谓脾为湿困的湿晕，由湿蔽清阳所致。健脾利湿，提升清阳是该案的治疗原则。《金匮要略·痰饮咳嗽病》有"心下有支饮，其人苦冒眩，泽泻汤主之"。饮是由体内多余的水液积聚而成，而饮病导致的"冒眩"，就可以用泽泻汤来治疗。方中泽泻重用利水以去邪，为主药；白术通常用量以健脾，为辅药。文中还有"心下有痰饮，胸胁支满，目眩，苓桂术甘汤主之"。苓桂术甘汤是一张温阳健脾利水的方剂，协同泽泻汤，可以起到更好的温阳利水健脾的作用。

《灵枢·口问》称："上气不足，脑为之不满，耳为之苦鸣，头为之苦倾，目为之眩。""上气"其实就是头面部的清阳之气，清阳之气不足，便会出现眩晕等一系列症状。这就是我运用泽泻汤、苓桂术甘汤除湿之外，还需要加入黄芪、天麻、僵蚕、川芎以提升清阳之气的缘由。

4.学生问难：老师治疗过程中十分关注患者进水量，又是为何？

老师解答：饮水过量是患者的发病原因，因此控制好进水量非但是治愈该病的关键，也是防止该病复发的重要措施。如果药物治疗的同时没有采取限制进水，仍然一意孤行，一定会事倍功半；如果患者治愈之后又恢复饮水过量，必定前功尽弃，旧疾复发。从该案的治疗过程中可以发现，随着患者进水量的减少，病情就向好转的方向发展，当患者的进水量能够维持水平衡时，疾病就接近治愈。

5.学生问难：请老师对我的用方予以指正。

老师解答：肾气丸虽然具有温肾利水的作用，但该方的功效倾向于温补肾阳，而非利水，因为八味药物中利水的药物只有泽泻和茯苓两味。虽然我的方药中也只用泽泻和茯苓两味药物利水，但用量与你的处方比较具有很大的差异。你的泽泻和茯苓用量分别只有10g，我一诊中用泽泻30g，茯苓20g；二诊改茯苓为利水更捷的茯苓皮20g；三诊茯苓皮加至50g，还添加利水活血的益母草30g。没有从脾论治，没有突出方剂中的利水功效，是你处方的不足之处。

（高楚楚）

痉　症

初诊：2011年2月18日。沈某，29岁。

妊娠4个月，今晨6时突发寒颤，四末冰冷，肢体僵硬伴腹痛，2～3分钟发作一次，一次持续数秒钟，不能站立，难以坐稳，岌岌欲倒，家人扶持。就诊时，发病持续达3个小时。2009年2月与2010年4月均有类似发作，持续半天缓解，当时经脑电图、CT等多种仪器检查未有结果。舌淡红，苔薄白，脉细。

老师诊断：妊娠痉症（阳虚水泛型）。

治法：温阳利水。

方药：真武汤。淡附片6g，茯苓10g，炒白术10g，炒白芍10g，生姜15g，3剂。

因当时急用，使用颗粒剂立即冲服。每隔10分钟观察病情一次，症状逐渐减轻，进药一小时后，症状完全消失。晚上电话随访，症状一直未发。连续进药2剂，获痊。

2013年8月份上述症状突发，服用剩余一剂药，症状立即缓解。

二诊：2014年1月10日。2年前无明显诱因下出现寐浅易醒，自觉一夜深睡眠仅1～2小时。近半年凌晨4～5点钟时醒来，发现下肢僵直，平卧则不能伸缩，侧卧则不能转身，伴耳鸣，必待嗳气泛酸之后，上述症状逐渐自行缓解乃至消失。曾经某医院及民间诊所治疗无果。胃纳可，大便软，小便正常。舌淡红，苔薄白，脉细。

治法：疏调气机，化痰开郁，养心安神。

方药：甘麦大枣汤合半夏厚朴汤加味。小麦30g，炙甘草6g，大枣5个，姜半夏12g，茯苓10g，厚朴10g，苏梗10g，生姜5片，远志10g，石菖蒲10g，首乌藤30g，琥珀（吞）5g，7剂。

二诊：2014年1月20日。进3剂，睡眠佳，身体僵直症状消失，舌脉如上。

方药：守上方去琥珀，加酸枣仁20g，7剂。

【释疑解惑】

1.学生问难：患者究竟得的是什么病？中医又该如何称谓？

老师解答：患者的疾病在现代医学中分为三种：一种是分离性障碍（即以前所谓的癔症），首诊表现的是分离性运动障碍；一种是二诊时的分离性木僵；另外一种便是失眠。

从中医的角度来看，归属于痉病与失寐。

2.学生问难：患者首诊出现寒颤、肢体僵硬、腹痛的病因病机是什么？

老师解答：历代医家对痉病发病原因的认识，经历了从外感致痉到内伤亦可致痉的过程。现存最早关于痉病的论述，见于出土的战国时期帛书《五十二病方》："索痉者，如（当）产时居湿地久，其肎(肎，肯骨间肉)直（强直）而口扣（口噤），筋空（挛）难以信（伸）。取封（蚁土）殖（即埴，黏土）土冶（碎）之，□□二，盐一，合挠而烝（蒸），以扁（遍）熨直肎挛筋所。道（从，由）头始，稍□手足而已。熨寒□□复烝，熨干更为。令（良，善）。"稍后《素问·至真要大论》的"诸痉项强，皆属于湿"便滥觞于此。而"诸暴强直，皆属于风"则是《素问》的发挥。《灵枢·经筋》称："经筋之病，寒则反折筋急。"《灵枢·热病》说："热而痉者死。"可见《内经》之前，对痉病的病因是以风湿寒热外邪立论的，认为外邪入侵人体，壅阻经络而成。汉代《金匮要略》在继承《内经》理论的基础上，不仅以表实无汗和表虚有汗分为刚痉、柔痉，并提出了误治致痉的理论，即表证过汗、风病误下、疮家误汗以及产后血虚、汗出中风等，致使外邪侵袭，津液受伤，筋脉失养而引发本病。《金匮要略》有关伤津致痉的认识，不仅对《内经》理论有所发挥，同时也为后世医家提出内伤致痉的理论奠定了基础。宋代《三因极一病证方论·叙痉》明确痉病的病位在筋，病机是"筋无所营"。明代对"阴虚血少"导致痉病有较充分的认识。《景岳全书·痉证》说："凡属阴虚血少之辈，不能养营筋脉，以致搐挛僵仆者，皆是此证。如中风之有此者，必以年力衰残，阴之败也；产妇之有此者，必以去血过多，冲任竭也；疮家之有此者，必以血随脓出，营气涸也。……凡此之类，总属阴虚之证。"而温病学说的发展和成熟，更进一步丰富了痉病的病因病机理论，其热盛伤津，肝风内动，引发本病的论述，使痉病的病因学说渐臻完备。如《温热经纬·薛生白湿热病》说："木旺由于水亏，故得引火生风，反焚其木，以致痉厥。"同时，在外邪致痉中也补充了"湿热侵入经络脉隧中"的新知识。

患者因脾肾阳虚，水湿不运，内聚而生。湿为阴邪，其性黏滞，导致寒凝气滞，阳气不能舒展，故出现寒颤、肢体僵硬、腹痛之症。

3.学生问难：老师治疗一诊时，使用真武汤的理论依据又是什么？

老师解答：应用真武汤依据是源自《伤寒论》原文治疗"太阳病发汗，汗出不解，其人仍发热，心下悸，头眩，身𤼌动，振振欲擗地，真武汤主之。""少阴病，二三日不已，至四五日，腹痛，小便不利，四肢沉重疼痛，自下利者，此为有水气。其人或咳，或小便不利，或下利，或呕者，真武汤主之。"方由茯苓、芍药、生姜、白术、附子组成。姜术苓三药培土制水，附子温壮肾阳，"釜底加薪"使散者散，利者利，健者健，已停湿邪得以排出。诸药配伍，温脾肾，利水湿，共奏温阳利水之效。使阳气得复，气化得行，故诸症皆除。

4.学生问难：附子为妊娠禁忌药，老师为何仍然使用附子？

老师解答：《别录》称附子"堕胎，为百药长"，但附子可治疗妇科领域的诸多寒证。"益火之源，以消阴翳"，附子常是首选之品。附子在真武汤中是君药，有"壮元阳以消阴翳"之功，《古今名医方论》赵羽皇提到"脾家得附子，则火能生土，而水有所归矣；肾中得附子，则坎阳鼓动，而水有所摄矣"。且《黄帝内经》也提出对妇人重身而病，治疗可遵循"有故无殒，亦无殒也"之训，大胆施治，因"大积大聚，其可犯也，衰其大半而止"，药达病所，攻下的是邪气，无碍母子之体。

5.学生问难：患者第二次就诊时出现寐醒下肢僵直，而甘麦大枣汤是治疗脏躁的方，半夏厚朴汤是治疗梅核气的方，此人既非脏躁，又无梅核气，为何老师用此两方治疗？

老师解答：此诊的选方，主要是从中西医结合的思路选方的。众所周知，甘麦大枣汤是一张治疗心病的著名方剂，除了中医的脏躁之外，多年来有许多使用该方成功治愈癔症的报道，这是我选用甘麦大枣汤的依据。梅核气并没有发生器质性的病变，属于神经官能症的范畴，又称为"癔球"。患者症状的缓解，都发生在嗳气或泛酸之后，说明疾病的痊愈与气机的开阖紧密相关。这是我选用半夏厚朴汤的依据。

6.学生问难：传统的中医理论如何解读从心论治、从气论治肢体僵直的？

老师解答：癔症类似于中医学中的郁证。中医学认为：郁证多由七情所伤，气郁不伸，而致血滞、痰结、食积、火郁，乃至脏腑不和引起诸多病变。然心为君主之官，主神明，为一身之大主，情志不舒可致心失所主，影响五脏六腑，使肝失疏泄，脾失健运，造成脏腑阴阳气血失调。其证候表现比较复杂，病位也比较广泛，可出现两胁胀满、腹胀、多愁善虑、唉声叹气、悲忧善哭、时时欠伸、肢体僵直等症状。华岫云在《临证指南医案》中阐明：郁证虽有思伤脾、怒伤肝等之别，但其根源在于心的功能失调。他指出"其原总由于心"；遣方用药应"不重在攻补而在乎用苦泄热，而不损胃；用辛理气而不破气"。人体的气，是不断运行着的具有很强活力的精微物质。它流行于全身各脏腑、经络等组织器官，无处不到，时刻推动和激发着人体的各种生理活动。在理论上，可将它们归纳为升、降、出、入四种基本运动形式，升降出入的平衡失调即是气机失调的病理状态。在临床上，由于某些原因使气的升降出入运动受到阻碍，即出现气机不畅。从患者"嗳气泛酸后症状就会逐渐缓解乃至消失"这一临床表现说明，患病的起因是由"气机不畅"引起，故应该从"气"论治。

7.学生问难：行气的方药很多，老师为何就选用了半夏厚朴汤？

老师解答：半夏厚朴汤是治疗"咽中如有炙脔"，当今被称为梅核气或癔球的方药。其实，梅核气非妇女独有，男子亦然，只不过女子更易罹为患，此缘于女子性格偏于内向之故。观其病因，系七情郁结，肺胃宣降失常，痰气凝滞所致。如尤在泾所说："此凝痰结气阻塞咽嗌之间。"方中半夏、厚朴、生姜辛开散结，茯苓佐半夏化消痰饮，苏叶行气解郁。由于气阻痰郁，心神不养使然，故用半夏厚朴汤疏调气机、化痰开郁；甘麦大枣汤养心安神。经行情志异常多用《金匮要略》的甘麦大枣汤治疗，而此案却以半夏厚朴汤佐甘麦大枣汤者，由于不仅需缓肝心之急，更必解气滞郁结之故。

（胡慧娟）

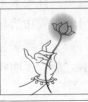

嗜 睡

初诊：2014年12月9日。陈某，女，25岁。因嗜睡一周就诊。

患者以不孕症就诊多时，一周前无明显诱因下出现嗜睡症状，晚上从6点至7点入睡，次晨7点醒来，早上10点至11点、下午1点30分至4点继续睡觉。白天自觉清醒时间极短，大约仅维持15分钟左右，其余时间均处于朦胧混沌状态，纳便正常。身高156cm，体重80kg，身体质量指数为32.9，属于非常肥胖范围。血压126/88mmHg。舌淡红，苔薄白，脉细。

学生诊断：嗜睡（痰湿型）。

治法：健脾燥湿，开窍醒神。

方药：苍附导痰汤加味。苍术10g，香附10g，枳壳10g，陈皮9g，茯苓10g，炙甘草5g，胆南星10g，六神曲10g，石菖蒲10g，白芷10g，7剂。

老师诊断：嗜睡（气虚型）。

治法：益气升阳。

方药：补中益气汤加味。生黄芪20g，党参15g，当归9g，陈皮9g，升麻6g，柴胡9g，炒白术10g，菖蒲10g，蔓荆子10g，炙甘草6g，7剂。

二诊：2014年12月16日。服药之后，晚上从9点或10点钟开始睡觉，至次晨8或9点钟起床，其余时间无须睡眠，精神清爽，睡眠习惯已经恢复常态。

【释疑解惑】

1.学生问难：如何定义嗜睡?《黄帝内经》中有何类似的描述?

老师解答：世界卫生组织定下了一个睡眠日，时间是每年三月的第三个星期五。在我国，一般都以3月21日为准。世界睡眠日是让全世界关注所有睡不好的人。为什么与之相反的嗜睡症并没有得到关注呢? 因为，嗜睡者毕竟太少见了。

嗜睡属于现代医学的发作性睡病范畴，其主要特征为不分昼夜、时时入睡、呼之即醒、醒后复睡。《黄帝内经》有"多卧""好卧""目闭"的记载，虽然这些称呼不能等同于嗜睡，但与嗜睡相近。

《黄帝内经》中有"卫气久留于阴而不行"之说——《灵枢·大惑论》云："人之多卧者，何气使然? 岐伯曰：此人肠胃大，而皮肤湿，而分肉不解焉。肠胃大则卫气留久，皮肤湿则分肉不解，其行迟。夫卫气者，昼日常行于阳，夜行于阴，故阳气尽则卧、阴气尽则寤。故肠胃大，则卫气行留久；皮肤湿，分肉不解，则行迟。留于阴也久，其气不清，则欲瞑，故多卧矣。"这段论述指出，阳气受阻，久留于阴，是造成嗜睡的主要病机。此外，还有"卫气留于阴"之说——《灵枢·大惑论》云："卫气留于阴，不得行于阳。留于阴则阴气盛，阴气盛则阴跷满，不得入于阳则阳气虚，故目闭也。"说明卫气有调整一身阳气的作用，卫气留于阴，不得行于阳，则欲寐或嗜睡。

2.学生问难：近代医家对于嗜睡的病因病机如何认识？

老师解答：《黄帝内经》关于睡眠的学说已经较少有人引用了，原因是比较晦涩难懂。随着医学的发展，人们对于嗜睡不断地有了新的认识。近代医家秦伯未认为：嗜睡以痰湿证为多。痰湿内阻，则中气困顿、精神疲乏，伴见胸闷食少、舌苔白腻，用平胃散加菖蒲。在南方梅雨季节更多此证，俗称"湿困"，藿香、半夏、蔻仁、薏苡仁等均可加入。食后困倦思睡，为脾弱运化不及，大多脉舌正常，用六君子汤。阳虚证见神疲欲寐，畏寒蜷卧，宜温补少阴，用附子理中汤。病后往往酣睡，醒后清爽，不属病证，属于元气恢复阶段，不宜惊扰。

3.学生问难：患者嗜睡，我是从"肥人多痰湿"入手的，而老师却从气虚治疗，思路从何而来？

老师解答：这位嗜睡的患者，确实属于肥胖体型，她肥胖而不敦实，历时已久，已非一日。

《丹溪心法》有"肥人多是湿痰""肥人属痰"之说。痰湿与肥胖之间是互为因果的。痰湿内阻，痰脂壅塞，使人肥胖；反之，肥胖者怠惰，动辄气喘吁吁，汗流浃背又导致肥胖。因此，"肥人多痰湿"便成为约定俗成的看法。"肥人多是湿痰"，痰湿从何而来？中医有"脾为生痰之源"的说法。就是说，脾为土脏，主运化水湿，多余水湿不能外运，储而不去则为痰。因此，肥人多痰湿，归根结底还是与脾有关，系脾失健运，水湿停留所致。

除此之外，中医还有一种肥人多气虚的说法也出自《丹溪心法》。书中说："凡肥白之人，沉困怠惰，是气虚。"肥白之人多指养尊处优，脂膏厚味，四体不勤的人。一旦他们沉困怠惰，便是由于气虚之故。气虚与肥白也存在互为因果的关系。气虚者慵惰多卧，足不出户，使人肥白；反之，肥白者筋弛骨弱，不耐劳作，日久气虚。这里的气虚，当然是指脾气虚。《景岳全书》中称："肥人多有非风之证，以肥人多气虚也……然肥人多湿多滞，故气道多有不利。"肥人多气虚，肥人多湿滞，两者皆而有之。

同样属于肥胖之人，与痰湿或气虚之间的关系又如何呢？大凡只是痰湿过盛（如饮入过多、滋补太多）而未盗损脾气者，只是形成痰湿肥胖；大凡损伤脾气者（如过分闲适、过分劳倦），只是形成气虚肥胖；既有痰湿积聚，又耗损脾气者，就会形成气虚痰湿双重成因的肥胖。因此，对于肥胖嗜睡者，在治疗中要分别采用化痰、益气或化痰益气的治疗方法。

脾除了运化水湿之外，还运化水谷精微，脾又主四肢。脾气虚，精微不足以化生敷布，水湿浸淫肢体，以致沉困怠惰，故《脾胃论》有"脾胃之虚，怠惰嗜卧"的说法。除了嗜睡之外，患者并无秦伯未先生所说的胸闷食少、舌苔白腻等症状。由此推断，患者的嗜睡单纯是由于气虚而非痰湿。这便是我选用李东垣补中益气汤加味来治疗的理由。

方中以黄芪补气为君，党参、白术、茯苓、甘草健脾益气为臣，陈皮、当归理气补血为佐，配升麻、柴胡、石菖蒲、蔓荆子升举清阳，开窍醒神，以达到益气健脾，升清降浊，开窍醒神之目的。

（胡慧娟）

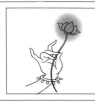

失　寐

医案一

初诊：2018年4月26日。郑某，女，57岁，因"失眠10年"就诊。

患者近10年睡眠极差，毫无睡意，一到晚上心理压力大，一夜仅睡1小时，潮热出汗，气短，眼眶黑晕，嗳气明显，四肢关节胀痛明显。心电图提示偶发房性早搏、室性早搏。舌质淡，苔薄白，脉细软。

学生诊断：不寐（虚火扰心型）。

治法：养血清热，除烦安神。

方药：酸枣仁汤合甘麦大枣汤。炒酸枣仁15g，炙甘草6g，知母9g，茯苓10g，川芎6g，浮小麦30g，大枣6枚，5剂。

老师诊断：不寐（心阴心阳两虚型）。

治法：补益气血，燮理阴阳。

方药：炙甘草汤加味。炙甘草9g，党参15g，桂枝6g，麦门冬12g，生地黄15g，阿胶（烊冲）10g，火麻仁10g，磁石20g，柏子仁15g，五味子6g，生姜3片，大枣5枚，黄酒（冲）50mL，7剂。

二诊：2018年5月3日。药后晚上出现睡意，可睡2小时（深睡眠），乳胀，潮热出汗。舌质淡，苔薄白，脉细。

方药：守上方，黄酒逐渐加量；另加甘松15g，磁石20g，柏子仁15g，7剂。

此后随访，患者一夜能睡5～6小时，眼眶黑晕明显转淡，对治疗效果已经非常满意。

【释疑解惑】

1.学生问难：患者失眠十年而未愈，病因病机为何？治疗原则是什么？

老师解答：患者47岁开始出现失眠症状，当时适值"七七任脉虚，太冲脉衰少，天癸竭"之时。《素问·宣明五气》称"心藏神"。心不守神，故失寐；书中还说"五脏化液：心为汗"，故汗有心液之谓。患者失寐、汗出，又见房性早搏、室性早搏，故属心病无疑。因兼见潮热之象，故心阴虚之征毕露；又见气短，眼眶黑晕，舌质淡，脉细软，故心阳虚也同时存在。

因心阴、心阳两虚引起的失寐、房性早搏、室性早搏、出汗潮热。治疗的原则应该是燮理阴阳，安心宁神。

2.学生问难：老师为什么首选炙甘草汤呢？

老师解答：《伤寒论》称"伤寒脉结代，心动悸，炙甘草汤主之"。纵观该方的组成，这是一张补气血、益阴阳、通经隧的方剂，阴阳平而后脉结代、心动悸除。为何一张治疗脉结代、心动悸的方药可以用于治疗失寐呢？这是因为两者的病机相同之故，这就是中医所谓的异病同治。

我们治疗疾病的时候，经常选择据病选方的方法。例如患者失眠，我们会在一大堆治疗失眠的方剂中寻找相应的方药；患者头痛，我们也会在许多治疗头痛的方剂中选择相应的方药。除此方法之外，还有一种是根据病机选方的方法，即根据疾病机理、治疗原则来选方，这种治疗方法有时离疾病的本质或许更加接近。当然，处方时临证变通是必不可少的，所以我在炙甘草汤中佐以磁石、柏子仁、五味子以安神。

3.学生问难：什么是清酒？它与黄酒有何不同？如何用黄酒取代清酒使用？该案使用黄酒还具有什么深意？

老师解答：在仲景的方剂中，提及清酒的大概有鳖甲煎丸、当归四逆加吴茱萸生姜汤、胶艾汤、调胃承气汤、炙甘草汤等。这些清酒的用法或是制药，或是和水入煎。

中国很早之前就没有制造清酒了。那么，清酒究竟是什么样的酒？清酒是由稻米和泉水经发酵制成的一种酒精度数极低的酒。日本的酿造业起源于中国，当今该国生产的清酒仅15°左右。古代有薄酒之谓，清酒当然属于薄酒。

黄酒是以大米、黍米、粟为原料制成的一种酒，一般酒精含量为14%～20%，虽属于低度酿造酒，酒精含量往往略高于清酒。如果用黄酒取代古代医籍中的清酒，用量相应要稍少，或者入煎时间更久，以减少煎剂中的酒精含量，以产生使用清酒的目的。

黄酒可以通血脉，行药势，在炙甘草汤中用来治疗脉结代，心动悸。酒本身就是炙甘草汤的重要组成部分，所以不可或缺。酒在历代本草中言其弊大于利，且未提及其助眠作用，网络上也一致否定酒的助眠作用，那是因为出于反对长期饮酒用来催眠的缘故。而事实上，适量饮酒，对某些人确实具有一定的助眠作用。这里的适量，是指饮者达到微醺欲寐的感觉。现代药理将兴奋、催眠、麻醉、窒息列为酒精急性中毒的四个阶段，恰恰证明了酒精的催眠价值。我们利用酒精的副作用来治病，其实也起到行药势的效果。《尚书·说命》有"药弗瞑眩，厥疾不瘳"，说明服药之后，如果患者没有出现某些反应，这病就不会痊愈。临床中我们经常使用一些有毒的药物治病，借酒助眠，同样基于这样的道理，但要守好酒的用量就可以了。

一诊之后，患者出现睡意，可睡2小时，说明出现疗效，但黄酒尚未达到较佳的治疗用量；二诊要求患者适当加大黄酒用量，从而使患者的睡眠时间达到令她本人满意的效果。

4.学生问难：我使用酸枣仁汤合甘麦大枣汤哪里存在欠缺？

老师解答：酸枣仁汤出自《金匮要略·血痹虚劳病》中，是一张治疗"虚烦虚劳不得眠"，具有养血安神、清热除烦功效的方剂；甘麦大枣汤则是一张甘缓养心，用于治疗女子脏躁、悲伤欲哭的方剂。这两张方剂虽然可以对心阴不足的失眠有裨益，但相对之下，仍不足以消除潮热出汗的心阴虚症状。更何况两方之中没有任何一味可以治疗心阳虚的药物。所以合并选用这两方来治疗，因为尚未切中病机，可能不会收到十分良好的临床效果。

（高楚楚）

医案二

初诊：2018年7月17日。王某，女，32岁。

患者失眠严重2个多月，平均每日睡眠时间少于5小时，两目肿胀，面部色素沉着，烦躁易怒，每天向丈夫滋事吵架；偶有胸闷，头晕，近期体重增加10斤。性欲下降，对性生活反感、厌恶。平素月经规律，周期25～27日，经期5天。末次月经2018年7月15日来潮，经量中等，色暗红，夹血块，无痛经；腰酸偶有，近两月白带夹杂血丝；伴外阴瘙痒，有异味。胃纳欠佳，腹胀，大便4～5天一行。生育史：2-0-1-2，顺产2次，人流1次。舌稍红，苔薄白，脉细。

学生诊断：失寐（阴虚夹湿型）。

治法：清热祛湿，养心安神。

方药：柏子养心丸加减。柏子仁15g，酸枣仁10g，玄参10g，麦门冬9g，熟地黄15g，当归9g，枸杞子15g，石菖蒲10g，远志10g，茯苓15g，半夏9g，炙甘草6g，7剂。

老师诊断：不寐（胃腑热结，肝火上炎型）。

治法：泄热导滞，清肝宁神。

方药：调胃承气汤合栀子豉汤加味。制大黄6g，炙甘草6g，玄明粉（冲）5g，炒栀子10g，淡豆豉10g，酸枣仁15g，川连3g，7剂。

二诊：2018年7月24日。大便日解2次，无腹胀，睡眠已达7小时，烦躁易怒已除，胸闷消，头晕仍存。舌稍红，苔薄白，脉细。

方药：黄连温胆汤加减。黄连3g，姜半夏9g，陈皮9g，茯苓10g，炙甘草6g，竹茹9g，炒枳壳10g，天麻10g，太子参12g，珍珠母15g，7剂。

【释疑解惑】

1.学生问难：老师如何分析患者的各种病症？为何首诊以调胃承气汤为主方治疗？

老师解答：患者失寐的同时，兼见面奸、烦躁易怒、胸闷、头晕，此为肝气横逆、肝火上炎的症状；肝火过旺，下吸肾阴，症见腰酸、两目肿胀、性欲下降、性反感或厌恶；肝旺犯脾，症见胃纳欠佳；胸闷头晕与体重增加，恐有湿困之象。在诸多症状中，便秘腹胀应该是其中的要点，是肯綮，是关键。虽然火热引致便秘，然而便秘也反过来导致火势不减，烛光映天，上扰清空，导致失寐。

传统中医历来讲究"急则治其标，缓则治其本"。在《素问·标本病传论》中说："小大不利，治其标；小大利，治其本。"此话是什么意思呢？就是说，大小便不利的，先通利大小便以治其标；大小便通利的，则治其本。可见，当大小便不利时，首当其冲要通利大小便，在大小便不利成为诱发其他疾病的原因时，尤其是如此。

在清热通便方剂中，承气汤类方剂应该是最具代表性的方剂。在三承气汤中，大承气汤硝、黄并用，大黄后下，且加枳、朴，攻下力峻，为"峻下剂"，主治痞、满、燥、实四症俱全者；小承气汤不用芒硝，且三味同煎，枳、朴用量亦减，攻下力轻，称为"轻下剂"，主治痞、满、实而燥不明显者；调胃承气汤不用枳、朴，虽后纳芒硝，但大黄与甘草同煎，故泻下之力较前二方缓和，称为"缓下剂"，主治有燥、实而无痞、满之证。因为调胃承气汤为三方之中泻下最轻者，根据患者的便秘情况，我选用了调胃承气汤为主方来治疗。

纵观调胃承气汤，在《伤寒论》中经常被用来治疗精神情志之类的疾病。如"若胃气不和谵语者，少与调胃承气汤""伤寒十三日，过经，谵语者，以有热也，当以汤下之……若自下利者，脉当微厥，今反和者，此为内实也，调胃承气汤主之""太阳病，过经十余日，心下温温欲吐而胸中痛，大便反溏，腹微满，郁郁微烦。先此时自极吐下者，与调胃承气汤""阳明病，不吐、不下、心烦者，可与调胃承气汤"。该方之所以能够治疗谵语、心烦等精神情志疾病，原因还在于该方具有釜底抽薪的作用，火得清泻而神不熏灼，烦躁消除而智虑清明。借调胃承气汤来治疗肝火上炎的烦躁失寐，虽无人论及，实与上面治疗精神情志之病理无二致。

案中调胃承气汤为主方以通下，加川连直折心火，合栀子豉汤清热除烦，加酸枣仁可以助眠。药后便通烦除，胀闷顿消，睡意立现。

诚然，泻火的方剂有许多，助眠的方剂也不少，对于腑实热炎引起的失眠，承气汤加味不失为一种直截了当的快捷治疗方法，虽然此前人们绝少报道。

2.学生问难：老师二诊为何选用黄连温胆汤？我用柏子养心汤治疗是否可以？

患者二诊时，大便下通，火势已折，睡眠颇安，烦躁胸闷亦除。此时如果一再使用泻下之法，势必攻伐太过，耗及正气。考虑患者尚存头晕和体重增加的现象，尚有余热与湿困的因素，当继续清肃余热，消除内湿，因此选用了黄连温胆汤。

黄连温胆汤出自《六因条辨》卷上。原来是治疗伤暑汗出，身不大热，烦闭欲呕，舌黄腻的方药。由于该方是由温胆汤加黄连组成，所以具备清化痰热安神的功效，同时还有清泻心火的功效。方中加用天麻、珍珠母，化痰湿平肝火以除头晕，加太子参清补以扶正。

你所用的柏子养心汤加味，具有滋阴、养心、化痰、安神的作用，是一张治疗虚证失眠的方剂，但并不具备清泻实火的功效，此犹春雨之润物，不足以灭滔天之焰，故并非合适。

（高楚楚）

心　悸

初诊：2018年12月10日。王某，37岁。因"心悸4年"就诊。

患者月经周期不规则，周期23～37天，末次月经2018年11月27日来潮，经量中等，夹血块；无痛经，无腰酸，伴乳胀。4年前无明显诱因下出现心悸伴头晕，身冷，难以入睡，乏力，反胃，便秘。心电图示：正常，窦性心律，心率60次/分。西医诊断：窦性心动过缓。舌稍红，苔薄白，脉缓。

学生诊断：心悸（心阳虚型）。

治法：温通心阳。

方药：桂枝龙骨牡蛎汤加味。桂枝9g，炙甘草9g，龙骨30g，牡蛎30g，炒白芍10g，生姜3片，大枣6枚，火麻仁15g，阿胶（烊冲）10g，7剂。

老师诊断：心悸（心阳不足，水饮内停型）。

治法：通阳化饮。

方药：桂枝甘草汤合半夏麻黄丸加味。桂枝6g，炙甘草9g，半夏9g，炙麻黄9g，柏子仁30g，黄酒（冲）30mL，7剂。

二诊：2018年12月17日。心悸除，身冷好转，无反胃，无便秘，心率67次/分。口干，寐浅。舌淡红，苔薄白，脉缓。

方药：守上方加味。桂枝9g，炙甘草9g，半夏9g，炙麻黄9g，柏子仁30g，酸枣仁20g，黄酒（冲）30mL，7剂。

三诊：2018年12月24日。无心悸，心率69次/分，无梦，无反胃，自觉身冷明显好转，舌脉如上。

方药：守上方加量。桂枝12g，炙甘草9g，半夏12g，炙麻黄9g，柏子仁30g，酸枣仁20g，黄酒（冲）30mL，14剂。

四诊：2019年1月7日。月经2019年12月24日来潮，7天净。心率65次/分，无心悸，身冷消失。舌脉如上。

方药：守上方，火麻仁加至15g，7剂。

五诊：2019年1月14日。无心悸，心率72次/分。舌脉如上。

方药：守上方，7剂。

【释疑解惑】

1.学生问难：患者有脉缓、身冷等临床症状，老师是如何判断心阳不足、水饮内停的？

老师解答："心悸"或称"心下悸"。患者心悸4年，同时伴有身冷、脉缓的症状。脏器的形体归属于阴，脏器的功能归属于阳。心主脉，心动则脉动，脉动缓慢，又见身冷，显然属于心阳不足。患者同时还出现头晕、反胃的症状，这是什么原因引起的呢？心阳不足，阳光不照，寒地生湿，水饮渐成。水气凌心，心悸不愈；清阳受蒙，故见头晕；水饮渍胃，则见反胃。由此可见，患者一系列症状是由于心阳不足，水饮内停所致。至于便秘，也由阳气不足引起，在临床上就有一种阳虚便秘的证型。舌稍红与辨证不符，可以舍舌而从证。

2.学生问难：老师为何会用桂枝甘草汤合半夏麻黄丸治疗本病？

老师解答：心悸在《伤寒论》《金匮要略》中的真武汤、小柴胡汤、四逆散、桂枝甘草汤、炙甘草汤、小建中汤、茯苓桂枝甘草大枣汤、小半夏加茯苓汤、半夏麻黄丸条文中均有出现。从这些方剂分析，治疗心阳虚的条文有"发汗过多，其人叉手自冒心，心下悸欲得按者，桂枝甘草汤主之"，此方的药物，就是桂枝和甘草两味，可以温补心阳，治疗心悸；治疗水饮的条文有"卒呕吐，心下痞，膈间有水，眩悸者，小半夏加茯苓汤主之"和"心下悸者，半夏麻黄丸主之"。此两方中，半夏是共有的药物，前方有茯苓与生姜，后方还有麻黄。前者化饮的作用强一些，后者宣发阳气的作用优一些，通过麻黄舒发心阳，协同半夏通阳化饮，消除心悸。尤其是麻黄一味，现代药理研究显示其含有提高心率的麻黄碱，可以直接治疗窦性心动过缓问题，故我选用了后方。

3.学生问难：老师初诊为什么加用黄酒和柏子仁？患者的症状逐渐好转，老师为何逐渐加重桂枝和半夏的剂量？

老师解答：黄酒性温，有运行药力的作用，黄酒还可以促使患者的心率提高，有利于心阳的敷布。该案加用黄酒，是由于方中有了炙甘草、桂枝，所以组成与炙甘草汤相仿；方中加用柏子仁，其味甘，性平，功能养心安神、润肠通便，起到了比炙甘草汤中的火麻仁更加重要的作用。

随着治疗过程中患者心率的提高、心悸消失和身冷减轻，说明温补心阳和化除水饮的方法取得一定疗效。但身冷虽减而未除，为除穷寇，当用重兵，这就是逐渐加重桂枝和半夏的原因。

（高楚楚）

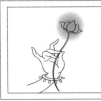

胃 痒

初诊：2021年7月29日。王某，56岁。

患者胃痒2个月，无泛酸，偶有嗳气，咽干，喜食醋。舌淡红，苔薄白，脉细。

学生诊断：嘈杂（肝郁脾虚型）。

治法：疏肝理脾，抑酸和胃。

方药：六君子汤加味。党参15g，炒白术15g，茯苓10g，炙甘草5g，陈皮6g，半夏6g，黄连3g，麦门冬9g，瓦楞子15g，3剂。

老师诊断：胃痒（胃阴不足，胃失和降型）。

治法：酸甘养阴，调气和胃。

方药：乌梅白糖汤加味。乌梅20g，白糖一匙，青皮10g，枳壳10g，炙甘草9g，桔梗9g，5剂。

二诊：2021年8月3日。服上药3剂后，胃痒、咽干均除。

【释疑解惑】

1.学生问难：胃痒症状古籍少见，本病病因、病机为何？

老师回答："胃痒"一症，古籍确实鲜见，《医方考》"雄矾瓜蒂散"条目下有云："虫家证也。主此方吐之。虫动则流涎，胃痒则令呕。"然此处的"胃痒"，仅仅是症状而已。

《素问·至真要大论》有"诸痛痒疮，皆属于心"之语，然此言仅针对体表疮痛痤痱而言，并不论及内脏。较《内经》问世稍迟的《难经·四十八难》在论及虚实时说："痒者为虚，痛者为实"，不以发病内外为辨，可补《内经》之不足。

如果以《难经》之言辨析胃痒现象，便可以得出一番结论——胃痒的原因在于胃虚。

胃虚，虚在哪里？是胃气虚？胃阳虚？还是胃阴虚？

如果属于胃气虚，患者必定出现乏力、纳少、脘胀的症状；如果属于胃阳虚，必定出现面色苍白、脘冷喜温的现象；通过排除法，剩下的唯有胃阴虚了。

为何胃阴虚会出现胃痒的症状？那是因为胃阴虚必定导致胃失濡养，一旦胃失濡养，必定导致胃燥；燥久必痒，这是生活常识。人们如果皮肤发生干燥，也会出现皮肤瘙痒的症状。

2.学生问难：老师为什么选择用乌梅白糖汤加味治疗本病？

老师回答：胃阴不足，应当益胃之阴。乌梅白糖汤出自清代名医彭子益《圆运动的古中医学》。原方用来治疗温病，其称："冬季寒水封藏不密，木气拔根，故冬温人死最多，惟乌梅白糖汤最能挽回。"方以乌梅味酸，能生津液，以养胃阴；白糖甘寒，滋阴泻火。乌梅与白糖配伍，酸甘化阴，相得益彰。益胃阴的药物颇多，如百合、石斛、麦冬、沙参等，为何这些药物没有选用？那是因为患者仅有轻度的胃阴不足，而未到胃阴损耗的严重程度。此时让其生津，得以濡润，便亦足矣。如果属于后者，乌梅白糖汤就鞭长莫及了。况且患者有喜食醋的爱好，投其所好，在治疗中十分重要，往往说明其所好即是其所需，这与口渴了需要喝水一样。我们常说在没有明确治疗把握时，有时的治疗是投石问路，而投其所好应该也算是走了一条捷径。加入青皮、枳壳，以调胃气；加桔梗、甘草，以利咽。

3.学生问难：我的辨证和治疗存在哪些不妥？

老师回答：你的辨证是肝郁脾虚，诊断病名是嘈杂，治法是疏肝理脾、抑酸和胃。如果患者属于肝郁脾虚，应当见到胸胁胀满、胃脘饱馁、泛酸嗳气的现象。但是患者除了嗳气之外，并没有出现其他的症状。你的诊断病名是嘈杂，虽然嘈杂也属于胃脘不适的一种症状，但又不同于胃痒。正因为在诊断方面出现了一点偏差，就导致你的治疗出现了偏离——疏肝理脾，抑酸和胃。

你治疗的主方是六君子汤加味，具有健脾燥湿的功效。对于胃阴不足的患者，施用燥湿的方法，无疑是雪上加霜，此是一；患者并无泛酸，而是喜食醋，而你的治疗方法却是"抑酸"，此亦与患者喜欢吃醋背道而驰。抑其酸，则不能化生胃津，不能濡润胃土，胃阴亏现象不能纠正。因此，用你的方法施治，一定不能祛疾，或许可能添乱，此是二。

（高楚楚）

腹泻、脱肛、便血

初诊：2020年5月20日。苏某，18岁。因"腹泻4年，伴脱肛痔血，痛经1年"就诊。

患者系高三学生，学习紧张，腹泻4年，大便不成形，每天2～3次；经期加重，水样便，每天6～7次；伴脱肛，痔疮出血。曾多次服用中西药治疗未愈。身体消瘦，面色苍白，有气无力。身高163cm，体重91斤。痛经1年，经期第一天痛经较剧，夹血凝块，冒冷汗，热敷后腹痛稍缓解，月经周期28～30天，经期4天，末次月经5月19日来潮。2019年胃肠镜检查无殊。中西医多方治疗，没有疗效。不喜冷饮，所食菜蔬中不能有一点油星，否则腹泻加重。舌淡红，苔薄白，脉细软。

学生诊断：泄泻（阳气下陷型）；痛经（虚寒型）。

治法：温阳补气，止泻止痛。

方药：淡附子3g，党参20g，干姜6g，炒白术10g，炙甘草5g，黄芪20g，吴茱萸3g，肉桂3g，艾叶10g，当归6g，诃子10g，3剂。

老师诊断：泄泻（寒热虚实错杂型）；脱肛（气虚型）；痔血（肠热型）；痛经（寒凝型）。

经期治法：温经散寒，活血止痛。

方药：少腹逐瘀汤加味。小茴香5g，干姜5g，延胡索10g，当归9g，川芎9g，蒲黄炭10g，五灵脂10g，肉桂粉5g，制没药5g，赤芍10g，六神曲10g，7剂。

二诊：2020年5月27日。月经5月19～22日，痛经减轻；大便1天3～4次，溏稀；痔血，怕冷。舌淡红，苔薄白，脉细软。

经后治法：温中健脾，清热理肠。

方药：附子理中汤加味。淡附片5g，炮姜6g，党参12g，炒白术10g，炙甘草6g，黄连3g，诃子10g，乌梅10g，川椒3g，苍术10g，神曲10g，7剂。

脏连丸（缺货）。

三诊：2020年6月3日。大便日解3次，第一次成形，之后烂溏；恶心，舌脉如上。

方药：守上方，加半夏12g，苏叶6g，7剂。

四诊：2020年6月10日。大便日解3次，不成形；痔血，舌脉如上。

治法：燮理阴阳。

方药：乌梅丸加味。乌梅10g，细辛3g，干姜3g，当归6g，淡附片6g，花椒3g，桂枝6g，党参12g，炒黄柏5g，黄连3g，补骨脂10g，益智仁10g，罂粟壳5g，7剂。

少腹逐瘀颗粒，一次1.6g，一日2～3次口服。

五诊：2020年6月17日。因为罂粟壳系民间讨来，患者家长不知用量5g是什么概念，随便剥下一点罂粟皮入药，大约每次连1g都不及。月经6月15日来潮，痛经减轻；大便次数每日2～5次，质软；面色少华。舌淡红，苔薄白，脉细软。

方药：乌梅丸加味。乌梅6g，细辛3g，干姜3g，当归6g，淡附片6g，花椒3g，桂枝6g，党参12g，炒黄柏5g，黄连3g，罂粟壳6g，赤石脂15g，石榴皮10g，补骨脂10g，益智仁10g，7剂。

六诊：2020年6月24日。6月18日大便日解2次，6月19日至今大便日解1次，成形；无脱肛，无痔血，口糜。患者说，现在终于像正常人一样大便了。舌淡红，苔薄白，脉细软。

方药：守上方，加升麻12g，7剂。

七诊：2020年7月2日。6月28日自服西洋参、石斛后，大便溏软2天，其余时间大便成形，日解一次，成条状；无脱肛，脐腹隐痛。外感2天，流涕喷嚏。舌脉如上。

方药：人参败毒散加味。党参15g，茯苓10g，川芎6g，羌活10g，独活10g，桔梗6g，枳壳10g，柴胡10g，前胡10g，甘草5g，罂粟壳4g，7剂。

八诊：2020年7月9日。大便正常，无脱肛，外感愈。舌淡红，苔薄白，脉细软。

方药：守6月17日方，加诃子10g，7剂。

九诊：2020年7月16日。月经7月12日来潮，大便日解2次，水样便，今大便成形，无脱肛，倦怠，痛经较前减轻。舌脉如上。

方药：补骨脂12g，益智仁12g，炮姜6g，五味子4g，赤石脂15g，党参15g，仙鹤草15g，络石藤15g，野荞麦根15g，湖广草15g，陈蚕豆10粒，7剂。

十诊：2020年7月23日。私下食冷饮后大便日解2次，或软。舌淡红，苔薄白，脉细。

方药：守上方，加淡附片10g，诃子10g，7剂。

十一诊：2020年7月31日。大便正常，已可吃油、食肉，多汗，舌脉如上。

方药：守上方，淡附片加至12g，加芡实20g，7剂。

十二诊：2020年8月7日。月经8月7日来潮，无痛经，大便正常。现可食肉类、油、凉物等。舌淡红，苔薄白，脉细。

方药：守7月16日方，炮姜改为9g；加淡附片12g，诃子10g，7剂。

【释疑解惑】

1.学生问难：患者久泄，老师从何角度辨证寒热虚实错杂？其中"热"从何辨别？

老师解答：患者水泻4年；又有脱肛、身体消瘦、面色苍白、有气无力、不喜冷饮、舌淡红、苔薄白、脉细软等一派脾胃阳气虚衰，中气下陷的现象。故其证为虚为寒。痛经剧烈1年，夹血块，喜热敷，为寒瘀蓄积胞宫，为寒为实。辨证之中有热，临床证据何在？就是痔疮下血。肠有蕴热，协热下行，损伤肠络，便见痔血。这肠热可由病初的湿热演变而来，随着久泻，湿热邪气渐尽，其热逐日式微，或病初之时，其热即轻，延绵至今。

总而言之，该案辨证为虚寒、实寒为主，兼有肠热。

2.学生问难：为何老师首诊不采用温阳止泻止痛之法？

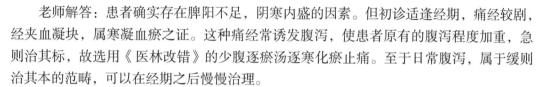

老师解答：患者确实存在脾阳不足，阴寒内盛的因素。但初诊适逢经期，痛经较剧，经夹血凝块，属寒凝血瘀之证。这种痛经常诱发腹泻，使患者原有的腹泻程度加重，急则治其标，故选用《医林改错》的少腹逐瘀汤逐寒化瘀止痛。至于日常腹泻，属于缓则治其本的范畴，可以在经期之后慢慢治理。

3.学生问难：老师二诊在附子理中汤加味的基础上加用脏连丸有什么含意？

老师解答：脏连丸为成药，含有黄连、黄芩、地黄、赤芍、当归、槐角、槐花、荆芥穗、地榆炭、阿胶、猪大肠，具有清肠止血补虚的作用；治疗肠热便血，肛门灼热，痔疮肿痛。其中的猪大肠还具有脏腑疗法的补肠作用，对于长期腹泻，大肠虚损，夹有热邪的患者，尤其合适。

由于脏连丸市场缺货，所以我在附子理中汤温补脾阳的基础上，加用了乌梅丸中的黄连、乌梅、川椒来调整肠胃功能，其中的黄连就是起到清肠热和监制热药的作用。

4.学生问难：老师四诊为何选用乌梅丸治疗？加用补骨脂、益智仁、罂粟壳用意何在？为何此次使用少腹逐瘀颗粒治疗？

老师解答：《伤寒论》称："伤寒脉微而厥，至七八日肤冷，其人躁无暂安时者，此为藏厥，非蛔厥也。蛔厥者，其人当吐蛔，今病者静，而复时烦者，此为脏寒，蛔上入其膈，故烦，须臾复止，得食而呕；又烦者，蛔闻食臭出，其人常自吐蛔。蛔厥者，乌梅丸主之，又主久利。"乌梅丸是治疗厥阴病的主方，是一张寒热并用、"又主久利"的方药，十分切合医案的病机，所以选用了此方。

乌梅丸虽有燮理阴阳、调整肠胃功能的效果，但对于久泻病重的患者，还缺乏治标的固涩之功。方中加用补骨脂、益智仁，取益肾固涩的四神丸之意。其中最值得一提的是罂粟壳一味，该药具有非常良好的固肠止泻功效，是其他固涩药物不能比拟的。唯其药源匮乏，目前临床很少有人使用。

首诊正值经期，痛经已然发生，所以选用少腹逐瘀汤治疗，以汤剂解燃眉之急；此次是月经来潮之前，以预防痛经为主，所以选用少腹逐瘀颗粒，可以缓图。

5.学生问难：七诊时患者外感，老师为何选用人参败毒散加味治疗？

老师解答：治疗外感的方剂甚多，其中唯有人参败毒散在喻嘉言的《寓意草》一书中被称为具有"逆流挽舟"的作用。所谓的逆流挽舟，是指治疗外邪陷里而成之痢疾（腹泻），因而该方除了解表之外，也具有调整胃肠功能的止泻效果。

6.学生问难：九诊之时为何不"效则守方"，而是改用补肾敛肠为主，兼温阳健脾的方药？蚕豆在此方中有什么功效？

老师解答：患者经过近2个月的治疗，诸多症状已经缓解，以前的治疗是标本兼顾，既温脾清肠，又止泻，九诊之后的治疗则以治本为主。久病伤肾，故在使用四神丸温补脾肾阳气、固涩止泻的同时，配用温州民间药方之"四肾"——仙鹤草（称为肾草）、络石藤（又名拉屙肾）、野荞麦根（又称花麦肾）、湖广草（又称荔枝肾），取其补肾止泻，因为肾司二便。蚕豆其形像肾，性平，味甘，归脾、胃经，具有补中益气、涩精实肠的功效，可以治疗脾胃气虚、食欲不振、大便稀薄，陈年者尤胜。

7.学生问难：我的处方存在哪些不妥的地方？请老师指正。

老师解答：你的辨证、治法、处方，从大处评论，用温阳补气、止泻止痛的方法，选用附子理中汤加味并没有错。只是一派温热，缺少一点清热，这种一边倒的治法，并不切合患者的实际情况。如果患者服用一派温热的药物，即使腹泻得到控制，脱肛便血的情况也会越来越厉害，况且寒热并用，对于久泻的治疗也是十分有裨益的。

（徐道芬）

便 秘

初诊：2014年7月7日。陈某，25岁，未婚。

大便不解，秘结1年，平时经前一周至行经期间可以解3～4次大便，其余时间均不解大便，大便既粗又硬，因努责过度常导致阴道反复出血并加重6个月。便秘期间无腹胀，也无矢气；但进食后胃脘胀满，无食欲，一餐仅吃半碗饭。曾试服通便西药，疗效不佳。正常身高，人体消瘦，体重仅84斤。末次月经6月27日来潮。舌淡红，苔薄白，脉细。

学生诊断：便秘（血虚肠燥气滞型）。

治法：养血，行气，润便。

方药：枳壳10g，厚朴10g，熟地黄15g，何首乌15g，当归9g，麻子仁10g，桑椹15g，肉苁蓉10g，7剂。

老师诊断：便秘（肠腑燥结，气滞不通型）。

治法：行气，润燥，通便。

方药：小承气汤加味。枳壳10g，厚朴10g，制大黄6g，郁李仁10g，炒莱菔子10g，麦芽60g，生白术30g，生怀山药30g，小麦50g，羌活10g，威灵仙10g，7剂。

二诊：2014年7月16日。服药期间，每日解便稀2次，伴轻微腹痛，胃脘饱胀消除，食欲明显增加，每餐进食一碗，肛门开始时有排气。今停药后，大便未解2天。舌淡红，苔薄白，脉细。

方药：枳壳15g，厚朴15g，制大黄6g，大腹皮15g，炒莱菔子10g，麦芽60g，小麦50g，羌活10g，威灵仙10g，7剂。

三诊：2014年7月23日。月经7月23日来潮；服药后，每日排便一次，成形，纳可，矢气。舌淡红，苔薄白，脉细。

方药：守上方，去小麦；加当归15g，川芎15g，益母草30g，5剂。

四诊：2014年7月28日。经水将净，每日排便一次，便软2天，矢气。舌淡红，苔薄白，脉细。

方药：槟榔10g，厚朴10g，炒麦芽60g，神曲10g，苍术10g，陈皮10g，薤白10g，山楂10g，炙甘草6g，7剂。

五诊：2014年8月6日。大便正常，纳可，舌脉如上。

方药：守上方，加薏苡仁30g，7剂。

【释疑解惑】

1.学生问难：便秘患者十分多见，像此类患者经行方便的闻所未闻。中医应该如何理解此种现象？

老师解答：该患者的大便困难与任何其他的便秘没有本质上的区别，但是只在经前和经期排便，其余时间均不排便，这种周期性的排便现象是罕见的，一个月中有20多天不排便，确实称得上是比较严重的便秘。

如何理解上述的排便现象呢？在中医妇科临床中，有一种称为经行腹泻的疾病，即每届经期或经期临近，患者便会出现腹泻或大便变得松软，或大便次数增多的现象。通常此病多发生于脾阳不足或肾阳不足的患者，因为她们对于水湿的运化能力是有限的。经期或经期临近，阴血聚敛，下行胞宫，水湿随之而下，肠腑浸润，不能化除外运，便发为腹泻。水湿随阴血下行的机理发生在严重便秘的患者身上，就会见到经期排便，平时不排便的怪异现象。现代医学对于经期腹泻现象的解释，是由于子宫内部前列腺素释放，导致肠道蠕动功能的增强所致。

2.学生问难：上述的思路会给我们的治疗带来怎样的启示呢？

老师解答：患者水血下聚之际方能排便，说明肠腑缺少水血的濡润，致使平时肠腑燥竭而不能排便。古代中医有"增水行舟"治疗便秘的方法，就是运用滋阴增液的药物，如生地黄、玄参、麦门冬、天门冬、女贞子等药物来濡润肠腑，治疗便秘。那么，增水行舟法是否适用于此患者呢？答案是否定的。原因很简单，因为增水行舟法大多用于热病导致的津液耗损，肠腑燥热出现的一时便秘。而患者"大便不解，秘结1年""加重6个月""人体消瘦"，已属沉疴，况且"进食后胃脘胀满"，纳呆，下不通，上难进，大有阻滞积结之虑。当务之急是开通肠道，排除污浊。贸然进滋阴增液泥膈之品，积结难排，痞塞不通便现。

你的处方以养血滋润为主，有熟地黄、何首乌、当归、火麻仁、桑椹、肉苁蓉之属；以行气助运为辅，有枳壳、厚朴。然而积结未除，"胃脘胀满，无食欲"仍在，疾未去而先安内，有操之过急之嫌。

3.学生问难：小承气汤是一张轻下热结的方剂，以治疗痞满实为特征的阳明腑实轻证。此患者便秘期间无腹胀，仅进食后胃胀，说明稍有气滞，用厚朴、枳壳之类理气药即可，为何还要加制军这样的峻下之药呢？制军有活血功效，患者已有"努责常致阴道反复出血并加重6个月"的症状，这样不会有加重阴道出血之弊？

老师解答：从现代医学的角度看，经期之外既不排便又不排气，说明肠道的蠕动功能之弱，不足以推送粪便、浊气的排出。《素问·标本病传论》说："小大不利治其标；小大利治其本。""先小大不利而后生病者治其本。"所以，排便、通气成为首诊的要务，具有旗开得胜的重要意义。

患者便秘1年，一月之中不大便长达半月之久，便形粗硬，进食脘胀，积习日深，已成宿便，具备痞满燥实的特点。由于经期将近，经前大便本可自通，故在诸承气汤中选用轻下热结的小承气汤加郁李仁来治疗，以免过下而伤正。选用承气汤，大黄或不可少，关键在于大黄选用的生熟、多寡、先下后入。大黄虽为攻下之剂，且具有活血之功，但经炮制后，攻下之力已折，活血之效亦弱，如果制成大黄炭，非但攻下活血之力更弱，还增添止血之效。阴道出血是便秘努责之果而非因，一旦便秘问题解决了，阴道出血也就迎刃而解了。

4.学生问难：老师在使用小承气汤的同时，又加用了生白术、生怀山药等健脾胃的药物，这些药物会不会影响了小承气汤的通下作用？

老师解答：白术、山药均属于健脾药物。脾有阴、阳之属，功有濡、燥之偏。药有生、炒之别，性有润、熵之异。白术味苦、甘，性温。《医学启源》称"和脾胃，生津液"；《本草便读》称"白术之补脾燥湿，当与陈皮、茯苓同用，否则恐有滞性，以其中含津液，是以能闭气，故又宜土炒用之。"可见，生白术生津为优。《伤寒论》说："伤寒八九日，风湿相搏，身体疼烦，不能自转侧，不呕不渴，脉浮虚而涩者，桂枝附子汤主之；若其人大便硬，小便自利者，去桂加白术汤主之。"大便硬，加白术四两，为《伤寒论》内服汤剂中白术的最大用量，说明白术有通便作用，用量宜大，生品则疗效更佳。山药味甘，性平。《本草经读》称："生捣，最多津液而稠黏，又能补肾而填精，精足强阴。"《本草求真》云："入滋阴药中宜生用，入补脾内宜炒黄用。"益脾润肠皆取生品，故白术、山药一物而两用，生可养脾润肠，炒可健脾燥湿。小麦味甘，性凉，《本草纲目》称"生食利大肠"，说明小麦具有润滑肠腑的功效。此三生之品，皆可益脾阴、助运化、润肠腑，对于脾阴不足、脾虚失运的便秘是首选的药物。三味药物与攻下的小承气汤配伍，有协同的一面，又有制约的一面，这样的配伍就比较完美。

5.学生问难：老师一诊选用炒莱菔子、麦芽、羌活、威灵仙有何涵义？

老师解答：《滇南本草》记载莱菔子"下气宽中，消膨胀……攻肠胃积滞"；《本草正》称麦芽能"宽肠下气"，故莱菔子与麦芽在方中协同枳壳、厚朴行导滞气。但与枳壳、厚朴不同的是，此两药还具有消食醒脾之功。《本草述钩元》说："盖便秘患于燥，燥者血不足，用羌活举阴以升而裕血之用……可漫以风剂例视乎哉？"《本草备要》称威灵仙治"大小肠秘"。《鸡峰普济方》中有威灵仙丸一方（配伍黄芪、枳壳），治老年津枯便秘。故羌活与威灵仙在方中协同助大黄通下之力，但与大黄通下作用不同的是，此两药还具有风药的升举作用，一降一升，有利于肠腑功能的恢复。

6.学生问难：请老师分析每诊治疗方法的变化和用意。

老师解答：首诊以通便行气导滞为主，二诊腑通便去之后，胀消气排，胃纳倍增，除生白术、生山药润肠，益枳壳、厚朴行气。三诊适值经期，加归、芎、益母和血畅流。四诊经水将净，仍排软便，肠有留湿，治以行气燥湿的平胃散加味。五诊大便恢复正常，上方加薏苡仁健脾助运以收功。

（米海霞）

遗 矢

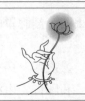

初诊：2018年11月6日。章某，20岁。

大便成形，3～4天一解，急而难忍，不立即登厕即遗矢，近2个月已经5次遗矢。矢气频多一年。其父亦有如此遗矢现象。舌淡红，苔薄白，脉细。

学生诊断：遗矢（心肾两虚型）。

治法：调补心肾，涩肠固脱。

方药：桑螵蛸散加味。桑螵蛸15g，远志10g，石菖蒲10g，龙骨30g，党参15g，茯神10g，当归9g，炙龟甲10g，黄芪15g，升麻10g，5剂。

老师诊断：遗矢（肠运无力，固涩无权型）。

方药：脾约麻仁丸（分吞）12g，诃子30g，芡实30g，金樱子20g，木香10g，槟榔10g，厚朴10g，7剂。

二诊：2018年11月13日。大便1～2天一次，难忍、遗矢现象未发生，矢气不多，舌脉如上。

方药：守上方，7剂。

三诊：2018年11月20日。大便每日一次，稍软，难忍、遗矢现象未再发生，舌脉如上。

方药：守上方，加炒白术10g，7剂。

四诊：2018年11月27日。无遗矢现象，矢气不多，大便稍软，每天一行，经期将近，舌脉如上。

方药：守上方，去白术；加苍术10g，香附10g，7剂。

五诊：2018年12月18日。随诊大便正常。

【释疑解惑】

1.学生问难：如何理解遗矢？遗矢的病因病机是什么？

老师解答：遗矢有两种解释，其一是排解大便，其二是大便失禁。前者如《史记·廉颇蔺相如传》中奸臣郭开对赵王所说："廉将军虽老，尚善饭，然与臣坐，顷之三遗矢矣。"这便是"一饭三遗矢"的典故。该医案所说的遗矢，是指大便失禁。

唐代王焘的《外台秘要》记载："病源大便失禁者，大肠与肛门虚冷滑故也。肛门，大肠之候也，俱主行糟粕，既虚弱冷滑，气不能温制，故使大便失禁。"宋代赵佶的《圣济总录》称："大肠为传导之官，掌化糟粕，魄门为之候。若其脏寒气虚，不能收敛，致化糟粕无所制约，故遗矢不时。"由此可见，大肠虚寒，不能温摄，是导致遗矢——

大便失禁的原因。除此之外，大肠感受湿热之邪，如湿热痢疾、腹泻窘迫，或腹泻日久，也可以见到遗矢的现象；肾司二便，年老体弱，肾气虚衰，关门不利，也经常出现遗矢的现象。

2.学生问难：老师对该患者的遗矢症状是如何分析的？

老师解答：患者芳龄二十，体形并无虚象，故不属于体虚之例；大便成形，3～4天一解，也无腹泻不禁之虞。那她的遗矢应当起因于什么呢？《灵枢·平人绝谷》称："胃满则肠虚，肠满则胃虚，更虚更满，故气得上下，五脏安定，血脉和利，精神乃居，故神者，水谷之精气也。"以上文字，说明胃与肠均有排空的功能，当饥饿进食时，胃是充满的，肠还是处于空虚状态；当食物从胃进入肠之后，胃变得空虚，而肠则处于充满状态。可见，胃肠的"更虚更满"是一种节律性的更替现象。虽然文中并没有提及排便，但人的排便具有节律现象。当肠道充满时，便产生便意；排便之后，肠道处于暂时的空虚状态，便等待下一次的充满。

根据患者3～4天才排解一次大便，这就容易造成肠道的过度充盈；而肠道的过度充盈，就会造成排解大便的急逼状态，导致遗矢。由此可见，患者肠道失去"更虚更满"的排便节律，是导致她遗矢的根源。然而，大便数天一解的人，却极少发生遗矢的现象。导致遗矢的最后一个关键，便是魄门——肛门。魄门失约，也参与遗矢的病因之中。总而言之，肠道失去更虚更满的排便节律，魄门失去有效的约束能力，使患者出现遗矢。

3.学生问难：老师既用通便的麻仁丸，又用固涩的诃子、芡实、金樱子，两者作用相反，用意何在？

老师解答：《伤寒论·辨阳明病脉证并治》记载："趺阳脉浮而涩，浮则胃气强，涩由小便数，浮涩相搏，大便则硬，其脾为约，麻子仁丸主之。"方中有小承气轻下热结，麻仁、杏仁、白芍、蜂蜜均是甘缓之品，以制小承气泻下之性，组方和缓，又成丸剂，可以润下燥屎。患者既为遗矢，又使用润下通便的药物，貌似通因通用，其实我的用意并非在此。我使用麻子仁丸的目的，只是要改变患者3～4天才解一次大便的不良现象，恢复她的肠蠕动功能，达到每日大便一解的良好生理状态。这样，肠道可以出现节律的"肠满""肠虚"交替现象，不至于使肠道过于满盈，更不会因大便积聚而导致排便窘迫现象。

除了恢复患者正常的规律性排解大便之外，又要恢复魄门的约束能力，这就是该案使用诃子、芡实、金樱子收敛类药物的原因。

至于使用木香、槟榔、厚朴，是因为患者肠道有积气，矢气频多的原因。调气药物除了可以排除肠道积气之外，还有助于缓解肠道的紧张度，缓解排便前的窘迫感。

4.学生问难：我所用的桑螵蛸散是否合适？

老师解答：桑螵蛸散出自宋代寇宗奭的《本草衍义》，治疗阴血亏虚、心肾不交致滑精、遗尿、尿频、健忘等症。可见，桑螵蛸散针对的是肾虚不固，不能固涩小便的患者，而非解决大便失禁问题。其次，全方也未能解决患者3～4天一解的便秘问题。如果便秘问题不解决，就无法建立患者肠道更虚更实，每日排解一次大便的习惯，遗矢的问题还是终究不会得到解决的。

（高楚楚）

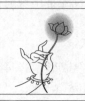

腹　胀

会诊一：2018年8月15日。张某，54岁。

下腹胀3年，加重2个月。下腹部隆起，如孕4月，喜按，大便羊屎状，矢气多难排。平素月经规则，末次月经8月13日来潮，已连续吃番薯10天以排气，纳寐可。2017年4月，曾因尿失禁行手术治疗，具体不详。4天前B超提示：子宫腺肌症，子宫三径之和20.8cm，内膜厚度6mm，左侧卵巢23mm×10mm，右侧卵巢显示不清。生育史：1-0-3-1（顺产）。身体检查：下腹部皮下脂肪偏厚，叩诊呈鼓音，腹围83cm。舌淡红，苔薄白，脉涩。

学生诊断：腹胀（脾虚气滞型）。

治法：燥湿健脾，行气导滞。

方药：厚朴10g，槟榔10g，枳壳10g，木香10g，苍术10g，大腹皮15g，砂仁5g，炒谷芽15g，炒麦芽15g，陈皮6g，5剂。

老师诊断：腹胀（气滞肠燥型）。

治法：通腑除满，燥湿导滞。

方药：小承气汤合诃黎勒散加味。枳实50g，制大黄6g，厚朴10g，诃子30g，大腹皮15g，麦芽30g，赤小豆30g，3剂。

会诊二：2018年8月18日。腹胀较前好转，测腹围80.5cm；大便每天2～3次，羊屎状，欲矢气难排；纳可，寐安。舌淡红，苔薄白，脉涩。

方药：守上方，加厚朴至20g，7剂。

会诊三：2018年8月25日。腹胀已除，大便每天6～7次，有时溏，无矢气，自觉已舒服。舌淡红，苔薄白，脉涩。

方药：守上方，改炙大黄为3g，7剂。

会诊四：2018年9月3日。腹胀已除，大便日解4～5次，成形，质软，矢气顺利。舌淡红，苔薄白，脉涩。

方药：赤小豆30g，枳壳50g，诃子30g，槟榔10g，乌药10g，厚朴10g，麦芽30g，苍术10g，木香10g，7剂。

【释疑解惑】

1.学生问难：患者术后腹胀喜按，病程日久，辨证是否应为虚证？

老师解答：患者因尿失禁经过手术治疗，时间仅仅一年，而她的腹胀发病已经3年，从时间来看，手术与腹胀两者之间没有因果关系。至于病程的长短，也与虚实无直接关系。虽然发病时间短的多见实证，发病时间长的常导致体虚，但该案的虚象仅仅见到腹部喜按，也并非必定为虚证，还应该结合更多的症状来分析。

患者的体貌并无虚象，唯见腹胀、便秘、矢气难、脉涩诸症，应该考虑此病起因于气滞肠燥。然而患者却试图通过吃番薯的办法来排解胀气，虽然此物含有纤维素可以润便，但对于便秘严重者，仅仅是杯水车薪，无济于事；对于胀气者，非但不能帮助排气，反而还会增加产气，而使病情加重。

你的辨证是脾虚气滞，治疗方法是燥湿健脾、行气导滞。但是分析你的药方，只有行气药物与消食药物的组合，而缺少健脾药物。撇开辨证来说，这里存在理法与方药的脱节问题。

2.学生问难：一般见腹胀病，多用行气法治疗，老师为何想到用攻下法？

老师解答：对于气滞引起的腹胀，行气法是大法。当然还有其他方法，譬如虚胀，就要运用补气的方法来治疗。

气滞会导致便秘，因为运行无力；便秘会引起腹胀，因为气无出路。两者互为因果，可使病情加剧。便秘日久导致肠燥，因为肠道失去濡润；肠燥又会加重便秘，如同无水行舟。两者也互为因果。对于伴有严重肠燥便秘的腹胀，单纯行气的方法往往会显得力不从心，有时反而加重病情。因为行气药物只是解决了大便运行的动力，而无法使干燥的肠道得到润滑，况且大多数行气药物还具有燥湿耗津的负面作用。既使肠道润滑，又能通下大便的方药有哪些呢？譬如大承气汤、小承气汤、脾约麻仁丸、增液承气汤等。其中兼具行气功效的是大、小承气汤。由于患者疾病尚未达到需要急下的严重程度，所以选用小承气汤最为合适。

3.学生问难：小承气汤中枳壳的剂量为何用50g？诃子涩肠止泻，为何用在这里？

老师解答：小承气汤原方的剂量是大黄四两，厚朴二两，枳实三枚大者（9g）。其中，大黄的剂量最大。而我的处方是枳实50g，制大黄6g，厚朴10～20g。大黄量最小，枳实的量是大黄的8倍多，厚朴的量是大黄的1.5～3倍。我的用药剂量改变是根据患者腹胀加重、下腹膨隆、大便燥结、矢气难排的症状而做出调整的，突出了原方的行气功效。

其实，仲景的方剂非但存在药物的变化，同样存在剂量的变化，以适应临证的需要。所谓方随证变，丝丝入扣是也。譬如桂枝汤、小柴胡汤、承气汤都有它们的系列类方，这是方药的药物组成变化；而药物组成相同，剂量变化的方药，更是屡见不鲜，譬如小承气汤、厚朴三物汤和厚朴大黄汤，此三方药物组成完全相同，但是用药剂量不同。厚朴大黄汤中大黄六两，枳实四枚（8g），厚朴一尺（30g）；厚朴三物汤中大黄四两，枳实五枚（10g），厚朴八两。我将小承气汤的药物剂量变更，便是遵照气滞重于便秘这一症状而来的。

《金匮要略》中有诃黎勒散一方，是治疗大便与矢气并下的"气利"方剂，独此一味，足以显现其行气之功。我这里重用诃子30g，正基于此。临床医生常常只将诃子作为收敛固肠的药物，而忘却了它的行气功效，这是不全面的。《本草正》称麦芽能"宽肠下气"，是一味消食助运的药物；《本草再新》称赤小豆能"宽肠理气"，是一味调气消胀的绝好药物，再加上大腹皮以增强小承气汤理气除胀的功效。

（高楚楚）

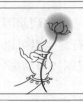

顽固性咳嗽

初诊：2019年12月16日。张某，56岁。因"白血病骨髓移植术后2年，反复咳嗽2年"就诊。

患者2016年发现患白血病，2年前于上海瑞金医院行骨髓移植，术后至今反复阵发性咳嗽，伴头痛，多次在上海瑞金医院、上海长海医院、温州附一医呼吸科进行中西医结合治疗，均无效。现咳嗽咳痰，痰色白质黏，难咳出，以日间为主。自述口服甲司坦片、氯雷他定片、拜复乐片后，症状稍缓解。反复口腔溃疡，晨起口微苦，口干，两手掌绯红，胃纳欠佳，夜寐尚安，大便难。2019年11月15日查CT示两肺散在性炎症，较前部分吸收，肝膈顶钙化灶。舌淡红，苔腻微黄，脉弦滑而数（104次/分）。

学生诊断：咳嗽（阴虚火旺型）。

治法：疏肝泻火，滋阴润肺。

方药：桑白皮9g，地骨皮10g，黄芩10g，柴胡10g，桔梗9g，蝉蜕6g，炒白芍19g，牡蛎30g，杏仁10g，浙贝母15g，5剂。

老师诊断：咳嗽（痰热伤肺型）。

治法：清肺润肺，化痰止咳。

方药：黄连温胆汤加味。黄连3g，茯苓10g，半夏9g，枳壳10g，竹茹9g，陈皮9g，炙甘草6g，芦根30g，浙贝母10g，瓜蒌皮10g，天花粉10g，海浮石20g，罗汉果10g，鲜竹沥（冲服）2支，3剂。

雪羹汤（海蜇、荸荠适量），自配制后生食。

二诊：2019年12月19日。咳嗽减半，痰量亦少，头痛消失，大便正常。舌淡红，苔薄腻，脉数，心率93次/分。

方药：守上方，加胆星10g，远志10g，4剂。

猴枣散，每次2支，每日2次服用。

雪羹汤（海蜇、荸荠适量），自配制后生食。

三诊：2019年12月23日。吃糯米食品后，咳嗽略增，大便稍难，心率84次/分。舌脉如上。

方药：守12月16日方，改瓜蒌皮为蒌实30g，加桑白皮15g，3剂。

四诊：2019年12月26日。咳嗽续见好转，痰量减，易咳出，口微苦，大便改善。心率81次/分，舌脉如上。

方药：黄连温胆汤加味。黄连3g，茯苓10g，半夏9g，枳壳10g，竹茹9g，陈皮9g，

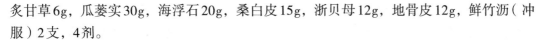

炙甘草6g，瓜蒌实30g，海浮石20g，桑白皮15g，浙贝母12g，地骨皮12g，鲜竹沥（冲服）2支，4剂。

猴枣散每次2支，每日2次服用。

雪羹汤（海蜇、荸荠适量），自配制后生食。

五诊：2019年12月30日。咳嗽明显好转，一天偶咳几声，喉部觉痰瘩，大便稍硬，颗粒状。舌淡红，苔薄白，脉细，心率正常。

方药：黄连温胆汤加味。黄连3g，茯苓10g，半夏9g，枳壳10g，竹茹9g，陈皮9g，炙甘草6g，海浮石30g，礞石10g，制大黄5g，瓜蒌实30g，桔梗9g，浙贝母10g，桑白皮15g，鲜竹沥（冲服）2支，7剂。

猴枣散，每次2支，每日2次服用。

雪羹汤（海蜇、荸荠适量），自配制后生食。

六诊：2020年1月6日。咳嗽除，大便正常，稍倦。舌脉如上。

方药：守上方，加南沙参15g，7剂。

猴枣散，每次2支，每日2次服用。

【释疑解惑】

1.学生问难：患者咳嗽因何而发？为何缠绵两年不愈？

老师解答：从发病的时间前后来看，咳嗽发生于患者骨髓移植之后。白血病患者的身体状况到了需要做骨髓移植手术的时候，通常已经不容乐观。骨髓移植手术是一种创伤，术后患者要一直服用免疫抑制剂，也会造成人体免疫能力的下降。《素问·刺法论》称"正气存内，邪不可干"。因此，患者的咳嗽初起于身体虚弱，也就是本虚，本虚不足以抵御外邪，便成为本虚标实的咳嗽。经过2年的治疗和生活调养，患者身体状况有所恢复，但咳嗽仍然缠绵不愈。

就诊时，已经很难分析患者开始咳嗽属于哪种证型，但从当前的临床表现分析：咳痰色白质黏、难咳出、苔腻微黄，说明是肺热炼津的痰热咳嗽；反复口糜、口苦、口干、纳欠、便难，为肺胃有热，移热于大肠，阴津有伤而致；两手掌绯红，为血分有热；脉弦滑而数，也证明痰热内蕴。所有的症状，都指明目前是一种实证，而非虚证。

通常的咳嗽，仅仅是伤及肺卫，进行宣肺化痰止咳之类的治疗，便很容易使患者康复。一旦迁移日久，炼津为痰，脏腑化热，伤及阴津，没有正确的治疗就难以取效。

2.学生问难：老师为何用黄连温胆汤治疗？为何还要加用雪羹汤及猴枣散？

老师解答：黄连温胆汤出自《六因条辨》，即我们熟悉的温胆汤加上黄连。原用于治疗伤暑汗出，身不大热，烦闷欲呕，舌苔黄腻的方药。温胆汤具有燥湿理气，和胃化痰的功效；加黄连一味，突出了清化痰热的作用。

根据患者咳嗽日久、难以排出、口苦口干的情况，此痰已属化热的老痰，且有伤阴之象。仅用一张黄连温胆汤是远远不够的，所以还要加芦根、天花粉以清肺胃之热，化痰生津；加浙贝母、瓜蒌皮、罗汉果、鲜竹沥以清肺化痰止咳，其中瓜蒌皮还有润便作用；海浮石味咸，具有化老痰顽痰的作用。

雪羹汤出自清代王晋三的《绛雪园古方选注》，其曰："羹，食物之味调和也；雪，喻其淡而无奇。海蜇味咸，荸荠味甘酸咸，皆性寒而质滑，有清凉内沁之妙。凡肝经热厥，少腹攻冲作痛，诸药不效者，用以泄热止痛，捷如影响。"后人常用此方治疗顽痰咳嗽，而厌药味者，颇为合拍。方中海蜇咸寒，可以清热软坚化痰；荸荠味甜多汁，清脆可口，具有生津止渴、利肠通便、清肺化痰的功效，生用效果更好。此方对于患者，可谓十分合适，天衣无缝。温州人日常也用荸荠治疗肠热的便秘，如果小孩误吞异物入腹，也会用荸荠来润便，排出异物。

猴枣散名见于《古今名方》，主治小儿急惊风，四肢抽搐，痰多气急，发热烦躁，喉间痰鸣。常制作成中成药，便于服用，主要由猴枣、羚羊角、沉香、礞石、川贝母、天竹黄、麝香等组成。可清热化痰，镇痉开窍。二诊加用猴枣散的目的，是加强清化痰热、平肝息风的作用，以解决患者手掌绯红、脉弦滑数，预防痰热动风。

3.学生问难：老师在诊疗中除了记录舌脉之外，十分关注患者的心率变化，又是为何？

老师解答：因为患者的心率是疾病治疗过程中的一个风向标，具有重要的参考价值，尤其是当患者具有内热的情况，会直接反映到脉象中来。数脉为热，这是大家都熟知的。患者每诊一次，心率都下降10次或者接近10次。第三诊时，心率已经从原来的每分钟104次下降到84次，恢复了正常，这效果是非常惊人的。随着数脉的消失，患者咳嗽减半，痰量亦少，头痛消失，大便正常，充分表明了内热的泄去，肺热的肃清，肠道的清通，诸疾向愈。

4.学生问难：请老师点评一下我的方药，能否适用于该患者病情？

老师解答：你的处方治法是疏肝泻火，滋阴润肺。方中含有泻白散、小柴胡汤的影子，当然还有其他药物。这里滋阴用泻白散，却没有知母，已缺乏润肺之品；用小柴胡汤的柴、芩、芍泻肝火，这是此家着火去救那家，找错了对象，应当清泻肺火才为正治。至于桔梗、牡蛎、杏仁、浙贝母用来化痰，则无可厚非，用解表的蝉蜕就令人不解了。

总结你的用药，存在清热润肺不足、化痰药力偏轻、通润大便欠缺的弱点，其结果不能愈疾，存在病情一再延续的可能。

（高楚楚）

咳嗽痰咸

初诊：2015年4月9日。林某，49岁。

咳嗽4个多月未愈，起初干咳、咽干，随后咳白色泡沫稀痰、甚咸，与盐无异；咳嗽剧烈时，尿失禁；晨起口苦，夜寐差，多梦，夜尿4～6次，纳可便调。月经失调1年余，周期、经量均不定，潮热6个月。舌淡红，苔白腻，脉濡。

学生诊断：咳嗽（气阴两虚型）。

治法：补肺纳肾，益气养阴。

方药：黄芪10g，太子参10g，山药20g，益智仁10g，乌药10g，蛤蚧10g，生地黄20g，五味子9g，胡桃仁10g，川贝母（吞服）3g，7剂。

老师诊断：咳嗽（肺肾两虚，肾水上泛型）。

治法：益肾温肺，化痰蠲饮。

方药：金水六君煎合三子养亲汤加减。当归6g，熟地黄12g，陈皮9g，半夏10g，茯苓10g，炙甘草6g，炒莱菔子10g，苏子10g，白芥子3g，金沸草10g，5剂。

二诊：2015年4月14日。咳嗽痰咸明显减轻，无夜尿。舌脉如上。

方药：守上方，加川贝（吞）3g，桔梗5g，6剂。

三诊：2015年4月20日。咳嗽痰咸如上，舌脉如上。

方药：金水六君煎加金沸草10g，海浮石20g，川贝母（吞）3g，百部10g，苏子10g，诃子10g，7剂。

药后咳止痰消。

【释疑解惑】

1.学生问难：我和老师的辨证均在脾肾二脏，皆认为脾肾阴虚致患者咳嗽难愈，用方用药区别怎么那么大呢？

老师解答：我们处方用药的区别这么大，分析起来还应该从源头说起，是因为我们对该案病机认识的差异。从你的方药分析：对患者病机的认识是肺气不足，肺阴虚，肾不纳气；而我对患者病机的认识是肺肾虚，痰水泛。正因如此，我们的治疗原则、遣方用药一步步推导下来，就会出现越来越大的差异。这就是《礼记·经解》所说："君子慎始，差若毫厘，缪以千里。"因此，你会使用黄芪、太子参、山药健脾益气，益智仁、蛤蚧、五味子、胡桃仁补肾纳气，生地黄、川贝母养阴润肺，乌药调气。而我的治疗原则是益肾温肺，化痰蠲饮，所以用金水六君煎合三子养亲汤。

2.学生问难：请老师谈谈金水六君煎。

老师解答：金水六君煎出自《景岳全书》卷五十一："若脾肾气虚而兼咳嗽者，金水六君煎。""肾气不足，水泛为痰，或心嘈呕恶，饥不欲食，或年及中衰，血气渐弱，而咳嗽不能愈者，悉宜金水六君煎加减主之，足称神剂。""若虚在阴分，水泛为痰而呕吐者，宜金水六君煎。""若脾肾虚寒，痰滞咳嗽而恶心者，金水六君煎。""金水六君煎治肺肾虚寒，水泛为痰；或年迈阴虚，血气不足，外受风寒，咳嗽呕恶，多痰喘急等证，神效。"

上述条文牵涉的病机有肾气不足、水泛为痰、血气渐弱、虚在阴分、脾肾虚寒、肺肾虚寒、外受风寒，涉及的有肾、脾、肺三脏。也就是说，金水六君煎适用于以上各种病机引发的导致三脏病变的咳嗽。方名中的金当然指肺，体现在方药的药物中，就指一味当归。当归养血活血，初学即晓；当归消咳，所知则罕。汉代《神农本草经》称当归"主咳逆上气"，此后，梁代陶弘景《本草经集注》、明代卢之颐的《本草乘雅半偈》、清代张志聪的《本草崇原》及清代叶桂的《本草经解》、黄元御的《长沙药解》、徐灵胎的《神农本草经百种录》均奉此说。方名中的水自然指肾，体现在方药的药物中就指一味熟地黄。熟地黄入肾经，路人皆知。历来咳嗽，慎用熟地黄者，大致如明代李梴《医学入门》所云："独用则泥膈，故中满痰盛者慎用。"故熟地黄与砂仁拌用，以解泥膈弊端，亦属一种发明。用泥膈生痰之品治疗咳嗽，有悖情理，故熟地黄能治咳喘，所知者鲜。明代张介宾《本草正》称熟地黄能疗"凡诸真阴亏损者……为嗽痰，为喘气"，清代吴仪洛《本草从新》称熟地黄"滋肾水……治干咳痰嗽，气短喘促"，清代严洁等所著的《得配本草》称"凡阴虚火炎，水泛为痰……非此不疗。"《王孟英医案》可以佐证："张与之令堂久患痰嗽碍卧，素不投补药。孟英偶持其脉曰：'非补不可！'予大剂熟地黄药，一饮而睡。与之曰'吾母有十七载不能服熟地黄矣，君何所见而重用颇投。'孟英曰：'脉细痰咸，阴虚水泛，非此不为功。以前服之增病者，想必杂以参术之助气。'昔人云勿执一药以论方，故处方者，贵于用药能恰当病情而取舍得宜也。"方中的二陈汤，所治在脾，因为脾为生痰之源。

3.学生问难：请老师再分析该病案发病机理，同时也分析我的方药。

老师解答：患者年届七七，肾气渐衰，经乱潮热，夜尿频仍。年高精血不充，卫外不严，遭受风寒，肺失宣肃，气逆而咳，久嗽不愈，子盗母气，脾虚生痰；母病及子，肺伤累肾，咳而尿出；肾虚水泛，痰味甚咸。此时，外邪远离，内伤已成，本虚标实，上下同病，虚者三脏，实者饮留。补肾用熟地黄，温肺用当归，健脾化痰用二陈汤。如此丝丝入扣者，唯有金水六君煎。合三子养亲汤、金沸草，则增强温肺蠲饮、降逆止咳之功。

你见本案咳剧遗尿，夜尿增多，分析为肺气虚弱，肾气不固，气阴两虚，故重用黄芪、太子参、山药益气之品，益智仁、五味子、胡桃仁、蛤蚧补肾敛气，生地黄、川贝母养阴。方中肺寒用补气之法，此为一误。正犯王孟英"以前服之增病者，想必杂以参术之助气"之戒。咳白色泡沫稀痰，则属于饮，饮生于寒，汉代张仲景《金匮要略》有明训："病痰饮者，当以温药和之。"而你使用养阴之品，非但不能化饮，反而滋湿恋肺。一方若能容此二错，则不能愈病矣！

4.学生问难：古人是怎样把咸味与肾相关联的？它的意义在哪里？

老师解答：关于咸味与肾之间关系的论述，最早见于《素问·金匮真言论》。其中有一段"五藏应四时，各有收受"的论述，称："北方黑色，入通于肾，开窍于二阴，藏精于肾，故病在溪；其味咸，其类水……"古文今译，便是：北方黑色，与肾相通，肾开窍于前后二阴，精气内藏于肾，在五味为咸，与水同类……就是说，咸味是五脏中与肾脏关系最为密切的本真之味。当然还有"东方青色，入通于肝……其味酸；南方赤色，入通于心……其味苦；中央黄色，入通于脾……其味甘；西方白色，入通于肺……其味辛"。这一条文对于后世的临床所起的指导作用至少有如下两点：其一，用于诊断。譬如咳嗽痰咸，可以诊断为肾虚引起的肾水上泛。如清代李用粹的《证治汇补》就有"痰分形色……味腥者属肺热，味咸者属肾虚，味苦者属胆热"。其二，用于治疗。由于咸味与肾关系密切，因此咸味的药物多可入肾，起到补肾的作用。如杜仲等药用盐水泡制，可以增强补肾功效；如《摄生众妙方》的青娥丸，服药丸时用盐汤送服，同样具有增强补肾功效；再如《杨氏家藏方》的萆薢分清饮煎前加盐少许，可以引诸药入肾经。

5.学生问难：为什么认为痰咸为肾虚水泛？

老师解答：古人认为，通常口中是无味的，称为口和。当出现其味酸、其味苦、其味甘、其味辛、其味咸时，可能是相应的脏出现了疾病，譬如口咸就属于肾病。为什么会出现痰咸呢？由于肾无实证，只有当肾阳虚，不能温煦脾阳，产生痰饮，裹挟着本脏的咸味上泛，才出现痰咸的现象，这称为肾虚水泛。当然，这与肾阳虚，水液泛滥的水肿是两个不同的概念。

（高楚楚）

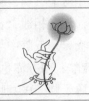

全身虫行感

初诊：2015年6月30日。王某，44岁。因"全身虫行感半年余"就诊。

患者平素月经规则，周期30～35天，经期7天，量中等，色红，无痛经，腰酸，无经前乳胀。末次月经5月27日来潮，7天净。带下无殊。半年前无明显诱因下出现全身虫行感；伴双下肢水肿，无潮热盗汗，脸上痤疮较多，胃纳可，夜寐差，二便正常。舌淡红，苔薄白，脉细。

既往5次顺产，1次人流，两侧输卵管已结扎。

妇科检查：外阴无殊，阴道通畅，分泌物暗红色，量少，无异味，宫颈光滑，子宫前位，质地中等，偏大，活动，无压痛，左侧附件压痛。

学生诊断：身痒（血虚生风型）。

治法：养血活血，祛风止痒。

方药：防己10g，防风10g，荆芥10g，当归9g，丝瓜络10g，白僵蚕6g，鸡血藤15g，白鲜皮10g，白芍10g，川芎10g，7剂。

老师诊断：身如虫行（风郁型）；水肿（水湿浸渍型）。

治法：健脾除湿，疏风散热。

方药：防己茯苓汤合麻黄连翘赤小豆汤加味。防己10g，生黄芪15g，桂枝6g，茯苓皮30g，炙麻黄6g，杏仁10g，连翘10g，桑白皮10g，赤小豆30g，炙甘草6g，生姜3片，大枣4个，冬瓜皮30g，蚕沙10g，7剂。

二诊：2015年7月6日。月经7月6日来潮，下肢水肿消失，仅面部、外阴及双下肢有虫行感，舌脉如上。

方药：守上方，加益母草20g，泽兰10g，7剂。

三诊：2015年7月14日。经净3天，外阴及双下肢虫行感较前明显减轻，舌脉如上。

方药：守6月30日方，去冬瓜皮、茯苓皮；加苍耳子10g，蛇床子10g，7剂。

四诊：2015年7月21日。面部、外阴及双下肢虫行感续见减轻。带下色白，量多，无异味。舌脉如上。

方药：守6月30日方，加白芷10g，益母草20g，7剂。

五诊：2015年8月21日。全身虫行感消失。

【释疑解惑】

1.学生问难：老师为何对该案定名为"身如虫行"？在《中医大辞典》中没有这样的病名。其发病机理是什么？

老师解答："身如虫行"一词最早见于汉代《伤寒论》，文中称："阳明病，法多汗，反无汗，其身如虫行皮中状者，此以久虚故也。"当时"身如虫行"是作为一种症状被提出的。宋代《太平圣惠方》有"治风遍身如虫行，宜服柏子仁散方。"这"遍身如虫行"也是作为症状出现的。清代《奇方类编》中有"身如虫行：大豆水渍绞浆，旦旦洗之。或加少面沐发亦良。"此时"身如虫行"已经完全演变为一个病名了。当然该病名还在许多其他医书中出现。因此，不能以《中医大辞典》尚未收录这个病名而否定之。

用"如虫行"来形容体表的感觉，其实这种感觉是很难描述清楚的。也正因为无法描述清楚，就迳用"如虫行"来冠名了。《灵枢·刺节真邪》说："虚邪之中人也，洒淅动形，起毫毛而发腠理……其气外发，腠理开，毫毛摇，气往来行，则为痒。留而不去，则为痹。卫气不行，则为不仁。"邪气中人之后外发，如气往来行便出现痒，留而不去便出现痹，卫气不行便出现不仁。如果将三种感觉综合起来，倒更像"身如虫行"。由此可见，"身如虫行"应当是风邪入侵，发于肌表所致。

2.学生问难：老师在治疗时提出"除湿"，除湿在此病案中重要吗？

老师解答：该案的"身如虫行"，除了风邪入侵，发于肌表之外，还有一个重要的原因，便是湿热郁于肌肤。湿邪中于身体，则腰痛；湿邪流向下方，则脚肿；湿热熏蒸于上，则痤疮；湿热郁于肌肤，或痒或"身如虫行"。我们见到胆汁淤积的患者，通身发黄，遍身瘙痒，犹如虫行，这便是典型的湿热熏蒸于外的表现。所以仅仅用疏风的方法来治疗，还是远远不够的，外郁的湿不除，"身如虫行"的症状是无法清除的。

3.学生问难：防己茯苓汤是治疗皮水的方药，麻黄连轺赤小豆汤是治疗"伤寒瘀热在里，身必黄"的方药，老师为何选用此两方来治疗呢？

老师解答：防己茯苓汤出于《金匮要略》，条文称："皮水为病，四肢肿，水气在皮肤中，四肢聂聂动者，防己茯苓汤主之。"该方具有疏风利水的功效。何为"聂聂动"？据中医研究院编的《金匮要略语译》中解释聂聂：本是形容树上枝条的微动，这里借以比喻四肢肌肉的瞤动。这种瞤动，类似于肌肤的虫行感。针对患者的"全身虫行感，伴双下肢水肿"，引用防己茯苓汤是最合适不过了。麻黄连轺赤小豆汤原是《伤寒论》治疗"伤寒瘀热在里，身必黄"的方剂，具有解表散邪、清利湿热的作用，是被广泛应用来治疗湿热郁于肌肤而引起瘙痒症的一张良方。两方均有疏风作用，而前方偏重于利水，后方偏重于清热。合而用之，疏风利水蚕沙清热功效具全。

4.学生问难：请老师介绍每一诊药物加减变化的道理。

老师解答：我首诊在防己茯苓汤合麻黄连轺赤小豆汤的基础上加冬瓜皮，该药味甘，性微寒，具有良好的清热、利水、退肿作用。味甘、辛，性温；功能祛风除湿，活血通经，《别录》称其主"风痹，瘾疹"。二诊适值经期，加益母草、泽兰活血调经。益母草味辛、苦，性微寒；功能活血调经，利尿消肿。《本经》称其"主瘾疹痒，可作汤浴"。泽兰味苦、辛，性微温；功能活血化瘀，行水消肿。加用活血药物，含"血行风自灭"之意。三诊水肿减，虫行感轻，故去冬瓜皮、茯苓皮，加苍耳子、蛇床子以除残余虫行之感。四诊加白芷，以祛风止带。

5.学生问难：请老师对我的治疗做一点评。

老师解答：首先是你对该案诊断为"身痒"，但用"身痒"来命名"身如虫行"，毕竟两者不尽相同，那是因为你没有掌握古代有用"身如虫行"作为病名的缘故。在辨证论治过程中，你辨证为血虚生风，因而推导出养血活血、祛风止痒的治疗原则。从患者的临床表现看，经量不少，经色鲜红，也没有任何其他血虚的征象，患者不存在血虚。你疏风无误，养血有错，有犯"实实"之戒。你分析时忽略了因湿邪导致的下肢水肿，也忽略了经色鲜红、脸上痤疮的血热症状，因而没有将"身如虫行"与风郁湿热联系起来考虑。该案的治疗，没有疏风固然不行，但没有利湿与清热也是不行，只有三法同治，方可取得良效。

（米海霞）

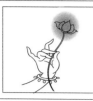

伤寒性脑病

初诊：1988年11月14日。陈某，23岁。中学数学教师。

8月份患伤寒持续高热昏迷，经治疗病情控制。住院期间出现精神障碍，并逐渐加重。现表情迟钝，惊恐，易哭多虑，思维活动障碍，不能应答提问，口臭，盗汗，口唇干红。西医诊断为伤寒性脑病。舌淡红，苔薄白，脉细。

学生诊断：暑温（暑入心营型）。

治法：清心解毒，养阴生津。

方药：清宫汤加减。黄连3g，玄参10g，莲子心10g，竹叶卷心10g，连翘10g，水牛角15g，麦门冬9g，竹沥（冲服）10g，金银花15g，瓜蒌皮9g，石菖蒲10g，芦根15g，7剂。

老师诊断：①癫病；②百合病？

治法：清热化痰，养心开窍。

方药：百合地黄汤合甘麦大枣汤加减。生地黄20g，百合15g，小麦30g，生甘草5g，大枣10枚，黄连3g，黄芩9g，牡丹皮10g，苦参10g，珍珠母20g，菖蒲9g，远志9g，竹茹10g，3剂。

安宫牛黄丸3丸，每日1丸，分两次吞服。

二诊：1988年11月18日。精神障碍明显好转，盗汗消失，思维活动增强，大便秘结。舌脉如上。

方药：守上方，去小麦、甘草；加大黄（后入）10g，枳壳9g，3剂。

安宫牛黄丸3丸，服法同上。

三诊：1988年11月23日。自觉微热，胸痛。舌淡红，苔薄白，脉细。

方药：小麦30g，甘草9g，大枣10枚，黄连2g，菖蒲9g，远志9g，竹茹10g，黄芩9g，苦参9g，酸枣仁10g，3剂。

多虑平片口服。

经治后不久，精神及思维障碍消失，恢复中学的数学教学工作。

【释疑解惑】

1.学生问难：伤寒引起的精神障碍，中西医是如何解释的？

老师解答：伤寒引起的精神障碍，临床称为伤寒性脑病，属于感染性精神病的范畴，临床少见。人民卫生出版社2002年出版，陈灏珠主编的《实用内科学》第11版对伤寒并发症中也没有提及。伤寒性脑病(精神异常型)与伤寒杆菌内毒素导致脑组织的酶系统紊乱有关，也可能是由于内毒素引起神经系统的免疫变态反应，从而导致脑组织的炎症水肿，抑或因脑组织内抗原过剩，抗体不足之故。本病可累及整个神经系统，可在潜伏期即有精神障碍，但多见于病程的高热期，通常这种精神障碍在病情得到控制之后均较快出现康复。

中医认为，伤寒发热具有热势高而缠绵难愈的表现，非常符合中医"湿温病"的特性。这种既有热又有湿的"湿温病"，所异者不过是湿重于热，还是热重于湿的问题。由于湿热互结，湿热熏蒸，炼湿成痰，痰蒙神明，便出现精神障碍。

2.学生问难：请老师对我的诊治进行分析。

老师解答：首先对你的诊断进行分析。你的诊断是暑温，暑入心营型。这样的诊断用于患者发病初期高热神迷之时，尚属准确，就是叶天士所说的"温邪上受，首先犯肺，逆传心包"。但在发病三个月之后，秋去冬来，已过立冬，外暑消尽，鸱张内热早退，昏迷变为精神障碍，此时仍然使用患病早期的诊断，就不合时宜了。中医对疾病的不同阶段，可能就有不同的病名诊断和辨证分型，这是与现代医学不同的地方。由于你的诊断与分型仍然停留在病初暑热入侵，高热未已，神志昏迷的阶段，所以治疗时仍以清热泻火、凉营化痰为主，方药还是清营汤加减，就显得过时了。

患者前来就诊时，表情迟钝，惊恐，易哭多虑，思维活动障碍，不能应答提问；口臭，口唇干红；舌淡红，苔薄白，脉细。应该属于中医的癫病，但从它的整个发病过程与症状来分析，倒也很像百合病。此时的发病机理是湿热之势已折，而余热未清，心阴暗耗，痰火蒙神所致。因此，治疗原则是清化痰热，养心开窍。

3.学生问难：老师使用百合地黄汤治疗，那么该案果真就是百合病吗？

老师解答：《金匮要略·百合狐惑阴阳毒》称："百合病者……意欲食复不能食，常默默，欲卧不能卧，欲行不能行，饮食或有美时，或有不用闻食臭时，如寒无寒，如热无热，口苦，小便赤，诸药不能治，得药则剧吐利，如有神灵者，身形如和，其脉微数。"根据这段文字描述，患者处于一派神情恍惚的状态，一种无所适从的样子，好像附上了神灵一样。如此飘忽不定的描述，使历代对百合病众说纷纭，至今都没有一个定论。国医大师何任在《金匮汇讲》中提出："百合病是热病后余邪未清所致的疾病……所以认为是热邪余波，比较恰当一些。"《金匮要略》还说："百合病，不经吐下、发汗，病形如初者，百合地黄汤主之。"百合地黄汤就是一张治疗百合病的方药，而百合病的冠名也是因为使用百合为主治病的关系。根据患者起病时高热不退，导致以后发生精神障碍的整个过程，确实与余热未清的百合病十分相近。既然怀疑为百合病，使用百合汤也就顺理成章了。

4.学生问难：请老师介绍一下你的治疗思路与方义。

老师解答：患者就诊时，疾病已经从"暑温"转变为"癫病"或"百合病"。湿热弛张之势已衰，痰热蒙蔽、心阴潜耗犹存，故治疗的重点已非清火凉营，而是滋养心阴、清化痰热。由于拟诊百合病，百合地黄汤便成为首选。该方既可滋养心阴，又可清营凉血，一举两得。此外，《金匮要略》还有一张治疗"妇人脏躁，喜悲伤欲哭，象如神灵所作，数欠伸"的方药，这便是甘麦大枣汤，该方也有养心作用。用两张既具滋养心阴，又可治疗"神灵所作"的方药同用，奠定了治疗的方向。至于余热未清，口臭，口唇干红，用芩、连、牡丹皮泻火凉营；惊恐，易哭，加苦参、珍珠母清心安神；神呆痰蒙，加菖蒲、远志、竹茹化痰醒神。

5.学生问难：老师为什么还加用安宫牛黄丸？

老师解答：患者从8月染伤寒至今，已病3个月，痰热内陷心包，神呆逐渐加重，家人心急如焚，病非一时可消，为求速效，故选用安宫牛黄丸。方中牛黄清心解毒，豁痰开窍；犀角清心，凉血解毒；麝香开窍醒神，三味共为君药。黄连、黄芩、栀子清三焦火热，为臣药。郁金、雄黄、冰片芳香去秽，通窍开闭，以内透包络；朱砂、珍珠、金箔镇心安神；蜂蜜和胃调中，共为佐使。诸药合用，有清热解毒、豁痰开窍之功。对于痰热蒙蔽引起的精神障碍，安宫牛黄丸的确属于神药。该案舍此则难求速效，舍此亦难以愈疾。

6.学生问难：患者盗汗的机理是什么？为何可以自消？二诊老师为何去除小麦、甘草不用呢？

老师解答：盗汗有多种不同的病机，患者盗汗属于阴虚内热，逼津外出所致。方中生地黄、黄连、黄芩就是治疗阴虚火旺盗汗的当归六黄汤中的三味药物，可以泻火滋阴止汗；牡丹皮更可以除蒸热，消虚汗。此外，小麦也是一味养心敛汗的药物。二诊时，患者精神障碍陡然好转，却出现大便秘结的现象，此为热结肠腑所致，急当泻下存阴，以免积热上炎，旧恙复发。在使用生大黄后入泻下的同时，加用枳壳行气导滞。去甘草、小麦之甘缓，以保证泻下药效迅捷不误。

（高楚楚）

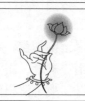

高血压

初诊：2016年11月15日。刘某，女，67岁。主诉：发现高血压20余年，加重7天。

患者发现高血压病史20余年，近2年规律服用络活喜片，每日1片，血压控制在180/90mmHg以内。近7天血压波动较大，下午4点及晨起最高，达208/95mmHg，晚餐后及早餐后血压降低至135/64mmHg，西医另外加服倍他乐克片，每日1片，血压无明显下降。中医内科治疗，投用羚羊角、钩藤、夏枯草之属，依然无效。平素肥胖，容易出汗，口臭，常嗳气，无腹胀；下午血压升高时，常伴有畏寒，小便频多，约半小时一次，需吃带汤热食后，畏寒好转，血压也随之逐渐下降；每晚夜尿5次，大便时溏时干，以溏便多为。嘱继续维持服用西药。舌稍淡嫩，苔薄腻，脉沉细。

学生诊断：肝热型。

治法：清热平肝。

方药：钩藤15g，菊花10g，川芎9g，桑寄生15g，木香10g，牛膝10g，茵陈15g，决明子10g，苍术12g，珍珠母15g，7剂。

老师诊断：肾阳虚，浮阳越上型。

治法：温补肾阳，吸纳浮阳。

方药：肾气丸加味。

方药：桂枝3g，淡附片3g，熟地黄15g，山药15g，山茱萸10g，牡丹皮10g，茯苓10g，泽泻10g，杜仲10g，怀牛膝20g，桑寄生15g，苍术10g，3剂。

二诊：2016年11月19日。药后血压波动在164～190/80～84mmHg之间，咽干，下午小便次数减少，畏寒减轻。舌苔腻减，脉如上。

方药：守上方，怀牛膝改为30g，加木蝴蝶5g，7剂。

三诊：2016年11月25日。11月22～24日下午，血压波动在180～197/85～94mmHg之间，下午身冷减轻，下肢抽筋，右手指麻木，头筋掣动。舌脉如上。

方药：桂枝3g，淡附片5g，熟地黄15g，山药15g，山茱萸10g，牡丹皮10g，茯苓10g，泽泻10g，杜仲10g，桑寄生15g，川牛膝30g，地龙10g，白芍12g，7剂。

四诊：2016年12月1日。11月25日至12月1日下午，血压波动在164～186/81～86mmHg之间，下午身冷减，偶发，手指麻木，头筋掣动消失，矢气多，胃脘不适，嗳气多。舌稍淡嫩，苔薄白，脉沉细。

方药：桂枝3g，淡附片6g，熟地黄15g，山药15g，山茱萸10g，牡丹皮10g，茯苓10g，泽泻10g，杜仲10g，桑寄生15g，川牛膝30g，赤小豆15g，降香5g，7剂。

吴茱萸15g，研末，水调敷涌泉穴。

五诊：2016年12月8日。近日血压波动在156~185/78~88mmHg之间，下午身冷基本消失，夜尿3~4次，下午小便1~1.5小时一次，胃脘转舒，大便软，矢气稍多。舌脉如上。

方药：守上方，去赤小豆、降香，桑寄生改为30g；加厚朴10g，天麻10g，7剂。

吴茱萸15g，研末，水调敷涌泉穴。

六诊：2016年12月14日。近日血压波动在165~179/71~87mmHg之间，偶觉下午身冷，夜尿3~4次，下午小便1.5~2小时一次，大便成形，矢气多。舌淡红，苔薄白，脉细。

方药：守12月1日方，去赤小豆、降香，桑寄生改为30g，加天仙藤10g，7剂。

吴茱萸15g，研末，水调敷涌泉穴。

七诊：2016年12月21日。午后身冷消失，血压162~187/67~86mmHg。舌脉如上。

方药：桂枝6g，淡附片9g，熟地黄15g，山药15g，山茱萸10g，牡丹皮10g，茯苓10g，泽泻10g，杜仲15g，桑寄生30g，川牛膝30g，天仙藤10g，7剂。

吴茱萸15g，研末，水调敷涌泉穴。

八诊：2016年12月28日。午后身冷现象消失，偶觉头晕，血压波动在165~192/72~90mmHg之间，夜尿3次。舌淡红，苔薄白，脉细。

方药：守上方，加磁石（先煎）20g，龟甲（先煎）30g，7剂。

吴茱萸15g研，调敷涌泉穴。

九诊：2017年1月12日。身冷消失，偶觉潮热，血压波动在160~218/72~92mmHg之间。舌淡红，苔薄白，脉细。

方药：守12月21方去天仙藤，加鳖甲（先煎）20g，丹参15g，7剂。

十诊：2017年1月19日。服药后血压无明显下降，今日血压168/72mmHg。

方药：重新将桂枝减至3g，淡附片减至6g。

以后随访一个月，血压平稳。

【释疑解惑】

1.学生问难：老师如何分析该患者高血压病情况？

老师解答：高血压一病，主要病因为情志失调、饮食不节、久病劳伤、先天禀赋不足等。主要病理环节为风、火、痰、瘀、虚，与肝、脾、肾等脏腑关系密切。病机为本虚标实，肝肾虚为本，肝阳上亢及痰浊、瘀血内阻为标。临床上多可分为肝阳上亢型、痰湿中阻型、瘀血阻络型、肝肾阴虚型、冲任失调型、气阴两虚型、心肾不交型等，尤其以肝阳上亢型、痰湿中阻型、瘀血阻络型最为常见。

患者年近七旬，积劳日久，肥胖体虚，舌质淡嫩，两脉沉细，一看便是个虚证。虚在哪里？从日夜小便频仍的症状判断，当属肾虚；肾之虚又分阴阳，两者如何甄别？患者有下午4点血压升高的现象，这个点正是阳气逐渐收敛之时，此时疾病加重，唯有畏寒，而无发热，舌质又淡，非阳虚莫属。

2.学生问难：肾阳虚是如何导致血压升高的？患者虽说是肾阳虚，但附子、桂枝等热性之药具有明确的升高血压的作用，容易上火，助长阳气，这样血压不是更加高吗？

老师解答：肾为水火之脏，肾有元阴、元阳，元阴又称真阴，元阳又称真阳，它们是一身阴阳之根本。元阴沉潜、滋润在下，主一身之阴精；元阳升腾，普照于上，主一身之阳气。元阴、元阳是互根的，肾无实证，肾虚者常常两者均虚，但有所偏颇，或偏于阴，或偏于阳。偏于肾阴虚者，常常出现阴虚火旺；偏于肾阳虚者，通常出现两种情况，即肾阳虚与浮阳越上。浮阳越上，便是肾阳虚形成高血压的机理。

肾阳虚引起的浮阳越上该怎么治疗？由于它的病机在于肾阳虚，所以必须温补肾阳。而附子、桂枝是温补肾阳的首选，然而在动物实验或临床验证中已经证实，它们均有提升血压的作用，这对于已经存在高血压病的患者似乎相悖。如果你们读过明代医家赵献可的《医贯》，便可以理解浮阳越上引起高血压，使用附子、肉桂的奥妙。《医贯》之中有一篇"相火龙雷论"，该论称："火有人火，有相火。人火者，所谓燎原之火也，遇草而蒸（ruò烧），得木而燔，可以湿伏，可以水灭，可以直折，黄连之属可以制之。相火者，龙火也，雷火也，得湿则焫（ruò，古同"蒸"，点燃；焚烧），遇水则燔，不知其性而以水折之，以湿攻之，适足以光焰烛天，物穷方止矣。识其性者，以火逐之，则焰灼自消，炎光扑灭。古书泻火之法，意盖如此。今人率以黄柏治相火，殊不知此相火者，寄于肝肾之间，此乃水中之火，龙雷之火也。若用黄柏苦寒之药，又是水灭湿伏，龙雷之火愈发矣。龙雷之火，每当浓阴骤雨之时，火焰愈炽，或烧毁房屋，或击碎木石，其势诚不可抗。惟太阳一照，火自消灭。此得水则炽，得火则灭之一验也……明于此义，故惟八味丸桂附与相火同气，直入肾中，据其窟宅而招之，同气相求，相火安得不引之而归原。即人非此火不能有生，世人皆曰降火，而予独以地黄滋养水中之火，世人皆曰灭火，而予独以桂附温补天真之火。千载不明之论，予独表而出之，高明以为何如？"

3. 学生问难：老师是怎么样拟定治法和方药的？

老师解答：在治疗过程中，以往的治疗成败对于后来的治疗具有借鉴意义。过去的医生已经使用过清热平肝之类的药物而没有收效，已成前车之鉴，而你的治疗依然步其后尘，这是重蹈覆辙。若要取得成功，必须改弦易辙。

由于我对患者的诊断是肾阳虚引起的浮阳越上，所以根据赵献可相火龙雷论的理论选用了肾气丸（又名八味丸）。肾气丸是由补益肾阴的六味地黄汤合温补肾阳的附子、桂枝组成，符合《景岳全书》的"善补阳者，必于阴中求阳"的理论。在该案中，首诊桂枝、淡附片的用量仅仅是3g，三诊时淡附片加至5g，四诊时淡附片加至6g，这是因为患者长期在服用寒凉药物，改服温热药物需要有一个适应的时间，医生也需要有一个摸索的过程，不可孟浪。方中的杜仲、桑寄生、怀牛膝既可补肾，又可降血压；苍术燥胃湿。四诊改怀牛膝为川牛膝，可以活血化瘀，加赤小豆、降香以行气降气。

4. 学生问难：《医贯》中的相火与我们通常所说的相火有何不同？

读《医贯》，我们会发现赵献可提出的不可以使用黄柏治疗的相火与当今阴虚火旺可以使用黄柏的相火有本质的不同。他所说的相火，就是龙雷之火，是指肾阳虚后的浮阳越上。

5. 学生问难：为何八诊之后患者血压重新升高？将桂枝、附子减量之后血压又下降？

老师解答：患者初诊之时，舌稍淡嫩，苔薄腻，脉沉细。经过肾气丸温补肾阳治疗，桂枝、附子从最初的各3g逐渐调整至桂枝3g，附子6g，血压逐渐平稳下降。当治至第六诊时，舌脉已经转为舌质淡红，苔薄白，脉细。但是由于没有掌握好桂枝、附子的最佳用量，将桂枝加至6g，淡附片加至9g，最终导致血压再度上升。当重新减少两药用量后，血压再度下降。这说明，同样两味药物，既可以降压，也可以升压，是用药剂量左右了治疗结果。而治疗过程中药物剂量的变化，是不能离开辨证论治的，必须始终如一。

6.学生问难：老师取吴茱萸敷涌泉穴有什么用途呢?

老师解答：高血压病用药物敷涌泉穴，是一种上病下取的治疗方法。这种治疗方法古而有之。涌泉穴在人体足底，位于足前部凹陷处第2、3趾趾缝纹头端与足跟连线的前三分之一处，为全身腧穴的最下部，也是肾经的首穴。《黄帝内经》云："肾出于涌泉，涌泉者足心也。"顾名思义，涌泉意为肾经之气犹如源泉之水，涌出灌溉周身各处。中医的经络系统是运行全身气血，联络脏腑肢节，沟通上下内外的通路。而腧穴是人体脏腑组织气血输注于体表的部位，它与脏腑、经络有着密切的关系。它可以反映病证，协助诊断和接受各种刺激，从而达到防治疾病的目的。吴茱萸性大热，味辛苦，除有散寒止痛、降逆止呕之功外，还有引火下行的作用，以温热的吴茱萸外敷肾经首穴——涌泉穴，可起到引火归原之效。现代药理学研究表明，吴茱萸通过多种活性成分、多种机制达到降压的目的。该案内服、外用，殊途同归，可以获得更加理想、更加稳固的疗效。

（钱艳清）

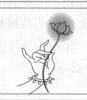

肺痿

初诊：1985年12月24日。黄某，64岁。

自去年开始经常胸闷，服用抗生素后症状即消失。近半月胸闷，呼吸困难，经医学院附属二院X线透视提示：左侧胸廓塌陷，胸膜上见大片状钙化阴影，肺组织萎陷，纵隔气管明显向左侧移位，右上肺见少许陈旧性纤维化病灶。诊断意见：右肺感染性病变。左侧肺硬变，胸膜钙化。心电图检查：左心室肥大伴心肌劳损。血常规检查：白细胞8800/mL，中性71%，淋巴28%，酸性1%。听诊：右肺可及细小湿性啰音，左肺呼吸音减弱，心尖区可闻及吹风样收缩期杂音。体温36℃，气管左移，面部轻浮，纳欠，左侧胸部隐痛，口干少津，无咳嗽，腹胀，大便秘结，恶心。舌淡红，苔薄白，脉细。

学生诊断：胸痹（痰浊闭阻型）。

治法：豁痰祛湿，理气宽胸。

方药：栝蒌薤白半夏汤加味。

方药：栝蒌9g，半夏9g，薤白10g，枳壳10g，陈皮6g，桂枝6g，石菖蒲10g，浙贝母10g，4剂。

老师诊断：肺痿（肺气虚，痰饮停留型）。

治法：益气养阴，温肺化饮。

方药：生脉散合苓甘五味姜辛汤加味。

生晒参（调冲）6g，麦门冬10g，五味子3g，茯苓10g，桂枝3g，干姜3g，细辛1g，半夏10g，陈皮9g，炙甘草5g，3剂。

二诊：1985年12月27日。药后呼吸已顺，大便秘结，口中有津，恶心。舌脉如上。

方药：守上方，去干姜，续进3剂。

【释疑解惑】

1.学生问难：肺痿主症为咳嗽，吐稠痰白沫，形体消瘦；胸痹是胸部憋闷、疼痛，甚则胸痛彻背，短气，喘息不得卧，患者主症为胸痹，为何老师诊断为肺痿？

老师解答：肺痿一词出自《金匮要略》，共有四款条文：其一在《脏腑经络先后病》中称："师曰：息摇肩者，心中坚；息引胸中上气者，咳；息张口短气者，肺痿唾沫。"其二在《肺痿肺痈咳嗽上气病》中称："问曰：热在上焦者，因咳为肺痿。肺痿之病，从何得之？师曰：或从汗出；或从呕吐；或从消渴，小便利数；或从便难，又被快药下利；重亡津液，故得之。曰：寸口脉数，其人咳，口中反有浊唾涎沫者何？师曰：为肺痿之病。若口中辟辟燥，咳即胸中隐隐痛，脉反滑数，此为肺痈，咳唾脓血。脉数虚者为肺痿，数实者为肺痈。"其三称"肺痿吐涎沫而不咳者，其人不渴，必遗尿，小便数。所以然者，以上虚不能制下故也。此为肺中冷，必眩、多涎唾，甘草干姜汤以温之。若服汤已渴者，属消渴。"其四在《五脏风寒积聚病》中称："师曰：热在上焦者，因咳为肺痿；热在中焦者，则为坚；热在下焦者，则尿血，亦令淋秘不通。"因不同的条文中有"热在上焦，因咳为肺痿。"有"肺痿吐涎沫而不咳者"，可见有没有咳嗽，并非肺痿的主要症状。肺主呼吸，第一条的"息张口短气"，呼吸困难，才是肺痿的主症。由于患者已经经过抗炎治疗，感染得到控制，故咳痰消失，也在情理之中。患者是由于胸闷、呼吸困难就诊，而非胸部隐痛就诊，因此该案诊断为肺痿比较确切。况且，X线透视提示左侧胸廓塌陷，肺组织萎陷，纵隔气管明显向左侧移位，左肺呼吸音减弱，这些均是肺痿现代版的临床体征。

2.学生问难：老师是如何从这肺痿患者复杂的病情中入手治疗的？

老师解答：此例肺痿患者病情十分复杂，已经损及呼吸和循环系统——肺与心。对于他业已形成的左侧肺硬变，胸膜钙化，纵隔移位，左心室肥大，心肌劳损诸多器质性病变，鉴于目前的医疗水平，是一时无法得到纠正的。而我们中医治疗的重心，就在于通过辨证论治，改善他首当其冲的呼吸困难问题。

从患者胸闷症状的发生看，已经逾年，因此他的肺痿发病也应在一年以上。呼吸困难，不咳嗽，左肺呼吸音减弱，左侧胸廓塌陷，脉细，是肺气大虚，胸中大气下陷之象；心尖区可闻及吹风样收缩期杂音，面部轻浮，是肺病及心，心气亦虚之征；口干少津，大便秘结，为气津两伤之故；X线透视提示右肺感染性病变，右肺可及细小湿性啰音，左侧胸部隐痛，恶心，为痰饮残留之兆。归纳分析：当为心肺气虚，气津两伤，痰湿未尽。治疗应当益气养阴，温肺化痰。方用补益气阴的生脉散合温肺化饮的苓甘五味姜辛汤加味治疗。

3.学生问难：老师使用生脉散补益气阴，为什么选用补力不强的生晒参？

老师解答：生脉散是一张补益气阴的著名方药。用人参益气；麦门冬、五味子养阴生津，收敛肺气。其中的人参，如果属于气虚欲脱者，可以选用野山参或别直参；属于气虚不热者，可以选用高丽参；属于气虚又兼阴津不足者，可以选用生晒参；属于气不甚虚而阴津明显不足者，可以选用西洋参。由于患者除了心肺气虚之外，还兼有阴津的损耗，所以方中选用了生晒参。

4.学生问难：苓甘五味姜辛汤是一张什么样的方药？

老师解答：苓甘五味姜辛汤出自《金匮要略·痰饮咳嗽病》中。文中称："咳逆倚息不得卧，小青龙汤主之。""青龙汤下已，多唾，口燥，寸脉沉，尺脉微，手足厥逆，气从小腹上冲胸咽，手足痹，其面翕热如醉状，因复下流阴股，小便难，时复冒者，与茯苓桂枝五味甘草汤，治其气冲。""冲气即低而反更咳、胸满者，用桂苓五味甘草汤去桂，加干姜、细辛，以治其咳满。"可见，苓甘五味姜辛汤是咳逆者经过一系列治疗之后针对"冲气即低，而反更咳、胸满者"而设的方剂。使用经方治疗疾病是不能循规蹈矩，墨守条文的，只要方义与病情吻合，便可以使用。由于苓甘五味姜辛汤功能温肺化饮，收敛肺气，加二陈汤之半夏、陈皮，与病情可谓榫卯相合。

5.学生问难：请老师将我的方药分析一下，哪里出错了？

老师解答：你的处方出错，首先错在对疾病的诊断上。疾病诊断出错，接下来治疗原则的确定、方剂的选择自然而然地跟着出错。其实，你的选方并非一张栝楼薤白半夏汤（已除去白酒），而是该方与枳实薤白桂枝汤（去厚朴）两方合方的加减。虽然你的处方具有通阳散结、化痰宽胸的作用，但对心、肺补益未起丝毫作用，既无养阴生津功效，又未达到温肺化饮的作用，难有理想的疗效。

（高楚楚）

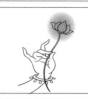

短　气

初诊：2016年11月4日。谷某，39岁。患者身长体瘦，胸廓扁平，就诊时发现正常呼吸四五次之后，便会有一次极度的深呼吸，抬肩，仰头，缺盆、天突深陷，吸气声重，否则便觉短气不足以息，如此已经数年。平时倦怠，受凉后易便溏，喜温，喜热饮。舌淡红，苔薄白，脉细软。

学生诊断：短气（脾肾阳虚型）。

治法：健脾温阳，补肾纳气。

方药：七味都气丸加减。五味子10g，山茱萸10g，茯苓10g，牡丹皮9g，熟地黄20g，山药20g，泽泻10g，胡桃仁10g，肉桂3g，7剂。

老师诊断：短气（中气虚弱，肾不纳气型）。

治法：补中益肾纳气。

方药：参蛤散合补中益气汤合平胃散加减。红参（调冲）6g，蛤蚧1只，沉香（研吞）1g，五味子5g，生黄芪50g，升麻10g，柴胡10g，枳壳30g，苍术10g，陈皮10g，厚朴10g，炙甘草9g，5剂。

二诊：2016年11月9日。短气不足以息的症状减轻，尾骶部下坠，有便意，口干。舌淡红，苔薄白，脉细软。

方药：红参（调冲）6g，蛤蚧1只，沉香（研吞）1g，五味子5g，生黄芪50g，升麻10g，柴胡10g，枳壳30g，苍术10g，磁石15g，胡桃肉（杵冲）30g，炙甘草9g，7剂。

三诊：2016年11月17日。短气不足以息的症状明显减轻，胃部冷。舌淡红，苔薄白，脉细软。

方药：红参（调冲）10g，蛤蚧1只，沉香（研吞）1g，荜茇5g，胡桃肉（杵冲）30g，磁石15g，炙黄芪15g，五味子5g，杜仲10g，当归9g，补骨脂10g，炙甘草9g，7剂。

四诊：2016年11月25日。短气不足以息的症状消失，无须深呼吸，胃脘及阴部寒冷。舌淡红，苔薄白，脉细软。

方药：红参（调冲）10g，淡附片6g，胡桃肉（杵冲）30g，沉香（研吞）1g，蛤蚧1只，磁石15g，当归9g，降香3g，杜仲10g，五味子5g，炙甘草6g，7剂。

3个月后随诊，未再复发。

【释疑解惑】

1.学生问难：患者呼吸费力，有三凹征，为何诊断为短气，而不是喘证？

老师解答：短气，指呼吸短促，如不能接续，或自觉气息不足的情况，如《三因极一病证方论》所谓的"少气不足以息"。喘，指呼吸急促。《说文解字》称："喘，疾息也。"该患者呼吸的频率没有改变，故其息不疾，唯有感觉吸气难能满足，因此诊断为短气，而非喘。正如《证治准绳》所言："短气者，气短而不能相续，似喘而非喘，若有气上冲，而实非气上冲也。似喘而不摇肩，似呻吟而无痛。"

2. 学生问难：患者因何得病，病机为何？

老师解答：患者身长体瘦，胸廓扁平，属于素体禀赋怯弱。此种体型的人，大多会出现中气不足的现象，这是她发病的先天因素。平时倦怠，消瘦，受凉后易便溏，喜温，喜热饮，脉细软，属于脾阳虚弱，是生化不足的表现，这是她发病的后天因素。我们常说，肾为先天之本，主纳气，肾气足了，可收纳虚浮之气；脾为后天之本，主运化，运化足了，可充胸中大气。患者先天不足，后天不健，胸中大气下陷，又不能收纳虚浮之气，罹患短气之疾本不足怪。

3. 学生问难：请老师解释一下您的首方方义。方中为何要加用平胃散？分析我的处方不足在何处？

老师解答：方中人参、蛤蚧配伍，出自《卫生宝鉴》的人参蛤蚧散，是八味之中取其二，以人参大补元气，蛤蚧益肾气、敛肺气。此外，还有补中益气汤，但已去当归，用苍术取代白术。弃当归者，患者此刻以气虚为主；苍术代白术，加厚朴便成平胃散，顾其脾湿易泻之故。补中益气汤合枳壳，提升胸中下陷之气；蛤蚧配沉香、五味子，沉降收纳浮泛之气。诸药相成，补中固下，脾肾两健，一升一降，气机流通，短气之症自然可控。二诊添加磁石、胡桃肉者，以增纳气之功。

你的处方是七味都气丸加胡桃仁、肉桂，方虽补肾，亦可敛气，然而重肾而轻脾，竟无一味益气之品，何况补肾方中三味泻药，补泻相加，其力已挫，犹强弩之末，即使依方投用，必无大益，或成隔靴搔痒。

4. 学生问难：老师前两诊用生黄芪50g，红参6g；三诊改炙黄芪15g，红参10g，用意何在？

老师解答：药至三诊，短气不足以息的症状明显减轻，说明中气日盛，肾气渐充，大气不陷，肾气能纳。相对而言，脾气易补，肾气难复，况脾肾两虚，非一日可瘥。故守益肾纳气之药不变，而可变者仅为补益脾气之品。一、二诊出于峻补胸中大气之需，生黄芪用至50g；三诊时大气不陷，若再用生黄芪50g，恐有过补之虑，当以甘温缓补气血为妙，故改用炙黄芪15g，加当归9g。而红参加至10g者，以取代撤除的补中益气汤。

（高楚楚）

暗 哑

初诊：2017年2月21日。杨某，44岁。因"月经先期5年，暗哑4个月"就诊。

患者5年来，月经周期19～24天，经期5天，末次月经2月16日来潮，量少，无血块，无痛经，无乳胀。4个月前出现暗哑，咽干喉燥，寐浅易醒，倦态，纳可，便结。舌淡红，苔薄白，脉细。

学生诊断：暗哑（虚火郁肺型）。

治法：滋阴清热，宣肺开音。

方药：黄芩10g，麦门冬9g，玄参10g，生地黄10g，桔梗10g，生甘草5g，蝉蜕10g，7剂。

老师诊断：暗哑（肺肾阴虚型）。

治法：滋肾养肺。

方药：麦味地黄丸加减。麦门冬12g，五味子5g，熟地黄15g，山茱萸10g，山药15g，泽泻10g，茯苓10g，牡丹皮9g，百合20g，知母10g，木蝴蝶5g，玉竹15g，酸枣仁15g，7剂。

二诊：2017年4月19日。暗哑已除。

【释疑解惑】

1.学生问难：中医是如何理解暗哑病机的？

老师解答：中医病机中描述暗哑的术语，有金实不鸣与金破不鸣。金是什么？古代有鸣金收兵或击鼓进兵的说法。这里的金，指的是锣；鸣金，就是将锣敲响。金实不鸣，譬犹将锣的背面填塞了棉絮，锣就会敲不响；金破不鸣，譬犹这面锣已经敲破了，也会敲不响。在五行中肺属金，人们的发声与肺气相关。所以这里的金还有双关意思，一是形象中的锣，一是人体的肺。金实不鸣用于人身，是指肺气壅实引起的声音嘶哑；金破不鸣，则是指肺气亏虚引起的失音。前者多见于外邪壅塞肺气，为实证，常见"暴瘖"；后者多见于肺肾阴虚，为虚证，常见"久瘖"。正如《景岳全书》所云："失音大都不越于肺，然须以暴病得之，为邪郁气逆；久病得之，为津枯血槁。"

2.学生问难：患者的暗哑症状是如何发生的？

老师解答：女性属阴，阴常不足，阳常有余。患者年过六七，正如《素问·阴阳应象大论》所云："年四十而阴气自半也，起居衰矣。"加之患者有5年的月经先期病史，更致阴血潜耗。年龄以及疾病的因素，渐致患者一身阴分不足。咽干喉燥，为肺阴不足之征；肺与大肠相表里，肺阴不足，肠失濡润，故大便秘结；肾阴不足，故倦态乏力；

心阴不足，故夜寐短浅。秦伯未在《中医临证备要》中明确说，喑哑"骤起者多为外邪乘肺，久病转成者多为肺脏气阴受损，都与肺经有关"。患者喑哑4个月，病非暴起，已成"久瘖"，肺阴受损十分显然。那么，肾又与喑哑的发生有什么联系呢?《灵枢·经脉》记载："肾足少阴之脉，起于小趾之下……入肺中，循喉咙，挟舌本……是主肾所生病者……嗌干及痛。"从肾脉之所过以及肾所生病来看，与喑哑的发生有着密切的关系。在五行中，肺属金，肾属水。金为水母，水为金子。《医医偶录》称："肺气之衰旺，全恃肾水充足，不使虚火炼金，则长保清宁之体。"然而一旦肾阴不足，可以子盗母气，导致肺阴亏虚，发生喑哑。因此，患者的喑哑因于肺而关乎肾。

3.学生问难：老师是如何制定治疗方案和选方用药的?

老师解答：首先要根据病因确立治疗原则。由于该案起因于肺肾阴虚，因此治疗的原则应当是滋肾养肺。我所选择的方药是麦味地黄丸，即六味地黄丸加麦门冬、五味子。该方出自《医部全录》卷三三一引《体仁汇编》，原名八味地黄丸，在《汤头歌诀白话解》中才称为麦味地黄丸。方中麦味地黄汤属于滋补肾阴的基本方药，再加百合、知母、玉竹便成为一张滋补肺肾之阴的方药了。其中百合与麦门冬就是养阴润肺的药对，是治疗肺燥阴虚的百合固金丸的主要药物。五味子可以收敛肺气，配合酸枣仁，可以宁心安神；木蝴蝶润肺利咽。由于选方精准，用药有度，久喑之疾，一朝冰释，从中可以得出结论：药不贵奇，亦不贵贵，中病即为良药。

（高楚楚）

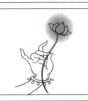

牙龈瘙痒

初诊：2019年11月7日。汪某，39岁。因"下部牙龈整片发痒5天"就诊。

患者5天前无明显诱因下，出现下部牙龈整片发痒，余无不适，夜尿2次。询问患者，用牙刷直接刷牙龈不就解决了吗？患者说，毫无用处。舌淡红，苔薄白，脉细。

学生诊断：齿龈瘙痒（风热型）。

治法：清热疏风。

方药：清胃散加味。升麻10g，生地黄15g，当归6g，黄连3g，牡丹皮9g，防风10g，3剂。

另予金银花水煎漱口。

老师诊断：齿龈瘙痒（肾阴不足，虚火上炎型）。

治法：滋肾补阴清火。

方药：知柏地黄汤加味。知母10g，炒黄柏5g，熟地黄15g，山茱萸10g，山药15g，牡丹皮9g，茯苓10g，泽泻10g，龟甲（先入）30g，珠子参12g，升麻10g，枇杷叶10g，7剂。

二诊：2019年11月14日。进药3剂，牙龈发痒已除，夜尿减少为1次。

【释疑解惑】

1.学生问难：牙龈发痒，古籍并无记载，临床也很少见，病因病机为何？

老师解答：牙龈是指覆盖于牙槽突表面和牙颈部周围的口腔黏膜上皮及其下方的结缔组织。在日常生活中，牙龈炎是常见的一种疾病，通常会出现牙龈局部红肿疼痛的现象。但患者并没有出现，还称不上患了牙龈炎。

在古代医学中，通常是齿与龈并未分开，牙龈疾病都包含在口齿病里面。牙龈在口腔之内，手阳明大肠经、足阳明胃经从口腔经过。《医学入门》有云："足阳明胃络脉入齿上缝，止而不动地，喜寒饮而恶热饮。手阳明大肠络脉入齿下缝，动而不休，喜热饮而恶寒饮。"所以牙龈疾病多与此两经病变直接相关，阳明经脉属于气血均多的经脉，因而往往出现实热之象，如牙龈红肿糜烂、大便干结、口干烦渴等。但是患者并没有出现任何类似的症状，显然其发病与此两经并无关联。除了手、足阳明经络之外，间接与牙龈发生联系的经络是肾经。《口齿类要》载："齿者肾之标，口者肾之窍。"肾无实证，所以因肾而出现牙或龈的疾病，也是肾虚而致的牙齿松动脱落；或肾水不足，虚火上炎引起的牙痛。《难经·四十八难》在论及虚实时说："痒者为虚，痛者为实。"由此推导患者的牙龈瘙痒是由于肾阴虚，虚火上炎引起。

2.学生问难：老师是如何选方治疗的？枇杷叶常用于润肺止咳，亦能治齿病？

老师解答：由于患者牙龈发痒起因于肾阴不足，虚火上炎，滋肾阴、清虚火便是该案的治疗原则，知柏地黄汤自然成为首选方药。加味的龟甲味咸、甘，性微寒，《药品化义》称："龟底甲纯阴，气味厚重，为浊中浊品，专入肾脏。……病系肾水虚，致相火无依。"滋阴潜阳降火，与该案十分合拍。四川名医王渭川先生认为，龟甲用量达到30g，可以治疗夜尿过频，确实灵验；珠儿参味苦、甘，性寒，功能清热养阴，是治疗阴虚火炎牙痛的特效药物；升麻味辛、甘，性微寒，能泻火解毒；枇杷叶味苦、微辛，性微寒，可清胃中虚热。两味药物均可以清泻火热，治疗牙龈肿痛疾病。因为均为微寒，所以可以协助主方清降虚火，而不会有过伤之害。

3.学生问难：清胃散是胃火牙痛的常用方，我用在该案是否恰当？

老师解答：清胃散是李东垣《脾胃论》的一张传世名方，称："治因服补胃热药，而致上下牙痛不可忍，牵引头脑满热，发大痛，此足阳明别络入脑也。喜寒恶热，此阳明经中热盛而作也。"可见，该方所治为"热盛"之实热，绝非阴虚有火之虚热。明代医家徐彦纯曾云："大肠热而龈肿痛者，清胃散治之……肾经虚热而痛者，六味丸补之。"若虚热有加，六味地黄丸就鞭长莫及了，非知柏地黄汤不可。由此可见，你用清泻实热的清胃散治疗虚热的患者，犹似倾盆大雨浇灭星星之火，火或许可灭，而洪水已经成灾。

（高楚楚）

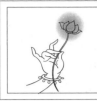

夜 渴

初诊：2018年7月16日。刘某，38岁。因"夜间口渴8年"就诊。

患者8年前因妊娠开始口干口渴欲饮水至今,夜间尤甚,一夜饮水达10次。3天前外感后出现明显咳嗽、咳痰,黄绿浓痰,纳便可。舌淡红,苔薄白,脉细。

学生诊断：消渴（上热下寒型）。

治法：清肺热，温肾阳。

方药：乌梅丸加减。附片6g，桂枝9g，细辛3g，川椒1g，干姜3g，黄连10g，黄柏10g，乌梅20g，当归9g，党参10g，5剂。

老师诊断：夜渴（阴虚胃热，肺有郁火型）。

治法：清热泻火，养阴生津。

方药：竹茹30g，花粉20g，玉竹10g，北沙参15g，麦门冬15g，知母12g，生地黄12g，天冬15g，瓜蒌皮10g，枇杷叶12g，牡蛎30g，石膏15g，7剂。

二诊：2018年7月21日。夜渴已除。

方药：守上方，4剂。

以后随访，夜渴不再发生。

【释疑解惑】

1.学生问难：最早记载口渴病证的古代文献是什么？

老师解答：关于口渴病证的文献记载，最早出现在《黄帝内经》中。书中对此症状有如下的称谓："渴""善渴""喜渴""苦渴""消渴""焦渴""嗌干"等。其中的嗌干与渴相近；善渴与喜渴类似，其程度比渴又严重了一步；消渴、苦渴与焦渴类似，是程度最为严重的一种。

除此之外，《黄帝内经》中对于渴的其他描述还有《疟论》中的"渴欲冷饮"；《痿论》中的"胃干而渴"；《至真要大论》中的"渴而欲饮""渴引水浆"等，也从不同的侧面反映了渴的程度和内在的病机。如"渴欲冷饮"，提示因热而渴；"胃干而渴"，提示胃阴不足。

2.学生问难：《黄帝内经》对口渴的病因作何分析？后人还有何补充？《黄帝内经》的消渴是病名么？

老师解答：在《黄帝内经》的《诊要经终论》中称："冬刺秋分，病不已，令人善渴。"指出针刺治疗如果违背了四时节候，反而令人出现常渴的症状；在《热论》中称："伤寒……四日太阴受之太阴脉布胃中，络于嗌，故腹满而嗌干。五日少阴受之。少阴脉贯肾，络于肺，系舌本，故口燥舌干而渴。"指出外感热病在病邪传变的过程中，可以引起口燥舌干而渴；在《刺热》中称："肾热病者，先腰痛胻酸，苦渴数饮身热。"指出肾脏发生热病会产生苦渴数饮；在《评热病》中称风水："少气时热，时热从胸背上至头，汗出，手热、口干、苦渴……"认为风水病会十分口渴；在《厥病》中称："腹热喜渴涎出者，是蛟蛔也。"认为蛔虫病可以引发口渴；在《五味》中有"咸走血，多食之，令人渴"，认为饮食过咸可以导致口渴；在《奇病论》中称："有病口甘者，病名为何？何以得之？岐伯曰：此五气之溢也，名曰脾瘅。夫五味入口，藏于胃，脾为之行其精气，津液在脾，故令人口甘也，此肥美之所发也，此人必数食甘美而多肥也。肥者，令人内热，甘者令人中满，故其气上溢，转为消渴。治之以兰，除陈气也。"认为过食肥美可以致渴。

除了上述原因引起的口渴之外，汉代张仲景的《伤寒论》称"少阴病，欲吐不吐，心烦但欲寐，五六日自利而渴者，属少阴也，虚故引水自救"，补充了阴津亏耗引起口渴的原因；《金匮要略·痰饮咳嗽病》中有"先渴后呕，为水停心下，此属饮家"，认为痰饮内阻，津液不升可以引起口渴；清代吴鞠通的《温病条辨》称"邪在血分，不欲饮水，热邪燥液口干，又欲求救于水，故但欲漱口，不欲咽也"，认为温热之邪进入血分会出现渴不欲饮的症状；清代王孟英的《温热经纬》中有："亦有湿邪久伏而化热者。喻氏以为三气者，谓夏令地气已热，而又加以天上之暑也。始恶寒，后但热不寒，汗出，胸痞，舌白，口渴不引饮。"认为湿热蕴蒸，津液不能上承，可以引起口渴；清代唐容川的《血证论》中有"但用水漱口，而不欲饮者，多是经脉中有瘀血。"认为血瘀引起口渴，但不欲饮。

总而言之，阴津产生不足与津液敷布受阻，是产生口渴的主要原因。

《黄帝内经》的消渴一词，我个人认为并非当今的消渴病名，而是秦伯未先生在《中医临证备要·口渴》中对上消症状的描述："频渴频饮，饮水即消。"从《内经》的条文看，此人发病是因为膏粱厚味，湿热内蕴所致。文中称"治之以兰"，其"兰"即是明代李时珍《本草纲目》中的兰草，亦即当下的佩兰。单味佩兰只能化湿和中，不能治疗消渴病——糖尿病。从治疗用药方面来佐证，也可以推导《内经》所谓的消渴，只是对口渴症状有绘声绘色的描述，而非病名。

3.学生问难：患者口渴八年，饮水不解，入夜尤甚，是什么原因？

老师解答：清代《傅青主女科》说："妊妇至三四个月，自觉口干舌燥，咽喉微痛，无津以润，以至胎动不安，甚则血流如经水，人以为火动之极也，谁知是水亏之甚乎。"患者妊娠伊始，即口干口渴欲饮水，饮水不解，入夜尤甚，正是肾水养胎，津液匮乏之所致。为何产后肾水不再养胎，而口渴症状依旧不解呢？因为温州民间产后多有进食生姜、黄酒之风俗。生姜性辛热，黄酒性大热，有毒，合而进之，酿生胃热，灼伤阴津，变本加厉，即或有治，治而未当，以致口渴八年，不曾稍轻。

4.学生问难：老师的治疗思路是什么？是如何思考拟方的？

老师解答：患者烦渴已有八年，外感咳嗽仅为3天，属于旧疾夹新感，两者之间并无因果关系。根据辨证，旧病当属肾阴不足，胃有蕴热；新疾症见咳吐黄绿脓痰，当属肺有郁火。故治疗原则应该是清泻肺胃之火，养阴生津。

该方是老师自拟之方，方中竹茹味甘，性微寒，用量大至30g，以清热化痰、除烦止渴；石膏味辛、甘，性寒，功能清热泻火、除烦止渴；知母味苦，性寒，可清热泻火、滋阴润燥，配石膏，取白虎汤之意；撷沙参麦门冬汤中的沙参、麦门冬、玉竹、花粉四味，共襄泻火滋补阴液之妙。天冬味甘、苦，性寒，功能滋阴润燥、清肺降火；生地黄味甘、苦，性寒，功能滋阴清热；瓜蒌皮味甘、微苦，性寒，可清热化痰；枇杷叶味苦、微辛，性微寒，除清肺止咳之外，还可止渴；牡蛎味咸，性微寒，可软坚豁痰、止渴。复诊夜渴已除，随访未见复发，八年痼疾，一朝得免。

5.学生问难：我的辨证论治错在何处？

老师解答：此案辨证当分三焦。上焦属肺热生痰，系外邪入侵所致；中焦属胃热津伤；下焦属肾阴亏损。故治疗应当三焦并治，清泻肺胃之火与滋阴生津并重。

你分析该案是上热下寒，治疗的方案为清肺热、温肾阳，与实际病情偏谬甚大。其实，在患者身上唯有内热津亏之征，而无式微内寒之象。一旦投用附片、桂枝、细辛、川椒、干姜、当归，犹如抱薪救火，添烛助焰了。即使黄连、黄柏可以清火，亦非清肺中痰火之品，其性苦寒燥湿，唯恐肺胃之火未清，其阴又遭伤劫了。

（高楚楚）

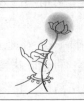

冻肩症

初诊：2018年6月30日。谢某，57岁。因"左肩关节疼痛伴活动障碍15天"就诊。

15天前，患者无明显诱因下出现左肩关节疼痛，逐渐加重，以致左上臂无法抬举，唯有左前臂上举保持捧头姿势，疼痛方可缓解，因疼痛剧烈，无法入睡。6月19日入住我院，予鼠神经生长因子针、依托考昔片、弥可保片、甘露醇、地塞米松针、呋喃硫胺片、曲马多缓释片、乙哌立松片、氟比洛芬凝胶贴膏及中药活血治疗，效果欠佳。近两日头晕倦怠，纳寐可，便秘。既往有胆囊炎病史。舌淡红，苔薄白，脉弦缓。

学生诊断：肩痹（气血两虚型）。

治法：补肝固肾，益气养血。

方药：独活寄生汤加减。独活9g，桑寄生15g，杜仲10g，牛膝10g，秦艽6g，茯苓10g，桂枝6g，川芎9g，党参10g，炙甘草5g，当归9g，生白芍10g，生地黄10g，羌活10g，丝瓜络10g，5剂。

老师诊断：冻结肩（痰湿流注型）。

治法：攻下痰湿，通络止痛。

方药：指迷茯苓丸加味。玄明粉（冲）10g，茯苓12g，枳壳10g，半夏12g，竹茹10g，全蝎10g，地龙10g，丝瓜络10g，桑寄生15g，羌活10g，威灵仙10g，5剂。

二诊：2018年7月5日。服药一剂，水泻五六次后，未敢再用玄明粉，左肩关节疼痛明显好转，连续3夜可以入睡，舌脉如上。

方药：守上方，去玄明粉；加蕲蛇10g，防己10g，3剂。

三诊：2018年7月13日。左肩关节疼痛消失，唯举臂困难，嘱肢体锻炼。

【释疑解惑】

1.学生问难：患者左肩关节疼痛病机为何？住院时辨其为"瘀"，我辨其为"虚"，而老师却从"痰湿"论治，临床应该如何思考？

老师解答：患者所得属于痹症，这是毫无疑义的。痹症的病因有三，有因风、因寒、因湿之别。偏于风邪所致者，称行痹；偏于寒邪致病者，称痛痹；偏于湿邪致病者，称着痹。此外，还有一种热痹，是患病之后病邪在体内化热所致。根据患者剧烈疼痛和疼痛部位固定不移的临床表现来看，似乎更加接近痛痹与着痹。

由于患者发病时入住骨伤科，而骨伤科医生日常接触的，大多是跌打损伤类疾病，医生的临床辨证很容易陷入定式思维，所以一开始就使用活血化瘀法来治疗，也就不足为奇了。然而，瘀血引发的肩关节疼痛，通常患者会有一个外伤的历史，疼痛的发生也往往是突发性的，而患者既没有肩关节的外伤史，从发病到加重又是渐进性的，可以排除瘀血引起的外伤性肩关节疼痛，况且使用活血化瘀方法治疗无效，也可以反证这一点。

你辨证为肝肾气血两虚，是根据患者头晕倦怠的症状而来。其实，患者出现的剧烈疼痛，才是导致失眠、头晕、倦怠的根源。疼痛本身就十分消耗体能，剧烈疼痛还导致无法睡眠，缺乏睡眠又导致头晕倦怠，这是环环相扣的发病过程。中医对疾病有标本之说，病因为本，病证为标；先病为本，后病为标。由于疼痛导致了失眠，疼痛与失眠又导致了头晕倦怠，所以这里疼痛就是本，其余的都是标。只要治好疼痛，就可以获得安眠，头晕倦怠也会不治而愈。

湿性重浊，黏着难移。根据患者肩关节疼痛逐渐加重的过程，发病部位固定不移的特点，以及手臂无法抬举的沉重黏着症状，患者更加符合着痹。着痹起因于湿邪，湿邪又分为外湿与内湿。外湿多因水、雨、雾、露、雪、霜等袭于肌肤所致；内湿常因过量饮水，脾失运化，水湿内停，阻于经络所致。体内的水湿又分为饮及痰，前者稍稀，后者稍稠；前者易消，后者难清；前者愈速，后者愈迟。古代有"痰湿流注"一说，意谓痰湿或水饮在体内可以从一处流向另外一处而发生病变，而痰湿、水饮停留之处便是发病之所。痰湿阻滞经络通行，便是产生疼痛的原因。

2.学生问难：指迷茯苓丸是一张怎样的方药？老师为何想到使用指迷茯苓丸治疗？患者肩周炎的症状为何西医治疗的疗效欠佳？

老师解答：指迷茯苓丸出自宋代王贶的《全生指迷方》书中，该书撰于12世纪初，明代以后原书已佚，今日所见，系编《四库全书》时从《永乐大典》辑出后改编而成，已非原著。查上海人民出版社编的文渊阁四库全书电子版《全生指迷方》，已无与指迷茯苓丸相关联的方药。彭仁怀主编的《中医方药大辞典》记载：治痰茯苓丸，方源《百一》卷五引《全生指迷方》。此治痰茯苓丸即指迷茯苓丸。《百一》是指宋代王璆所著的《是斋百一选方》，由于与《全生指迷方》所著为同一时代，因此内容比较可信。指迷茯苓丸当然并非初始方名，系后人为该方命名，原名当为《是斋百一选方》所称的治痰茯苓丸。"指迷"是指该方出自《全生指迷方》而已。

查《是斋百一选方》云："治痰茯苓丸：本治臂痛。具《指迷方》中云，有人臂痛不能举手，或左右时复转移。由伏痰脘停滞，脾气不流行，上与气搏，四肢属脾，滞而气不下，故上行攻臂，其脉沉细。后人谓此臂痛乃痰症也，用以治痰无不效者。"根据明代吴昆《医方考》所云方中："半夏燥湿，茯苓渗湿，湿去则饮不生，枳壳削坚，化硝软坚，坚去则痰不固。"以上论述，说明了痰湿导致臂痛的病机，治痰茯苓丸的方解，以及临床疗效。

记得三十余年前，家父亦患该病，所见症状几乎与谢某一模一样，延医无效，也是我投用上方，不日获痊的。所以面对该病，我记忆犹新，毫不犹豫地选用了指迷茯苓丸。

指迷茯苓丸是治疗患者的主方，我还加用了竹茹化痰通络，丝瓜络活血通络，桑寄生、羌活、威灵仙祛风湿止痛，全蝎、地龙搜风剔络，以增强疗效。正如《是斋百一选方》所说："世间所谓痰药者多矣，至于立见神效，未有如此药之妙也。"

西医对于肩周炎的治疗以消炎镇痛、营养神经方法为主，这种治疗方法对于以劳损为主的肩关节疼痛，可能会取得一定疗效。但对于像痰湿流注引起的顽固性肩关节剧烈疼痛，则会显得无能为力。

3.学生问难：患者服药后出现水泻症状，是临床所需要的吗？

老师解答：患者治疗之前便秘，治疗之后出现水泻，这正是我们求之不得的现象。通过水泻，使得痰湿水饮倾巢而出，一旦邪有去路，便可以取得立竿见影的效果。过去温州中医师有一句"痰打坑里"的俗语，意思是通过泻下方法，将痰湿水饮排泄到茅坑里面去。张从正治疗痰湿所致的妇科疾病，也经常使用下法获效。如"顷顿丘一妇人，病带下连绵不绝，白物或来，已三载矣，命予脉之。诊其两手脉，俱滑大而有力，得六七至，常上热口干眩运，时呕醋水。余知其实有寒痰在胸中，以瓜蒂散吐讫冷痰三二升，皆醋水也，间如黄涎，状如烂胶；次以浆粥养其胃气；又次用导水、禹功，以泻其下；然后以淡剂渗泄之药，利其水道，不数日而愈。"可见下法是一种十分迅捷的治病方法，需要你把握运用得当。

4.学生问难：患者三诊左肩疼痛消失，老师为何不更换方药继续治疗举臂困难，而是要嘱其肢体锻炼呢？

老师解答：患者通过治疗，肩关节疼痛已经消失，可谓大病已去，但臂上举仍旧困难，这还是痰湿流注引起的肩关节粘连所致，治愈肩关节粘连则需要花费相当长的时间。虽然继续服药会有裨益，但肢体锻炼则更为有效，况且患者不耐服药。《素问·五常政大论》称："大毒治病，十去其六；常毒治病，十去其七；小毒治病，十去其八；无毒治病，十去其九。"可见中医并非提倡治疗任何疾病都要去其十分，而是要留给患者一些自然康复的机会，这就是"中病即止"的意思。

（高楚楚）

暑 咳

初诊：2017年7月24日。叶某，26岁。发热两天就诊。

气候炎热，昨日体温38.8℃，今天体温38.1℃，无汗，畏风，口渴，咳嗽剧烈，有痰难咯出。两侧扁桃体无肿大。辅助检查：白细胞5.1×10^9/L，中性粒细胞3.22×10^9/L，C反应蛋白26mg/L。舌淡红，苔薄白，脉浮数。

学生诊断：咳嗽（外寒内饮型）。

治法：散寒除饮。

方药：小青龙汤。麻黄6g，桂枝6g，白芍10g，炙甘草6g，细辛3g，干姜5g，五味子6g，半夏9g，3剂。

老师诊断：暑咳（阳明经热型）。

治法：清暑解热。

方药：白虎汤加味。石膏30g，炙甘草6g，知母10g，薄荷（后入）9g，白薇10g，牛蒡子10g，西瓜翠衣30g，香薷10g，桔梗9g，粳米一把，2剂。

二诊：2017年7月26日。体温37℃，咳嗽痰少。舌淡红，苔薄白，脉细。

治法：宣肺清热止咳。

方药：麻杏石甘汤加味。炙麻黄5g，杏仁10g，炙甘草5g，石膏10g，瓜蒌皮10g，竹茹10g，牛蒡子10g，桔梗6g，芦根20g，3剂。

【释疑解惑】

1.学生问难：暑热与伤寒如何鉴别？

老师解答：首先，暑热具有季节性，多发于长夏炎热时节，而伤寒没有明确的时间节点。其次，叶天士《临证指南医案》提出"夏暑发自阳明"。暑热之邪，侵袭肺卫，热蒸肌表，初起即见阳明气分热盛症状；而伤寒乃是由表传内，初起是太阳中风、太阳伤寒证。第三，暑邪伤津耗气，初起即口渴喜饮，与伤寒热邪入里作渴不同。暑多夹湿，容易耗气，常有体倦神昏、头重如裹、吐泻、胸膈痞闷等症，而伤寒初起则无。只要细心辨别，两者不难区分。

2.学生问难：老师是如何分析患者的各种症状而作出诊断的？

老师解答：该患者病发于大暑节候，气候已经炎热，起病急，初起即高热、口渴、脉浮大而数，病伤于暑则无疑。清代雷丰《时病论》称："夏伤于暑者，谓季夏、小暑、大暑之令，伤于暑也。其时天暑地热，人在其中，感之皆称暑病。"然而，暑病分类有多种，根据《时病论》记载："暑咳之为病，独在暑月也。良由暑热下逼，先伤乎上，夫五脏之位，唯肺最高，为诸脏之华盖，暑热袭之，肺经先病者，固无论矣。且暑中有火，肺体属金，火未有不克金者也。其脉濡滑而数，两寸有力而强，咳逆乏痰，即有亦少，或身热口渴，或胸闷胁痛，此皆暑热入肺之脉证也。"观此，患者当属暑热证中之暑咳。

3.学生问难：老师为何选用白虎汤治疗？又是如何权衡加味？

老师解答：吴鞠通在《温病条辨》暑温条中说："形似伤寒，但右脉洪大而数，左脉反小于右，口渴甚，面赤，汗大出者，名曰暑温，在手太阴，白虎汤主之；脉芤甚者，白虎加人参汤主之。"当暑热之邪热炽阳明，邪正剧争，出现身大热、口大渴、脉浮数等症时，当用白虎汤清热保津治疗。又因肺与大肠相表里，白虎汤清阳明实热，又兼清肺，一方数得。另加薄荷、牛蒡子宣散风热，清利头目；白薇清热凉血，防暑热伤营入血；加香薷、西瓜翠衣清暑祛湿。患者咳嗽较剧，故以桔梗宣肺止咳。进药两剂则热退，咳嗽痰少，脉细，暑热已除，转清肺热。《伤寒论》"发汗后……汗出而喘，无大热者，可与麻黄杏仁甘草石膏汤"，故以麻杏石甘汤辛凉宣肺，另加瓜蒌皮、竹茹等止咳祛痰，投三剂以善后。

（高楚楚）

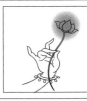

横纹肌溶解综合征

潘某，32岁。2019年1月17日因"双侧大腿酸痛3天，尿色加深1天"来我院求诊。

患者3天前在健身房骑动感单车后，出现双侧大腿肌肉酸痛；1天前自觉大腿酸痛加重，肌肉僵硬，膝关节屈伸不利；伴见尿色加深，偏暗红色，如酱油，并尿量减少。

1月17日来我院门诊查血生化：ALT 162U/L，AST 628U/L，肌酸激酶50161U/L，肌酸激酶同工酶404U/L，乳酸脱氢酶1078U/L，α–羟丁酸脱氢酶567U/L，肌酐66μmol/L；尿常规：尿蛋白（++），尿隐血（+++），尿红细胞25/μL。拟诊"横纹肌溶解综合征"，收住我院综合肾病科。入院后予静滴还原型谷胱甘肽针1.2g，异甘草酸镁针150mg；联合口服多烯磷脂酰胆碱胶囊护肝治疗，碳酸氢钠针125mL静滴碱化尿液，大剂量0.9%氯化钠针静滴扩容，当日补液量共1125mL；嘱患者频饮水，24小时尿量约2000mL。

1月18日，患者自觉双侧大腿酸痛略缓解，膝关节可弯曲至约135°；小便颜色较前转淡，尿量增加；大便偏稀。复查血生化：ALT 243U/L，AST 860U/L，肌酸激酶66162U/L，乳酸脱氢酶1327U/L，肌酸激酶同工酶3144U/L，α–羟丁酸脱氢酶737U/L，肌酐65μmol/L；尿常规：尿蛋白（++），尿隐血（+++），尿红细胞16/μL。治疗时加0.9%氯化钠针500mL静滴，进一步扩容。当时请我会诊，但舌脉不明。

会诊一：2019年1月18日。病史如上。

学生诊断：血尿（血瘀型）。

治法：活血化瘀，清热利水。

方药：桃核承气汤合猪苓汤。桃仁9g，桂枝6g，大黄9g，芒硝10g，甘草5g，猪苓10g，茯苓10g，泽泻10g，阿胶（烊冲）10g，滑石10g，5剂。

老师诊断：血淋（血热型）；痹症（湿热型）。

治法：凉血通淋，止血活血。

方药：四妙丸加味。白茅根50g，淡竹叶15g，海金沙15g，通草10g，炒黄柏10g，苍术10g，牛膝12g，薏仁米30g，六一散30g，石韦30g，车前子（包）10g，琥珀（吞服）6g，3剂。

当日补液量共1625mL，尿量约4100mL。

2019年1月19日。患者觉双侧大腿酸痛进一步缓解，肌肉僵硬感明显缓解，膝关节能弯曲至90°；小便颜色转淡如洗肉水样，腹泻3次。查血生化：ALT 350U/L，AST 1146U/L，肌酸激酶80911U/L，乳酸脱氢酶1797U/L，肌酸激酶同工酶664U/L，α–羟丁酸脱氢酶974U/L，肌酐54μmol/L。改予静滴还原型谷胱甘肽针1.8g，异甘草酸镁针

200mg，多烯磷脂酰胆碱针465mg静滴，进一步加强护肝治疗；加0.9%氯化钠250mL静滴加强扩容。当日补液量共2225mL，尿量约5300mL。

2019年1月20日。患者诉双侧大腿疼痛已缓解，仍有酸而无力，肌肉僵硬进一步缓解，膝关节弯曲＜90°，小便颜色继续转淡，腹泻2次；因饮水过多，自觉口淡，纳欠佳。查血生化：AST 1019U/L，肌酸激酶65376U/L，乳酸脱氢酶1434U/L，肌酸激酶同工酶2640U/L，α-羟丁酸脱氢酶840U/L；肌红蛋白＞3000ng/mL。当日补液量共2225mL，尿量约4600mL。

会诊二：2019年1月21日。患者诉双侧大腿酸痛不明显，肌肉僵硬不明显，膝关节屈伸便利，小便颜色呈淡黄色，口淡纳差，大便频稀。查血生化：AST 659U/L，肌酸激酶34912U/L，乳酸脱氢酶762U/L，肌酸激酶同工酶238U/L，α-羟丁酸脱氢酶499U/L；尿常规：尿蛋白（-），尿隐血（±）。明起停多烯磷脂酰胆碱针及碳酸氢钠针，改予多烯磷脂酰胆碱胶囊口服，减少0.9%氯化钠补液。

微信传来患者照片：舌质稍淡，苔薄腻。

老师治法：温阳利水，和胃活血。

方药：五苓散加减。白茅根30g，海金沙12g，茯苓皮50g，猪苓10g，泽泻12g，桂枝5g，苍术10g，厚朴10g，陈皮10g，琥珀（吞服）5g，通草6g，六一散15g，六神曲10g，4剂。

当日补液量共1975mL，尿量约4300mL。

会诊三：2019年1月23日。患者双侧大腿已无酸痛，肌肉无僵硬感，膝关节屈伸自如，小便颜色如常，大便正常；口淡略缓解，纳可。复查血生化：ALT 209U/L，AST 169U/L，肌酸激酶5814U/L，乳酸脱氢酶271U/L，肌酸激酶同工酶64U/L，α-羟丁酸脱氢酶208U/L。明起停0.9%氯化钠补液，嘱自行饮水。当日补液量共1500mL，尿量约3500mL。

会诊四：2019年1月25日。患者诉口稍淡，二便如常，无明显其他不适。复查血生化：ALT 133U/L，AST 58U/L，肌酸激酶1520U/L，乳酸脱氢酶180U/L，肌酸激酶同工酶31U/L，α-羟丁酸脱氢酶151U/L；肌红蛋白195ng/mL；尿常规：尿蛋白（-），尿隐血（±）。患者目前病情稳定，当日出院，继续口服复方甘草酸苷片、多烯磷脂酰胆碱胶囊护肝治疗。

微信传来照片：舌质转淡红，苔薄白。

治法：清肝利水，和胃活血。

方药：茵陈五苓散加味。茵陈12g，茯苓皮30g，白术10g，泽泻12g，猪苓10g，桂枝6g，垂盆草15g，琥珀（吞服）5g，车前子（包）10g，陈皮10g，半夏10g，六一散15g，7剂。

会诊五：2019年2月2日。患者诉已无明显不适。复查血生化：ALT 34U/L，AST 24U/L，肌酸激酶263U/L，乳酸脱氢酶158U/L，肌酸激酶同工酶12U/L，α-羟丁酸脱氢酶127U/L，肌酐64μmol/L。各项指标均已下降至正常范围，病愈。停服中药，嘱继续口服复方甘草酸苷片、多烯磷脂酰胆碱胶囊维持护肝治疗。

【释疑解惑】

1.学生问难：横纹肌溶解综合征究竟是一个什么病？古医籍没有记载，属于中医何病？

老师解答：横纹肌溶解综合征（RM）是指一系列影响横纹肌细胞膜、膜通道及其能量供应的多种遗传性或获得性疾病所导致的横纹肌损伤、细胞膜完整性改变、细胞内容物（如肌红蛋白、肌酸激酶、小分子物质等）漏出，多伴有急性肾衰竭及代谢紊乱。病因非常复杂，发病机制尚在研究中，最常见的有运动损伤、缺血、代谢紊乱、药物、感染及自身免疫等。从广义上来讲，该病是由于骨骼肌破坏导致细胞内容物释放入血及从尿液排出的综合征。近年来有报道，过量食用小龙虾亦会导致本病，才使得RM走进了公众的视野，被人们所了解。虽然古医籍对RM没有记载，但患者发病的原因是细胞膜完整性改变，细胞内容物如肌红蛋白等漏出，虽然肉眼不能发现，但仍可以归属于中医学的肌衄。对于RM发病时所出现的肌肉疼痛、肿胀、发热，关节屈伸不利等可以归属于肌痹；出现茶色小便，可以归属于血淋；出现少尿或无尿，可以归属于癃闭。

2.学生问难：RM的西医治疗原则是水化+碱化尿液治疗，老师如何从中医角度认识该病案？

老师解答：RM由于肌细胞的坏死，大量液体流入第三间隙，造成有效血容量减少，肾脏缺血，现代医学需要大量补液、扩容；肌红蛋白堆积，肾脏无法及时代谢，需要碱化尿液，提高肾血流量，促进肌红蛋白排出。除此之外，还有保肝降酶、补充电解质等对症治疗。

本案已经出现尿量减少的现象，是急性肾衰竭的危险信号。所以，控制横纹肌细胞内容物的继续释放，防止急性肾衰竭的发生，是该案的治疗重点。该病急性肾衰竭的病死率仍在30％～70％，一旦发生急性肾衰竭，中西医治疗都会变得十分棘手。RM引起急性肾衰竭的机理是肌红蛋白对肾脏的直接损伤，包括：①肾小管堵塞；②肾小管细胞氧化性损伤；③肾缺血（包括血管收缩及低血容量）。

横纹肌细胞膜完整性改变是发病的原因，可导致细胞内肌红蛋白等物质漏出，出现酱油色尿，甚至产生肾小管堵塞，属于中医的血病；大腿酸痛，肌肉僵硬，患肢肿胀，屈伸不利，尿量减少，属于中医的水病。为了控制横纹肌细胞内肌红蛋白等物质的继续漏出，凉血止血成为第一要务；其次是帮助这些已经溢出的物质通过肾脏排出体外而不发生堵塞，清热利尿、活血化瘀成为重要手段。最后，才是兼顾治疗痹症出现的疼痛。

3.学生问难：请老师解释一下处方的立意？

老师解答：我的方中使用白茅根50g，为主药。众所周知，白茅根是一味凉血止血，可以治疗血热引起的肌衄和血淋。《日华子》称其："主妇人月经不匀，通血脉淋沥。"所以，白茅根兼有活血的功效。辅助白茅根通利小便的药物还有淡竹叶、海金沙、通草、六一散、石韦、车前子。《长沙药解》称通草可"通经闭"；《本草再新》称滑石能"通经活血"；《本草从新》称车前子会"催生下胎"。这些药物除了擅长利水之外，多少具有活血的功效。此外，还有一味重要的散瘀止血、利水通淋的药物——琥珀，是该案每诊必用的药物。以上诸药组合成一张凉血止血，利水化瘀的方药。方中的黄柏、苍术、牛膝、薏仁米四味，便是出自《成方便读》的四妙丸。该方是治疗肝肾不足，湿热下注而成痹症的代表方。方中的牛膝除了补肝肾、强筋骨、引药下行之外，也具有活血化瘀的功效。

4.学生问难：我的处方中有猪苓汤治疗阴虚血热引起的血尿，有桃核承气汤活血化瘀，能促进肌红蛋白的清除，请老师点评一下有何不足？

老师解答：首先在处方之前需要考虑该案究竟属于虚证还是实证？从发病的原因看，起因于患者的剧烈运动，说明他发病前是一个颇为健康的人，并非久病虚弱的人；从发病的时间看，仅仅3天，属于新病。因此，该案的发生是实证而非虚证。既然属于实证，而使用清热养阴的猪苓汤来治疗血淋是不对的。对于实证的血淋，猪苓汤的清热之力明显不够，利水通淋的药味也明显不足，既不能阻止横纹肌内物质的溢出，也无助于溢出物质的排泄；其次，横纹肌细胞膜损伤发病时间不久，肌衄选用活血攻下的桃核承气汤，有病情加剧的潜在危险，那就是助纣为虐了。

5.学生问难：老师初诊时清热凉血，活血通淋。二诊之后为何改为温脾渗湿，清热活血？

老师解答：控制横纹肌细胞膜损伤导致的肌内容物漏出、防止肌内溢出物质堵塞肾小管、解决痹症疼痛，在一诊治疗过程中都得到很好的解决。二诊时突显的问题是肝功能的损伤和腹泻。肝功能损伤是由于RM低血流灌注引起，表现为各种酶标的上升，预示肝脏湿邪蕴热的开始。大量液体的输入和服用清利之剂，使大便由原来偏稀变为溏频，小便淡黄，口淡纳差，舌质稍淡，苔薄腻。最终呈现一派脾阳不振，运化无力，湿困热蕴的结局。有鉴于此，温脾渗湿、清热活血势在必行。故选用茵陈五苓散合平胃散以温脾清肝渗湿，加白茅根、海金沙、通草、六一散以助渗利水湿，添琥珀续活血通淋，加六神曲以健脾助运。三诊患者病情稳定出院，大便正常，各项酶指标下降，舌转淡红，预示脾阳渐复，内热日清，湿邪逐退。2019年2月2日复诊各项酶标正常，合计用药14剂，治疗达到满意结果。

（高楚楚）